“十四五”精品规划教材——学前教育类

学前儿童
卫生与保健

主编　郝　欣　李宁远　杨慧娟

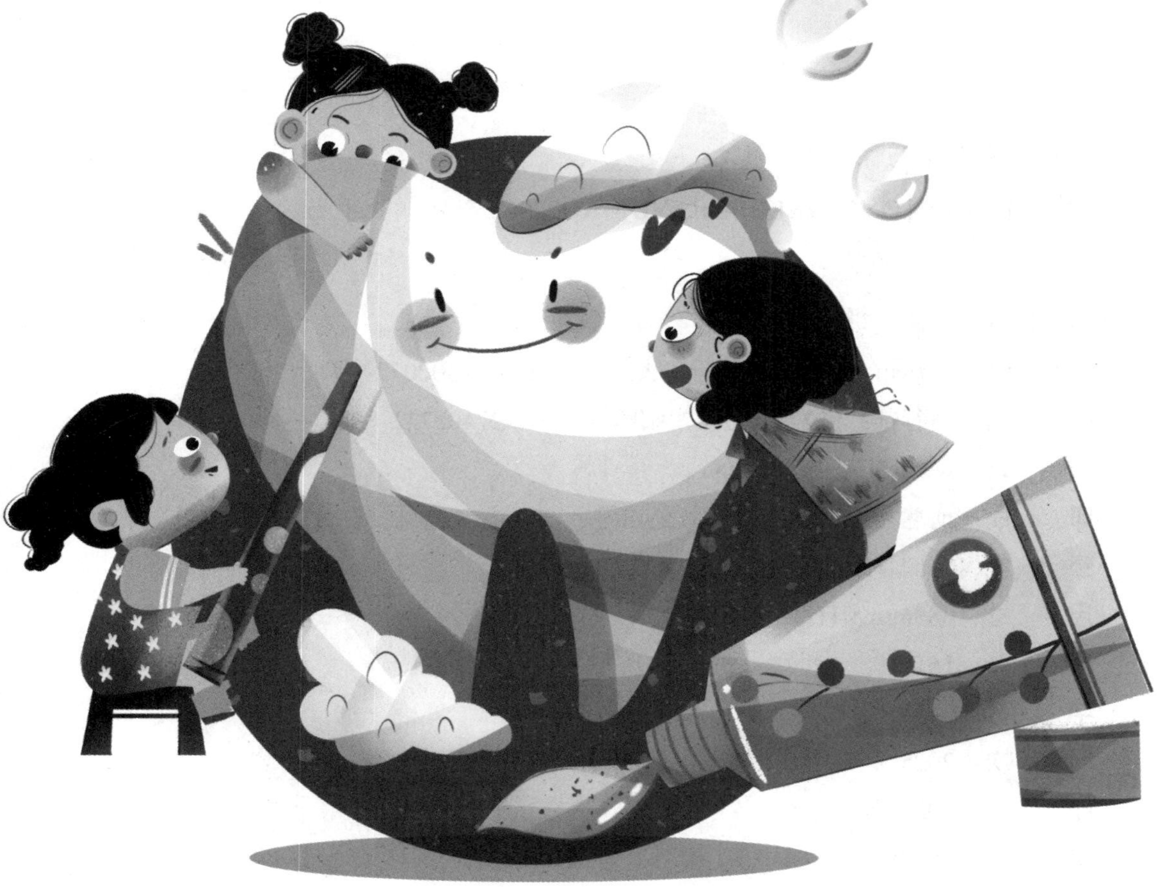

天津大学出版社
TIANJIN UNIVERSITY PRESS

内容简介

《学前儿童卫生与保健》是学前教育专业基础课程，也是学生必修的专业核心课程之一。该课程与《学前教育学》《学前心理学》并称“三学”，涉及面广，综合了生物学、心理学、教育学和社会学等学科的有关知识，因此具有多面性和综合性的特点，是学习学前教育相关课程的重要根底。

本书分为三部分：第一部分是理论基础，包含6个项目19个任务；第二部分是任务清单，包含44个任务单，供学生课前自学与课后复习之用；第三部分是技能操作，对接“1+x”幼儿照护、保育员等技能考核，介绍了相应的考核标准和操作流程，供学生对照实操。

图书在版编目（CIP）数据

学前儿童卫生与保健 / 郝欣，李宁远，杨慧娟主编．
天津：天津大学出版社，2025. 5. --（“十四五”精品规划教材）. -- ISBN 978-7-5618-7992-4

Ⅰ. R175

中国国家版本馆 CIP 数据核字第 2025B1L796 号

学前儿童卫生与保健

XUEQIAN ERTONG WEISHENG YU BAOJIAN

出版发行　天津大学出版社
地　　址　天津市卫津路92号天津大学内（邮编：300072）
电　　话　发行部：022-27403647　邮购部：022-27402742
网　　址　www.tjupress.com.cn
印　　刷　河北鑫彩博图印刷有限公司
经　　销　全国各地新华书店
尺　　寸　889mm×1194mm　1/16
印　　张　16.25
字　　数　343千字
版　　次　2025年5月第1版
印　　次　2025年5月第1次
定　　价　55.00元

编委会成员

主　编　郝　欣　李宁远　杨慧娟

副主编　安俊杰　高玉英　杨　静

　　　　黄　晗　耿俊秀　王雪飞

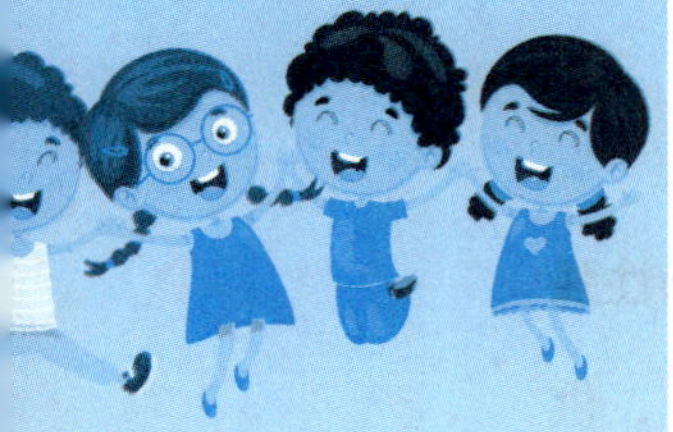

前言

为全面贯彻党的教育方针，落实立德树人根本任务，教材编写团队基于“1+X”幼儿照护证书制度实施背景，充分对接学前教育岗位需求，围绕保育教育工作人员核心素养，参照《幼儿园保育教育质量评估指南》(2022)、《幼儿园教师专业标准（试行）》（2012）等政策文件，精心编写了本教材。

教材编写团队基于“扎实基础、夯实技能、对接岗位、提升素养”的课程定位，针对传统教材知识点零碎烦琐、与岗位技能关联性弱的缺点，依据对21所幼教机构调研得到的反馈，打破传统教材的章节界限，将课程内容整合重构，划分为6个项目19个任务。

项目一为课程概述，包含2个任务，介绍本课程的定位、学习任务与学习内容。

项目二为学前儿童疾病及意外伤害的一般认知，包含3个任务，介绍一般疾病、常见传染病、意外伤害的基本知识。

项目三为学前儿童各系统保健与护理，包含8个任务，介绍学前儿童运动系统、呼吸系统、循环系统、消化系统、泌尿生殖系统、神经系统、内分泌系统、感觉器官的保健与护理。

项目四为学前儿童营养与卫生，包含2个任务，主要内容为七大营养素的功能、分类、食物来源、缺乏症状、学前儿童需要量，婴幼儿喂养及学前儿童膳食卫生。

项目五为学前儿童身心健康与保健，包含2个任务，主要内容为学前儿童身体、心理健康概述、特点、评价方式，学前儿童常见心理行为疾病的预防与护理。

项目六为幼儿园环境卫生，包含2个任务，主要介绍幼儿一日生活、环境卫生的认知与评价。

除项目一外，每个任务对应设计了任务单，供学生课前自学与课后复习使用；实操性强的任务对接“1+X”幼儿照护、保育员等技能考核，介绍了相应的考核标准和操作流程，供学生对照实操。此外，还配置了拓展链接、课后习题、教学视频等丰富的学习资源，供学生自学拓展。

本教材由鄂尔多斯职业学院郝欣、李宁远、杨慧娟分别担任主编一、主编二、主编三，由内蒙古鸿德文理学院安俊杰、嘉兴南洋职业技术学院高玉英、鄂尔多斯职业学院杨静、吉林司法警官职业学院黄晗、泰安技师学院耿俊秀、池州学院王雪飞担任副主编。

本教材充分对接“1+X”幼儿照护职业技能考核标准、融入幼儿园真实案例，使学生初步具备幼儿园教师、保育员、育婴师、幼儿照护工作人员、公共营养师等岗位需要的实际工作知识技能与职业素养，逐步成为德智体美劳全面发展的高素质技术技能人才。

本教材编写团队为由一线骨干教师和幼儿园园长组成的结构化教学改革团队，团队成员具有丰富的教学经验和幼儿园工作实践经验，多次参与教师技能大赛并获奖，多次参与课堂革命和线上精品课程录制。编者在编写教材的过程中直接或间接参考和借鉴了学前儿童卫生保健的最新研究成果、文献资料、网络资源及幼儿园的实践案例，在此对这些辛勤付出的作者、老师表示由衷的感谢和真诚的敬意。本教材在编写过程中也得到鄂尔多斯职业学院各级领导、各位同事的支持与鼓励，特别是人文管理系的领导、老师们，感谢大家。

限于编者水平，书中难免会有疏漏之处，欢迎各位专家与同行批评指正。

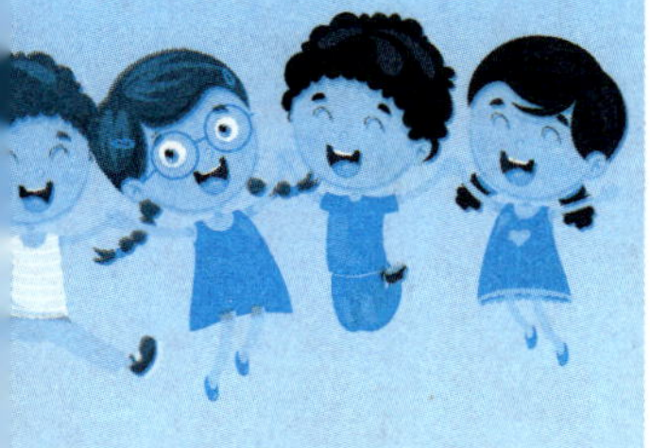

目录

第一部分

理论基础

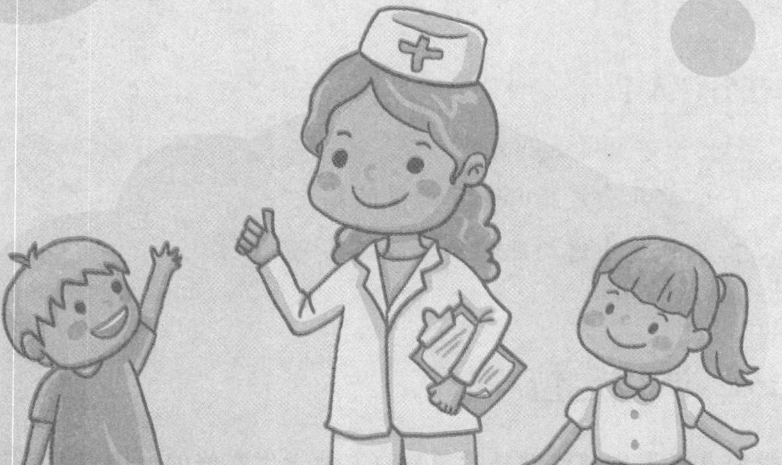

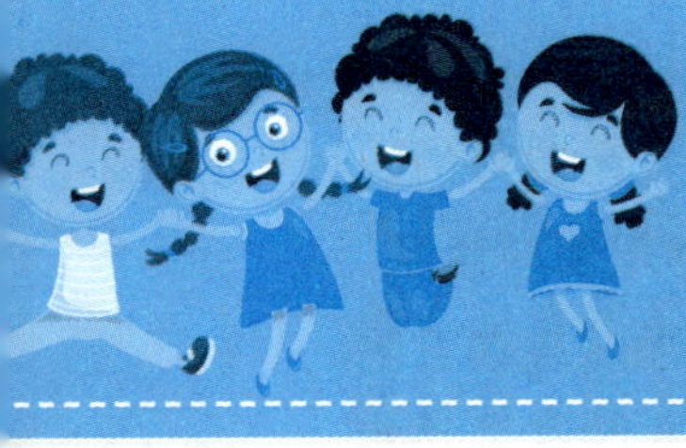

项目一 课程概述

◎［学习目标］

1. 了解学前儿童卫生保健、健康的含义。

2. 了解学前儿童卫生与保健的学习任务与内容。

◎［育人目标］

1. 树立正确的卫生保健观念。

2. 提升卫生保健专业素养。

任务一 课程定位与学习任务

◎【任务导入】

1. 学前儿童是指哪个年龄段的儿童？

2. 你能说出这门课程的学习任务吗？

一、课程定位

学前儿童卫生与保健是学前教育专业学生必修的一门专业基础课程，旨在帮助同学们树立科学的卫生保健观念，获取卫生保健的专业知识，掌握一定的保健技能，对今后科学开展保教工作有重要意义。

学前儿童卫生与保健是研究学龄前（0～6 岁）儿童的生长发育与其影响因素之间的相互关系，以学前儿童身心发展特点及规律为依据，通过控制和改善学前儿童生长发育的各类影响因素，促进学前儿童生长发育，维护学前儿童健康，增强其体质，保障其生命质量和生活质量的一门学科。

幼儿园是学前儿童学习和生活的主要场所，呵护他们的身心健康发展是幼儿园教师的职责和义务。学前教育专业的学生和幼儿园教师，必须树立科学的卫生观、保健观和健康观，必须把保护幼儿的生命安全、促进幼儿的健康发展放在工作的首位，正确理解学前儿童卫生与保健的含义，了解学前儿童卫生与保健的内容和要求，熟悉幼教机构保健工作的任务和实施原则。

二、学习任务

学前儿童在成长过程中，会受到环境中多种有利或不利因素的影响。他们的正常生长发育和身心健康发展，需要良好的生长环境和条件。学前教育专业的学生和幼儿园教师学习学前儿童卫生与保健的主要任务是明确学前儿童生长发育规律及其影响因素，掌握影响其生长发育的有利和不利因素，对其成长环境进行合理干预，利用、创造有利因素，减少、避免和控制不利因素，通过科学的卫生保健措施，达到维护学前儿童身心健康和培养其社会适应能力，促进其正常生长发育的目的。

课后练习

（单选题）学前儿童卫生与保健是研究（　　）的生长发育与其影响因素之间相互关系的一门学科。

A.0 ~ 6 岁儿童　　B.0 ~ 3 岁儿童

C.3 ~ 6 岁幼儿　　D.0 ~ 12 岁儿童

任务二　课程学习内容

◎【任务导入】

你能说出这门课程的学习内容是什么吗？

一、学前儿童卫生保健基础

揭示学前儿童生理、心理发展特点以及生长发育规律，是学前儿童卫生与保健课程的基本任务，也是促进学前儿童身心健康的基础。学前儿童身心发展特点的研究内容主要包括学前儿童身体各系统解剖生理特点，认知、语言、个性、情绪情感及社会性发展特点。生长发育规律主要探讨学前儿童生长发育的一般规律，分析其影响因素，了解生长发育测量与评价方法。

二、学前儿童膳食营养与保健

学前儿童膳食营养与保健是从膳食角度探讨学前儿童保健的学科。膳食营养平衡是学前儿童生长发育的物质基础，学习内容包括各类营养素的营养价值，不同年龄段学前儿童合理喂养与平衡膳食的原则和方法，以及托幼机构膳食管理和食品安全工作的卫生要求及工作建议。

三、学前儿童安全卫生与保健

疾病预防、意外伤害的急救及安全教育对维护儿童健康、保护儿童生命安全、提高儿童生命质量有着重要意义。学前儿童疾病预防的研究内容主要包括学前儿童一般疾病和常见传染病的筛查、诊断、预防与控制；学前儿童意外伤害与急救主要研究学前儿童意外伤害及常见外伤的急救措施。

由于学习学前儿童卫生保健基础与膳食营养时，会涉及疾病预防与意外伤害的基本知识，因此我们有必要提前了解相关知识。

四、学前儿童教育卫生与保健

教育卫生与保健对托幼机构提出保教活动和环境方面的卫生保健要求。保教活动与环境只有符合一定的卫生要求，才能促进儿童身心发展。保教活动卫生围绕托幼机构一日生活展开，从生活制度层面对各类活动提出卫生要求，并根据学前儿童身心特点提出游戏及教学活动的卫生保健要点。托幼机构环境卫生包括托幼机构的园地卫生、建筑卫生和设备卫生，园地选址、房舍布局，不同活动室和各类技术设备的卫生标准（如环境噪声，教室采光、照明、通风等），教学设备和玩教具的卫生要求，以及环境卫生的测查及评价方法。健康教育能够有目的、有计划地增强幼儿的健康意识，使幼儿养成健康行为习惯。

课后练习

（单选题）学前儿童卫生与保健的研究内容不包括下列哪一项？（　　）

A. 学前儿童卫生保健基础　　B. 学前儿童膳食营养与保健

C. 学前儿童安全卫生与保健　　D. 学前儿童教育卫生与保健

E. 小学儿童的心理健康

视频资源

课程概述

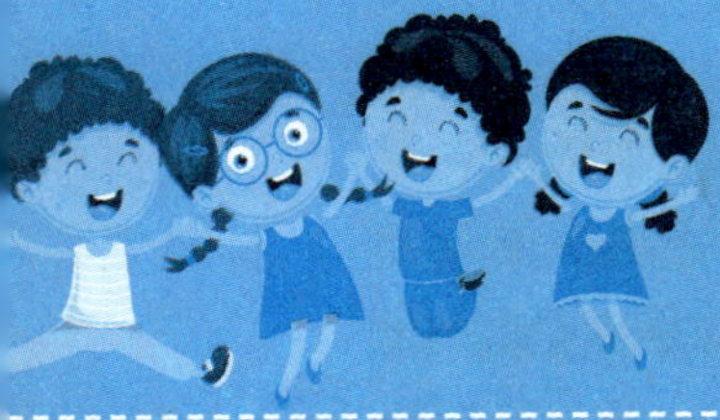

项目二 学前儿童疾病及意外伤害的一般认知

◎【学习目标】

1. 掌握一般疾病、传染病的基本知识与护理要点。
2. 了解造成学前儿童意外伤害的主要原因，掌握急救原则与程序。

◎【育人目标】

1. 树立正确的幼儿疾病护理意识。
2. 树立安全第一、预防为主的理念。

任务一 学前儿童一般疾病的基本知识

◎【任务导入】

1. 幼儿年龄小，表达能力较差，生活经验较少，所以生病不能及时清晰地告知家长和老师，那么，疾病的一般症状有哪些呢？如何做到尽早发现孩子生病？

2. 你认为应当如何护理生病的幼儿？

学前儿童正处于生长发育的关键时期，疾病会影响其生长发育的速度和质量，进而影响他们的健康。学前儿童年龄小，他们生病时往往还不能用语言清晰地表达出他们哪里不舒服，也很难准确指出不舒服的部位。所以，家长和教师要能够根据学前儿童一日生活中表现出来的状态来判断孩子是否生病。作为幼儿教师，掌握一些疾病的基本知识和护理技能是十分必要的。

一、学前儿童生病的早期表现

学前儿童免疫系统发育还不完善，抵抗力较差，容易生病。生病时，他们很难用语言来表达自身的感受。但是，学前儿童生病时，在食欲、睡眠、肤色、精神、情绪、大小便等方面会出现异常。在幼儿园一日生活中，教师要注意仔细观察，一旦发现幼儿有生病的迹象，要及时请保健医处理，必要时通知家长。

（一）食欲

1. 食欲缺乏

学前儿童生病时，大多没有胃口，不想吃东西，有时会伴有恶心、呕吐。出现这些症状的原因，可能是胃肠道功能紊乱，也可能是其他原因引起的厌食等。

2. 异食

有的学前儿童会捡食一些非食用物品，如泥土、蜡烛、煤渣、纸张等，原因可能是严重缺乏锌、铁或患肠道寄生虫病。

（二）睡眠

学前儿童的正常睡眠状态应是能够按时入睡，睡得安稳、睡得踏实。生病时，学前儿童在睡眠方面表现出来的异常可能有以下几个方面。

1. 入睡困难

由于身体不舒服，学前儿童入睡时在床上翻来覆去，难以入睡。

2. 睡不踏实

学前儿童在睡眠时常常突然惊醒、哭闹，并伴有多汗，可能是佝偻病、蛲虫病或心理疾病等引起的。

3. 嗜睡

幼儿久睡不醒，如被叫醒后没多久，就又倒头睡下，这常常是脑膜炎、脑炎等疾病的早期表现。

（三）肤色

健康幼儿的肤色应该是红润的，生病时会出现皮肤颜色异常，如面色苍白或发黄，下眼皮里面明显缺少血色等。

（四）精神、情绪

健康幼儿情绪积极、劲头十足、活泼好动、爱玩，对周围的环境感兴趣。幼儿一旦生病，就会出现无精打采、情绪低落、烦躁不安甚至哭闹等异常表现。

（五）大小便

1. 大便异常

大便异常通常有以下几种情况：大便呈蛋花汤样，次数增加，每天几次至十几次，甚至几十次，可能是轮状病毒感染引起的秋季腹泻；大便呈红果酱样，并伴有阵阵腹痛、频繁呕吐，可能是肠套叠；大便为脓血样，次数多，总有排不净的感觉，为细菌性痢疾的表现；大便表面有鲜血，血与便不相混，每当排便时幼儿就哭闹，可能是肛门皮肤有裂口。

2. 小便异常

正常的小便清晰透明，呈淡黄色。如果排尿次数、尿的颜色出现明显异常，则是疾病的信号。如尿液浑浊，似米汤样，说明尿液过于浓缩，可能是体内缺水导致代谢废物溶解不完全；尿液呈乳白色，排尿次数明显增加，并伴有尿痛，常常是尿路感染；尿液像洗肉水或浓茶，同时尿量减少，眼皮浮肿，常见于急性肾炎。

二、学前儿童生病的一般症状

（一）发热

发热是疾病最常见的症状，是机体的一种防御反应。体温升高可促使体内抗体生成，促进吞噬细胞的活动，有利于消灭细菌、病毒。但是，高热不仅会引起许多不舒服的感觉，还会使体内物质的消耗增加，心率加快，消化力下降。尤其是幼儿，由于神经系统发育尚不完全，高热还可引起惊厥。除上述基本表现外，还常伴有头痛、腹痛、咳嗽、气喘等表现，也须注意观察。

（二）腹痛

幼儿突然发生腹痛是经常见到的情况。引起急性腹痛的常见病有多种，一般起病急、进展快。家长和教师应学会通过幼儿的各种异常表现来判断引起腹痛的原因，及时做相应处理，以减轻幼儿的痛苦。同时，要注意不能随便给幼儿吃止痛药，这样会掩盖病情，影响医生的诊断。

（三）腹泻

腹泻是学前期常见的一种急性胃肠道功能紊乱症状，一般同时伴有呕吐，以夏秋季节发病率最高。腹泻主要表现为大便次数增多、排稀便和水电解质紊乱。若不及时治疗，严重的水电解质紊乱可危及患儿的生命。

（四）呕吐

呕吐是学前期常见的临床症状，多种疾病均可引起呕吐。呕吐时，食管、胃或肠道呈逆蠕动，腹肌强力痉挛和收缩，迫使食道和胃内容物从口和鼻涌出。呕吐有时是独立的症状，有时是原发病的伴随症状。幼儿发生单纯性呕吐时，会把吃进去的生冷食物及腐败有毒食物吐出来，这实际上也是对机体的一种保护。

（五）咳嗽

幼儿咳嗽分为风热咳嗽和风寒咳嗽。风热咳嗽是由风热感冒或者风寒入里化热引起的，一般咳黄痰、舌质红、舌苔黄、流黄黏鼻涕，可兼见便秘、身热、口渴、心烦等症状。风寒咳嗽表现为怕寒怕风，遇寒咳嗽加重，鼻涕是清涕，白色或稍微带点黄，常由风寒感冒入里或受寒引起。

（六）惊厥

惊厥是婴幼儿常见的急症，由多种原因（高热最为常见）导致的神经功能紊乱引起。惊厥常表现为突然的全身或局部肌群呈强直性和阵挛性抽搐，伴有意识障碍。幼儿惊厥频繁发作或持续时间较长可危及生命，或产生严重的后遗症，影响智力发育和健康。

三、学前儿童疾病的一般护理

（一）测体温

1. 测量时间

发热时，定期测量和观察体温的变化十分重要，日间每 4 小时可监测 1 次，即早晨 6 点、上午 10 点、下午 2 点、晚上 6 点、睡前各监测 1 次。如果发现学前儿童的精神状况异常（焦躁兴奋或萎靡不振）或食欲下降，都要加测体温。体温正常后，仍应该每日测体温 1 次，至少连续测量 3 天。传染性疾病高发期，幼儿园通常选择一个固定的时间为每个幼儿测体温，一般是在早晨入园时。

2. 测量方法

测量体温一般用特制的水银体温计，采用腋下测量的方法，既安全又卫生。正常体温为 36 ～ 37.4 ℃，超出 37.4 ℃称为发热，37.4 ～ 38 ℃为低热，38 ～ 39 ℃为中等热，39 ℃以上为高热。尤其注意应在学前儿童情绪稳定时测量体温，哭闹、吃奶、吃饭后都不宜马上测体温，宜过半小时后再进行测量。

测量前，先检查体温计完好程度及水银体温计中水银柱的指示刻度。之后评估幼儿状态是否适合测量，如果适合，则选择合适的测量部位并协助幼儿取适当体位进行测量。测量时，先为幼儿擦去腋窝的汗，将体温计刻度降至 35 ℃以下。水银体温计腋窝测温一般持续 10 分钟，口腔、直肠测温持续 3 分钟。测量后，轻轻取出体温计，用手拿住玻璃端，平行于眼前，轻轻来回转动，准确读出度数，并做好记录。然后协助幼儿穿好衣服，注意其安全。最后合理进行体温计的消毒：将体温计放入消毒液容器中，30 分钟后取出冲净，擦干，放入清洁干燥的容器中备用。

（二）数脉搏

脉搏是左心室收缩、血液经动脉流动时所产生的波动。脉搏跳动的次数即心跳的次数，手腕部靠近拇指的桡动脉是数脉搏时最常用的部位。

数脉搏，同样需要在学前儿童安静时进行。可连测 3 个 10 秒的脉搏数，两两相差不超过一次脉跳时，可以认为学前儿童已处于安静状态，然后测得 1 分钟的脉搏数。

（三）观察呼吸

幼儿的呼吸以腹式呼吸为主，以腹壁起伏的次数为呼吸的次数。一呼一吸计为一次呼吸。年龄越小，呼吸频率越快。幼儿患某些疾病时，呼吸频率加快。

（四）物理降温

当学前儿童体温升至 39 ℃以上时，应立即采取降温措施。降温措施有药物降温和物理降温两种。对于 6 个月以内的婴儿，常常使用物理降温，不但及时有效，也更为安全。物理降温法包括冷敷法和酒精擦拭法。

1. 冷敷法

将小毛巾折叠数层，放于凉水中浸湿，拧成半干（不滴水为宜），敷在额头、颈部、腋窝、肘窝、腹股沟、腘窝等部位，每 5 分钟左右更换一次。此外，也可以用热水袋灌凉水或装碎冰块（温度不可过低），做成冰枕，枕在脑后。降温过程中，还要注意观察患儿是否出现面色发灰、发抖等现象，一旦出现应立即停止。

2. 酒精擦拭法

使用医用酒精（70%）或白酒加水 1 倍，用棉球浸泡后擦血管丰富的部位，如颈部两侧、腋下、肘窝、腹股沟、腘窝等部位。注意不要擦拭腹部，同时要避风，不要让患儿着凉。

使用上述物理降温法时要注意，体温降至 38 ℃左右即可停止。

（五）热敷

热敷能起到消炎、消肿的作用。可将热毛巾或包裹着毛巾的热水袋，放在需要热敷的部位。

（六）喂药

年龄较小的幼儿，需要成人喂药。对于婴儿，可将药溶于糖水或果汁中，使用奶瓶、小勺或喂药器直接喂进去。此外，还可采用手指尖喂药法。大人洗干净手指后，将药粉涂抹于手指尖，让婴儿通过舔食将药粉食入。对于较大的幼儿，可鼓励他们自己吃药。一般不提倡采用强制灌药的方法，以免发生呛咳。

（七）滴药

1. 滴眼药

滴眼药水时，让学前儿童坐在椅子上，面部朝上，头向后仰。成人手部消毒后，先用干净的棉球擦去儿童的眼角分泌物，再用左手拇指、食指轻轻分开上下眼皮，右手拿滴瓶将药水滴入下眼睑内（注意不要将药水直接滴在眼球上），每次 1 ～ 2 滴。松开左手，让学前儿童轻轻闭上眼睛，用手指轻触眼周，使药液均匀分布。同时，如药膏瓶开口处较小，可直接将药膏挤在下眼睑内；如药膏瓶开口处较大，可先将药膏涂抹于干净的干棉签或湿棉签上，再涂抹在下眼睑内，然后让儿童闭上眼睛，轻轻按触眼部周围，使药膏均匀分布。

2. 滴鼻药

滴鼻药时，可让学前儿童平躺，肩下垫个枕头，使头尽量向后仰，鼻孔向上。成人手拿滴瓶在距离鼻孔 2 ～ 3 cm 处将药液滴入鼻孔，每侧 2 ～ 3 滴。然后用拇指、食指轻轻按压鼻翼，使药液均匀分布在黏膜，进入鼻腔深部。滴药后保持原姿势 3 ～ 5 分钟。

3. 滴耳药

滴耳药时，让学前儿童侧卧，患耳向上。如外耳道有分泌物（脓液），用棉签将其轻轻擦净。滴药时，左手稍向后下方牵拉耳廓，使外耳道变直。之后，右手拿药瓶将药水由外耳道后壁滴入 2 ～ 3 滴，揉耳屏，使药水充分流入耳道深部。滴药后保持原姿势 5 ～ 10 分钟。

（八）简易通便

对于排便困难的学前儿童，可使用简易通便法。若粪便长时间堆积在直肠内，将引起肠道感染。

1. 肥皂条通便法

将普通肥皂削成圆锥形，蘸少量的温水，慢慢塞入肛门，利用肥皂的机械刺激，引起排便。

2. 开塞露通便法

使用前，将开塞露管端封口处平行剪开，挤出少许液体将管口润滑，插入肛门。用力挤压后端，使液体进入肛门内。让幼儿尽量憋一会儿再排便。

3. 手抠大便法

如果上述两种方法都不起作用，则可采用手抠大便法。具体步骤为：首先，将手纸叠成锥形并穿一小圆孔，盖在肛门处。然后，将食指裹上塑料薄膜，用油润滑后，轻轻插入肛门，抠出肛门中的硬粪块。注意动作一定要轻，以防肛门被撑裂。

课后练习

1.（多选题）学前儿童生病的一般症状包括（　　）。

A. 发热　　B. 腹痛、腹泻　　C. 呕吐　　D. 咳嗽

2.（单选题）学前儿童生病的早期表现不包括（　　）。

A. 食欲缺乏　　B. 睡不踏实　　C. 皮肤颜色异常　　D. 情绪积极

3.（判断题）如幼儿排尿次数增多、尿液清澈透明呈淡黄色，则是疾病的信号。（　　）

任务二 学前儿童常见传染病的基本知识

◎【任务导入】

1. 你能举例说明如何预防传染病吗？
2. 你知道传染病有哪些基本特征吗？

学前儿童对疾病的抵抗力较弱，在托幼机构中，集体生活接触密切，易发生传染病，且传染病易大面积流行。因此，预防和管理传染病是托幼机构的一项重要的保健工作。

一、传染病的基本特征

（一）有特定的病原体

病原体包括周围环境中能引起人和动物发病的微生物（如细菌、病毒、真菌等）和寄生虫两大类。每种传染病都有其特定的病原体。

（二）有传染性

所有传染病都具有传染性。病原体可以通过一定的途径进入易感者体内，并且能在人与人、人与动物、动物与动物之间相互传染，大面积流行。

（三）有流行性和季节性

传染病在一定条件下可在某段时期、某一地区广泛传播，具有较强的流行性。另外，某些传染病的发病率在年度内也呈现出季节性升高的特点。

（四）感染后获得一定程度的免疫力

传染病痊愈后，人体对该传染病病原体产生不感受性，即有了抵抗力，称为免疫。人体感染不同的传染病，病愈后获得不同程度的免疫力。有的传染病痊愈后，人体可获得终身免疫，如麻疹、水痘等。有的传染病痊愈后，人体在较短的时间里获得免疫力，过了这段时间还会再次感染，如流感。

二、传染病的病程

每一种传染病从发生、发展至恢复，都要经历几个时期，医学上称为临床分期。

（一）潜伏期

潜伏期指从病原体侵入人体起至最初出现症状的这段时间。不同传染病的潜伏期长短各异，短至数小时，长至数月乃至数年。即使同一种传染病，在不同个体中的潜伏期长短也不尽相同。

（二）前驱期

前驱期指潜伏期末至出现某些临床表现的这段时间，一般为 1 ～ 2 天，会出现乏力、头痛、微热、皮疹等症状。

（三）症状明显期

症状明显期指传染病的特有症状和体征陆续出现的时期。如猩红热出现细密皮疹，乙型脑炎出现颈项强直等典型特征。这一时期症状由轻到重，由少到多，逐渐或迅速达到高峰。

（四）恢复期

恢复期指症状陆续消失，直至身体康复的时期。

三、传染病的发生和预防

（一）传染病发生和流行的三个环节

传染病的发生和流行必须具备三个环节：传染源、传播途径和易感人群。当传染病发生时，只要切断其中任何一个环节，即可阻止传染病的流行。

1. 传染源

传染源是指被病原体感染的人或动物，其体内有病原体生长、繁殖，并能排出病原体。传染源包括传染病患者、病原携带者和受感染的动物三类。

2. 传播途径

传播途径是指病原体由传染源到达健康人体内所经过的途径或方式。传播途径主要有以下几种。

（1）空气飞沫传播

这是呼吸道疾病的主要传播途径。病人或携带者咳嗽、打喷嚏或大声说笑时，病原体随同喷出的飞沫散布到周围的空气中，易感者吸入体内而形成传染。

（2）饮食传播

病原体污染了食物或饮用水，经口进入易感者体内而形成传染。

（3）虫媒传播

病原体通过媒介昆虫（如蚊、白蛉、蚤、虱）直接或间接地传入易感者体内，造成感染。

（4）日常生活接触传播

病原体污染了日常生活用品（如衣被、毛巾、玩具、食具等），易感者通过口鼻或皮肤的接触感染。

（5）医源性传播

医源性传播是指医务人员在检查、治疗和预防疾病时，由于违反规章制度或操作规程而造成的病原体传播。

（6）母婴传播

母婴传播是指母亲直接将病原体传染给婴儿。母婴传播包括胎盘传播、分娩损伤传播、哺乳传播和产后接触传播等。

3. 易感人群

易感人群指对某种传染病缺乏特异性免疫力，被传染后易发病的人群。易感人群人数的多少，对传染病的发生和流行有很大的影响。某种传染病的易感人群人数越多，其发生和流行的可能性越大。

（二）传染病的预防

预防传染病，应针对上述传染病发生和流行的三个环节，采取相应措施。尤其是在托幼机构中，由于婴幼儿对疾病的抵抗力较低，传染病一旦发生，就容易蔓延。因此，托幼机构应注意控制传染病发生和流行的条件，及早采取预防措施。

1. 控制传染源

这是控制传染病发生和流行的根本环节。控制传染源应该做到早发现、早报告、早隔离、早治疗。

（1）早发现、早报告、早隔离、早治疗病人

病人是主要的传染源。多数传染病在疾病早期传染性最强，因此，控制传染病必须对患者做到“四早”，以有效防止传染源的蔓延。

幼儿园应完善并坚持执行健康检查制度：幼儿入园前体检、入园定期进行健康检查，工作人员工作前体检和定期体检，每日晨间检查及全日健康观察。在传染病流行期间，检查更应全面细致。教师一旦发现传染病患儿或疑似患儿，要及时进行隔离和个别照顾，同时通知家长，并对患儿接触的环境和用具，合理地进行消毒处理。

（2）对接触者进行检疫

对传染病接触者的检疫期限是从脱离接触者后到该病的最长潜伏期。检疫的目的是尽可能缩小传染的范围，并尽早发现感染者。在幼儿园，传染病的接触者一般指与传染病患儿同班的幼儿。

检疫期间，受检疫的班级一日生活照常进行，但应单独活动，且不收新生入班。对接触患儿进行必要的观察，详细了解其在家中的饮食、睡眠、大小便状况等。通过晨检和午检关注早期症状，如有可疑发病征象，立即隔离观察。检疫期限已过，未发现新患儿，可解除检疫。

2. 切断传播途径

这是防止传染病流行的重要环节。如能采取一定的措施切断传播途径，就可有效控制传染病的传播。

（1）幼儿园经常性预防措施

①搞好环境卫生，做到环境清洁。如经常通风，保持室内空气新鲜；禁止随地吐痰；采用湿式打扫，避免尘土飞扬。

②讲究饮食卫生。如采用分食制，餐具消毒，饮水杯应做到幼儿专用。

③养成良好的个人卫生习惯。如教育幼儿饭前便后洗手，不吃不干净的食物；用自己的毛巾，不用手揉眼睛；要勤洗澡、换衣，保持皮肤清洁等。

④做好经常性的消毒工作，消除或杀灭外界环境中的病原体，这是切断传播途径的重要措施。

（2）传染病流行期间采取的措施

在传染病流行期间，对患儿所在班级的环境进行彻底消毒。

3. 保护易感人群

（1）非特异性保护措施

增强学前儿童体质，提高机体的免疫力。如坚持体育锻炼和户外活动，提供合理营养，培养良好的个人卫生习惯等。

（2）特异性保护措施

通过人工被动免疫（预防接种），获得特异性免疫力。有计划地进行预防接种是保护易感儿童最有效的措施。

课后练习

1.（多选题）传染病发生和流行的三个环节包括（　　　　）。

A. 传染源　　B. 传播途径　　C. 飞沫传播　　D. 易感人群

2.（判断题）所有的传染病痊愈后都可获得终身免疫，如流感、麻疹、水痘等。（　　）

3.（判断题）传染病在一定条件下可以在某段时期、某一地区广泛传播，具有较强的流行性。另外，某些传染病的发病率在年度内也呈现出季节性升高的特点。（　　）

任务三　学前儿童意外伤害的基本知识

◎【任务导入】

1. 幼儿园发生意外伤害事故后，急救需要按什么程序进行？
2. 幼儿遭受意外伤害的主要原因有哪些？

一、学前儿童意外伤害发生的主要原因

学前儿童意外伤害是指突然发生的各种事件或事故对学前儿童所造成的损伤，它是一种突发的、给儿童生命安全和健康带来严重威胁的危险因素。

意外伤害是我国 0 ～ 14 岁儿童的首位死亡原因，因此，了解学前儿童意外伤害发生的主要原因，并采取积极有效的措施进行预防，是幼儿园一项非常重要的工作。

学前儿童意外伤害发生的主要原因如下。

（一）幼儿自身的因素

1. 心智方面的因素

学前儿童好动、好探索，知识经验少，规则意识正在形成过程中，这些因素使得意外伤害发生的概率增加了很多。如玩滑梯时从下往上攀，可能会被上边急速滑下来的幼儿踹伤；对社会的复杂性不了解，对陌生人容易轻信等。当危险来临时，学前儿童又因自我保护能力差而更增加了意外事故发生的概率。如被关在校车内不会自救，被滑梯挂住衣领后难以逃脱等。

2. 身体方面的因素

学前儿童身体未发育好，各部分的结构、功能和身体的协调性还有待完善。如跑的时候经常会跌伤，关节易脱臼等。

（二）幼儿园管理的因素

1. 安全管理制度未建立健全

幼儿园对涉及幼儿安全的方方面面的工作都应建立管理制度，如门卫制度、接送幼儿制度、饮食卫生制度和教师交接班制度等。已经建立的制度要根据实际情况定期修改完善，使之具体全面，方便实施。幼儿园安全管理制度未建立健全，必然会引发幼儿意外伤害事故。

2. 安全管理工作不到位

幼儿园各项安全制度建立健全后，还必须做到管理跟进，这样才能及时了解各项安全工作的实施情况，发现问题及时改进。个别幼儿园有很多详尽的安全制度，但往往落实不到位，这样很容易带来诸多安全隐患。

（三）幼儿园教师的因素

幼儿教师的责任心、工作能力和安全意识不足等是学前儿童意外事故发生的常见原因。个别教师对幼儿安全工作的特殊性了解较少、重视不够，因而安全意识淡薄，容易麻痹大意。如在幼儿午睡时，教师不进行巡回检查，当一些特殊情况出现时不能及时发现；还有的教师缺乏基本的保健知识，如误认为幼儿患急性结膜炎是上火症状，不能及时发现小班幼儿脱臼等。此外，个别教师还存在不能合理选择教学内容和方法等违背学前儿童教育规律的行为。

（四）幼儿家长的因素

幼儿安全工作有赖于家园双方的共同努力和紧密合作。一些家长对此认识不到位，因而对幼儿园制定的一些安全规则不能自觉遵守。如有的家长因担心幼儿园不接收身体有病的孩子，所以隐瞒幼儿病情；有的家长对幼儿园禁止幼儿带小珠子等物品入园的要求不能自觉配合等。

二、学前儿童常见意外事故的急救

（一）急救基本原则

急救是指当人们突发疾病或遭受意外伤害时，为抢救病人的生命、改善病情和预防并发症所采取的紧急救护措施。意外发生后，在急救人员还未赶到现场时，需要采取一些急救措施。在实施急救时应遵循以下三个基本原则。

1. 挽救生命

首先查看受伤儿童的呼吸、心跳是否正常。如果心跳、呼吸不规律，快要停止或刚刚停止，应马上采取体外心脏按压和人工呼吸进行急救，帮助受伤儿童恢复心肺功能。常温下，呼吸、心跳停止 4 分钟以上就可发生不可逆的损伤，10 分钟就很难复苏。因此，当受伤儿童的呼吸、心跳发生严重障碍时，如果不立即进行抢救，只等急救人员到来或马上送医院，往往会造成不可挽回的后果。

2. 预防并发症

一些意外伤害若处置不当会引发其他严重的问题。如错误的止血方法可能会导致肢体末端坏死；脊柱骨折发生后，若随意挪动或用软担架搬运，可能会损伤脊髓神经导致瘫痪。因此，在意外急救处理时要尽量预防和减少并发症，避免出现更严重的损伤。

3. 减轻痛苦

急救时要尽量减轻受伤儿童的痛苦。各种烧烫伤、骨折往往导致剧烈的疼痛甚至休克。因此在处理伤口和搬运受伤儿童时，动作要轻柔，语言要温和，必要时可用镇痛药。

（二）幼儿园急救处理的一般程序

1. 初步判断伤情

幼儿发生意外伤害后，先要初步判断受伤的程度，以便进一步采取措施。一般情况下，窒息、触电、溺水、外伤大出血、气管异物、误食毒物等都属于要争分夺秒实施急救的意外伤害。烧烫伤、化学物品入眼、疯狗咬伤等虽不会马上危及生命，但也须马上采取措施，否则会使情况恶化，甚至危及生命。小外伤、鼻出血、中暑等，一般由保健医生处置即可。

另外，在一些跌落、碰撞伤发生后，要特别注意观察受伤儿童是否出现内出血。内出血是指深部组织或内脏损伤所引起的出血。体内血管破裂，体表无伤口，看不到血液外流，易被忽略，导致延误诊治，危及生命。内出血的典型症状包括脸色苍白、出冷汗、手脚发凉、呼吸急促、心慌、心跳快而弱等。

2. 严重伤害的处理步骤

当严重伤害发生时，在场的教师应马上根据情况进行急救、拨打急救电话或及时将受伤儿童送往医院，通知保健医生、园领导，启动危机事件的紧急预案。不同类型意外伤害的紧急预案应在平时制定完善，以便突发事件发生时马上启动。如没有预案或预案制定不完善，在紧急情况下的决策可能会出现失误，从而导致更严重的后果。

3. 轻微伤害的处理步骤

轻微伤害由保健医生进行处置。教师要通知家长，如实告知伤情和处置情况。

课后练习

1.（多选题）学前儿童意外事故急救基本原则包括（　　　）。

A. 挽救生命　　B. 预防并发症　　C. 减轻痛苦　　D. 初步判断伤情

2.（判断题）学前儿童好动、好探索，知识经验少，规则意识正在形成过程中，这些因素使得意外伤害发生的概率增加了很多。（　　）

视频资源

幼儿园安全管理

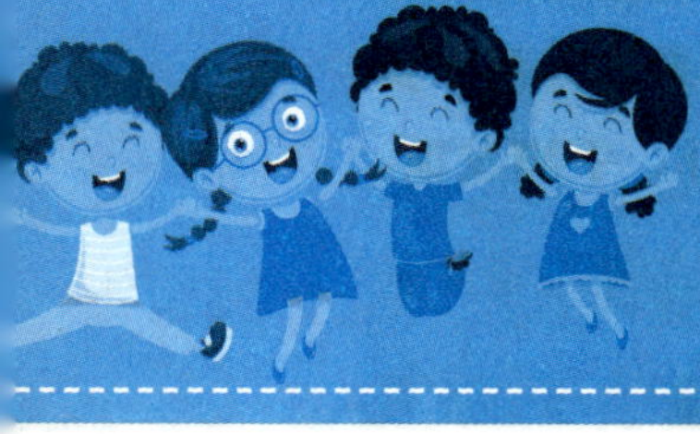

项目三 学前儿童各系统保健与护理

◎［学习目标］

1. 知道各系统的组成。
2. 理解学前儿童各系统的特点和保健要点。
3. 能根据学前儿童各系统的特点，解决幼儿园实际问题。

◎［育人目标］

1. 养成细心、用心、爱护幼儿的工作态度，培养操作规范意识，锻炼合作精神。
2. 逐步形成“预防为主、健康第一”的理念。
3. 萌发职业信念，初步对学前教育有职业认同感。

任务一 运动系统保健与护理

◎【任务导入】

1. 你知道人体的各个部位中，骶部在哪里吗？

2. 你可以描述一下为什么幼儿容易出现“青枝骨折”的情况吗？当幼儿骨折时，我们应当如何护理？

3. 4岁的昊昊画画时涂色总涂在线外。妈妈看了，说：“你不要着急，慢慢涂，做事要认真！”随后要求昊昊反复练习。请分析妈妈的做法的不合理之处，并说明理由。

一、认识人体

（一）人体的基本形态

从外表看，人体分为头、颈、躯干、四肢几个部分（图 3-1-1）。

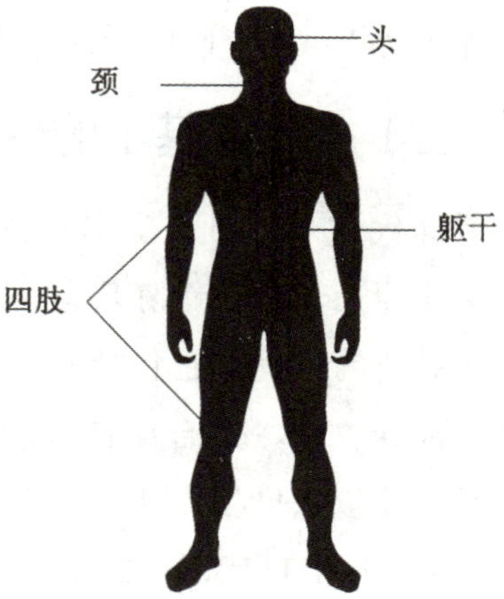

图 3-1-1　人体的基本形态

头部分为面颅和脑颅，面颅有眼、耳、口、鼻等器官，脑颅里容纳脑。颈部连接了头部和躯干。躯干前面分为胸部和腹部，后面分为背部、腰部和骶部。躯干内有体腔，以膈肌为界，分为胸腔和腹腔。胸腔内有心脏、肺等器官，腹腔内有肝脏、脾脏、胃、小肠、大肠等器官。腹腔下方骨盆内是盆腔，内有直肠、膀胱和生殖器官。四肢包括上肢和下肢各一对，上肢分为上臂、前臂和手三部分，下肢分为大腿、小腿和足三部分。

（二）人体的基本结构

1. 细胞

细胞是人体结构和功能的基本单位。

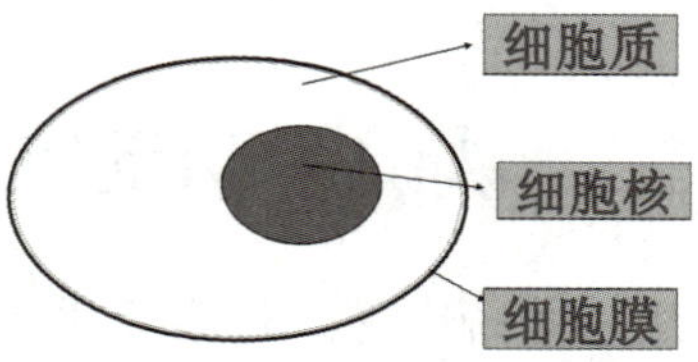

图 3-1-2　细胞的基本结构

人体的细胞大小不一，种类繁多，形态多样，但其化学成分大致相同，结构基本相似（由细胞膜、细胞质、细胞核组成）（图 3-1-2）。细胞与细胞之间的物质称为细胞间质，是维持细胞生命活动的重要环境。

2. 组织

人体组织是由一些形态和功能相似的细胞以及细胞间质构成的。人体有 4 种基本组织，分别是上皮组织、结缔组织、肌肉组织和神经组织，它们是构成人体器官和系统的基础。

3. 器官

不同的组织发育分化并相互结合构成器官，执行一定的生理功能。如肺是气体交换的器官，肝脏是物质代谢、分泌胆汁、储存养料和解毒的器官。人体部分器官如图 3-1-3 所示。

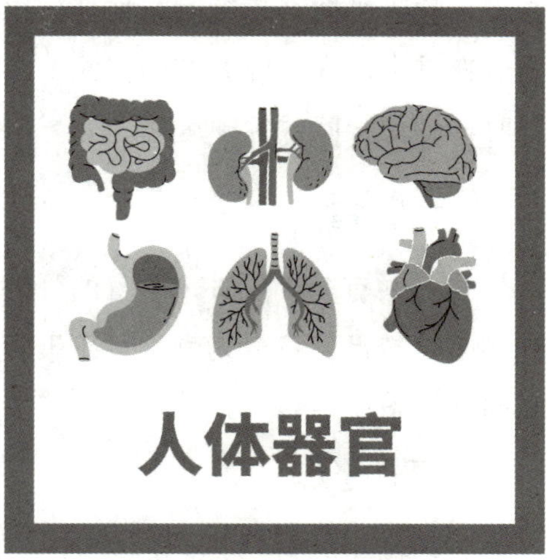

图 3-1-3　人体部分器官

（注：图中器官依次为肠、肾、脑、胃、肺、心脏）

4. 系统

系统由共同完成一种或几种生理功能的多个器官构成。如鼻、咽、喉、气管、支气管和肺，共同完成气体交换的功能，所以这些器官总称为呼吸系统。人体可分为八大系统，即运动系统、消化系统、呼吸系统、循环系统、泌尿系统、神经系统、内分泌系统和生殖系统。

（三）人体最基本的生命活动——新陈代谢

新陈代谢是生命最基本的特征，也是生物与非生物最根本的区别。新陈代谢一旦停止，生命也就停止。所谓新陈代谢是指机体与周围环境之间不断进行物质交换和能量交换，以实现自我更新的过程。它包括同化作用和异化作用两个方面。同化作用指机体不断从外界环境中摄取营养物质，来合成自身成分并贮存能量的过程。异化作用指机体不断分解自身物质，同时释放能量以供生命活动和合成物质之需，并把废物排出体外的过程。新陈代谢既包括物质代谢又包括能量代谢，二者密不可分。

人体的新陈代谢，在不同年龄阶段的特点是不同的。婴幼儿、青少年正在长身体，需要更多的物质来建造自身的机体，因此一般来说他们的新陈代谢旺盛，同化作用占主导地位。老年时期人体机能不断退化，新陈代谢日趋缓慢，异化作用处于主导地位，人也逐渐走向生命的终点。

二、认识运动系统

运动系统由骨、骨连接和骨骼肌三部分组成。它构成人体的基本轮廓，并能支撑体重，保护人体内脏器官。骨和骨连接构成了人体的支架，称为骨骼，运动时起杠杆作用。骨骼肌附着在骨上，在神经系统的支配下，当肌肉收缩时，牵动骨骼做各种运动。

（一）骨

成人共有206块骨，全身的骨骼约占体重的20%，按部位可分为颅骨、躯干骨和四肢骨三部分（图3-1-4）。

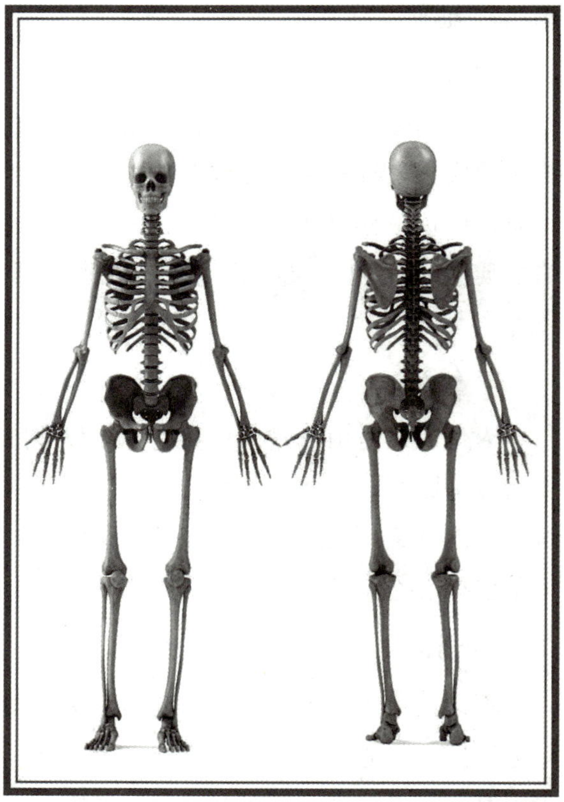

图 3-1-4　人体骨骼

1. 骨的形态

骨的形态各异，大致可分为长骨、短骨、扁骨和不规则骨四类（图3-1-5）。

长骨主要分布在四肢，具有支撑和杠杆的作用，如股骨、肱骨等；短骨多成群分布于手、足和脊柱等处，既能承受较大的力，又能活动，如腕骨和跗骨；扁骨呈板状，主要构成颅腔和胸腔的壁，以保护内部的脏器，如颅骨和肋骨；不规则骨的形状不规则，如脊椎骨。

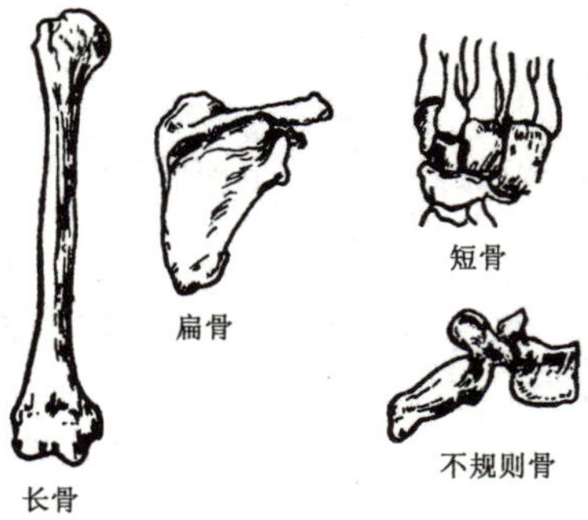

图 3-1-5 骨的形态

2. 骨的结构

骨由骨膜、骨质、骨髓构成（图 3-1-6）。

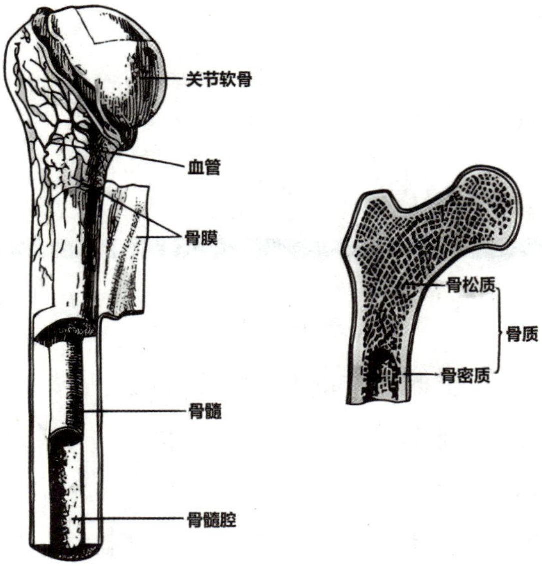

图 3-1-6 长骨的基本结构

骨膜是覆盖在骨表面的一层结缔组织膜。骨膜含有血管神经和成骨细胞，对骨的营养、生长和修复有重要作用。

骨质是构成骨的主要成分，分为骨密质和骨松质。骨密质质地致密，耐压性大，分布在骨的外层和长骨的骨干部分；骨松质呈蜂窝状，弹性较大，分布在骨的内层和两端。

骨髓位于长骨的骨髓腔和骨松质的空隙内。骨髓是主要的造血器官，婴幼儿时期的骨髓全部都是红骨髓，造血机能强。

5 岁以后，长骨骨干内的红骨髓逐渐被黄色的脂肪细胞代替，称为黄骨髓，失去造血功能。在慢性失血过多或重度贫血时，黄骨髓可暂时恢复造血功能。长骨两端、短骨和扁骨的骨松质内，终生保留有造血功能的红骨髓。

3. 骨的成分和特性

骨主要由有机物和无机物（无机盐）构成。骨中的有机物使骨具有韧性和弹性，无机物使骨坚硬结实。成人骨中有机物约占 1/3，无机物约占 2/3；儿童骨中有机物含量相对较多（约为 1/2），因此骨骼柔软，弹性大，硬度小，不易骨折，但易弯曲变形；老年人骨中无机物的含量多，骨的脆性较大，易发生骨折。

4. 骨的生长

骨的生长包括长长和长粗两种方式。

（1）骨的长长

成年以前，人体长骨的两端有一层软骨，叫骺软骨（在骨干和骺的交界处），这层骺软骨能不断增长，不断骨化，使骨逐渐变长。一般到 20 ～ 25 岁的时候，这层软骨完全骨化，身高发育完成。

（2）骨的长粗

骨膜内的成骨细胞不断产生新的骨质，骨逐渐发育变粗。

【拓展链接】

骨发生与骨形成

骨发生是组织学上的一个概念，指的是骨的出现、形成过程。骨由间充质发生。骨发生从胚胎早期间充质向骨原基分化起始，到骨发育完善终止，历时 20 年以上。骨发生有两种方式：膜内成骨和软骨内成骨。

骨形成一般是指骨组织形成，是骨发育的一个过程。骨的发育经历为不断生长与改建的复杂演变，具体表现为两个方面，即骨组织形成与骨组织分解吸收，两者相辅相成。骨发育完善后，仍保持形成与分解吸收交替进行的内部改建，终身不止，但改建速度随年龄增长而逐渐变慢。

（二）骨连接

骨与骨之间的连接称骨连接。人体骨连接有两种方式。

1. 直接连接

两骨之间借结缔组织膜或软骨相连接，其活动范围很小或不能活动，如颅骨间的骨缝（图3-1-7）、椎骨间的椎间盘等。

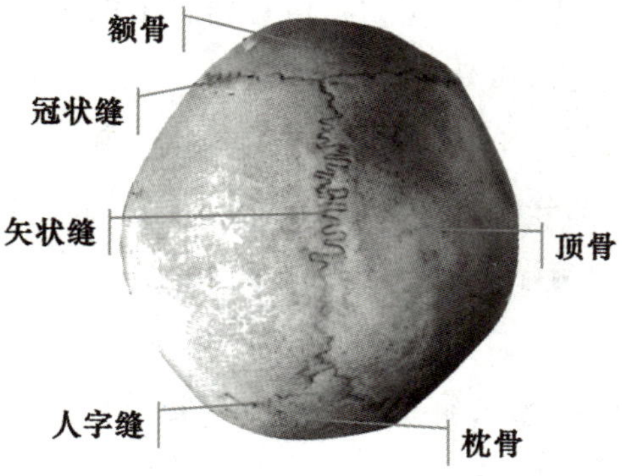

图 3-1-7 颅骨间的骨缝

2. 间接连接

间接连接是骨连接的主要方式，又称关节。关节在骨骼肌的牵引下，能够做屈伸、旋转、环转等各种活动。关节主要由关节面、关节囊和关节腔构成。

关节面是相邻两骨的接触面，多为一凸一凹。凸面的称关节头，凹面的称关节窝。关节面上覆有一层关节软骨，能缓解骨的摩擦。

关节囊是附着在关节面周围及其附近骨上的结缔组织囊，非常坚韧，能分泌滑液润滑关节，起到减少摩擦的作用。

关节腔是关节囊围成的密闭空腔，含少量滑液，有润滑和营养作用。关节腔内为负压，有助于关节的稳固（图 3-1-8）。

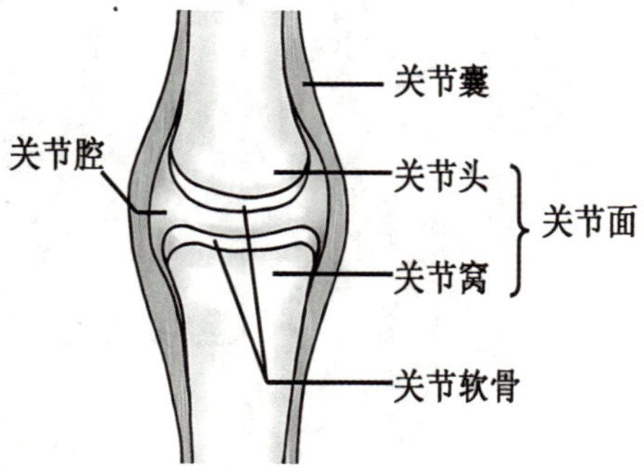

图 3-1-8 关节的结构

机体不同部位的关节，结构不尽相同，所以活动范围及牢固程度也不同。如髋关节的关节窝很深，关节头呈球状，大部分嵌合在一起，因此牢固性很强而活动范围较小，使大腿的活动远不及上肢灵活，但能牢固支撑身体。上肢肩、肘、腕部关节因关节窝较浅，活动范围较大，使上肢能内伸外展、旋转自如，但牢固性较差，受外力作用时，容易脱臼。

（三）骨骼肌

肌肉分为骨骼肌、平滑肌和心肌。骨骼肌是运动系统的动力部分。在神经系统的支配下，骨骼肌能收缩或舒张而使人体做出各种动作，并支持身体，保持一定的姿势，此外还有保护机体等机能。骨骼肌可以受意识支配，而如肠道等器官上的平滑肌则不受意识控制。这是骨骼肌的一个特点。因此骨骼肌又称随意肌。

人体全身的骨骼肌约 600 块，约占成人体重的 40%，包括头颈肌、躯干肌和四肢肌三部分。

骨骼肌由中间部的肌腹和两端的肌腱组成（图 3-1-9）。肌腹由肌束聚集构成，有收缩能力，是骨骼肌的主体部分。肌腱由平行的胶原纤维束构成，无收缩能力，附着于骨，与骨膜牢固地编织在一起。骨骼肌至少跨过一个关节，肌肉收缩时才能牵动它所附着的骨产生运动。

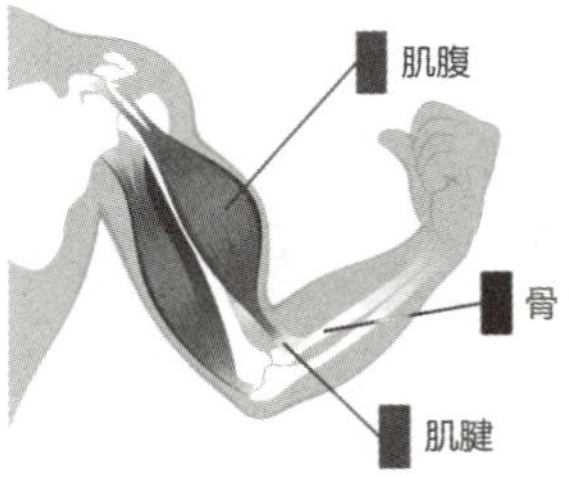

图 3-1-9　骨骼肌

三、学前儿童运动系统的特点与保健要点

（一）学前儿童运动系统的特点

1. 骨骼的发育特点

（1）有机质多，无机质少

幼儿骨骼含有机质比成人多，无机质比成人少，所以骨骼弹性大，可塑性强，但容易变形。

（2）骨膜比较厚

幼儿的骨膜比较厚，血管丰富，这对骨的生长和修复起着重要的作用。幼儿一旦发生骨折，因骨的有机质多，骨膜厚，故常会出现折而不断的现象，这一现象称为“青枝骨折”（一般为不完全骨折，无明显位移）（图 3-1-10）。因骨膜部位的血液丰富，新陈代谢旺盛，所以愈合比成人快。

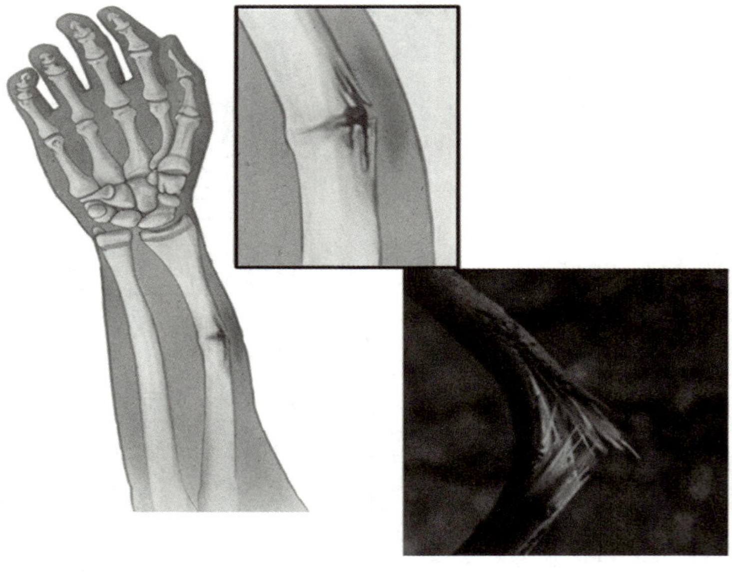

图 3-1-10　青枝骨折

【拓展链接】

儿童“青枝骨折”早发现

青枝骨折后，受伤部位一般没有明显的肿胀和畸形，所以不太容易被发现。同时，骨折部位也不像成人有明显的“骨折线”，医生诊断起来也比较困难，有的时候单次的X光片检查都无法发现。家长平时应该注意观察孩子的表现，如果发现孩子不愿意活动，特别是某只手活动频率变低，孩子不愿意用那只手去拿重物，就要引起注意了；如果牵拉孩子的手会引起孩子的疼痛，也要引起重视。有时候第一次X光片没有发现问题，那么可以过1～2周再查一次，那时候骨折部位开始自我修复，医生可以根据变化作出明确的诊断。家长在带孩子就诊时应该尽量提供详尽的病史，比如孩子是否受过挤压、是否曾经摔跤、是否遭受较大的外力撞击等，便于医生判断。

（资料来源：《扬子晚报》）

（3）全是红骨髓

5岁前，幼儿的骨髓全部为红骨髓，造血机能强，有利于全身的生长发育。5～7岁后，骨髓腔的红骨髓逐渐被脂肪细胞代替而变成黄骨髓，失去造血功能。

（4）婴幼儿的颅骨骨化尚未完成

婴儿出生时，颅骨软，前囟门、后囟门的跳动我们隐约可以感觉到（图3-1-11）。颅骨骨缝基本在婴儿出生后3～4个月时闭合，额骨和顶骨之间的前囟门在12～18个月时闭合，顶骨和枕骨之间的后囟门最晚在2～4个月时闭合。囟门闭合的时间，反映了颅骨骨化的程度。囟门早闭多见于小头畸形，晚闭多见于佝偻病或脑积水。

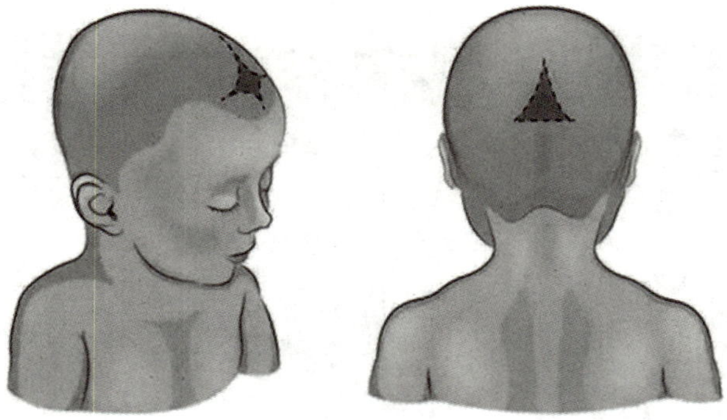

图3-1-11　婴儿囟门位置

（5）腕骨没钙化好

婴幼儿腕骨的发育是逐渐进行的。腕骨共 8 块，出生时全部为软骨，以后逐渐钙化，到 10 岁前后，8 块腕骨的骨化中心才全部出现。所以幼儿腕力小，不要让幼儿拎太重的东西，运用手的精细动作时，时间不宜过长。

（6）脊柱生理弯曲正在逐渐形成，还未定型

成人的脊柱从侧面看有四个弯曲，称为“脊柱生理弯曲”，分别是颈曲、胸曲、腰曲和骶曲（颈曲和腰曲前凸，胸曲和骶曲后凸）（图 3-1-12）。这些弯曲的形成有利于保持身体平衡，缓冲大脑震荡。

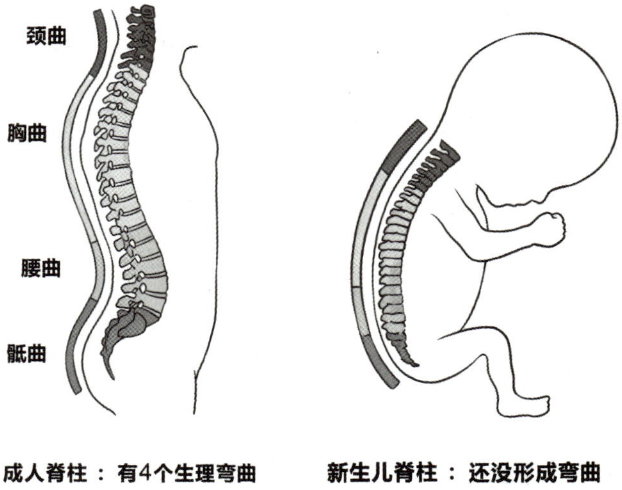

图 3-1-12　成人与新生儿脊柱生理弯曲

幼儿生理弯曲是随着动作的发展而出现的。新生儿除骶曲外，其他生理弯曲还没有出现。婴儿在 3 个月前后能抬头时颈曲出现；6 个月前后会坐时，胸曲出现；1 岁前后会走时，腰曲出现。颈曲、胸曲在 7 岁时固定下来，腰曲在性成熟期才完全被韧带固定（如图 3-1-13）。脊柱的骨化在 20 ～ 21 岁时完成。在脊柱未完成定型以前，长期不良的体姿可导致脊柱变形，脊柱的功能也将受到影响。

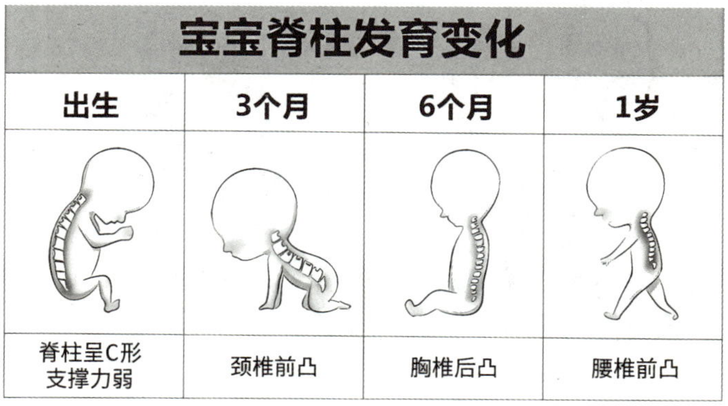

图 3-1-13　宝宝脊柱发育变化

【拓展链接】

孩子脊柱侧弯有哪些异常表现

脊柱侧弯经常在 10 ~ 15 岁的青少年中发现，因为这一时期是人一生中的第二个生长高峰，脊柱生长也较快，原本轻微的脊柱侧弯此时期加重也较快，所以这个年龄段的孩子应特别注意。

如果发现孩子有以下现象，要警惕他（她）是否患有脊柱侧弯：一侧肩膀比另一侧高；后背一侧隆起或两侧不对称；女孩双乳发育不对称；一侧髋部比另一侧高；两侧下肢不等长等。如果发现孩子出现上述异常，可以给孩子做一些简单的检查，如用手触摸脊柱的棘突，观察是否在一条直线上，或者让孩子立正后向前弯腰，观察后背是否对称。如果发现孩子有异常，应该立即带孩子到正规医院骨科检查。

青少年脊柱侧弯的治疗贵在早期发现、早期处理，避免脊柱侧弯快速发展。大部分的青少年患者经过早期矫正处理是可以避免手术的。

（资料来源：广东省人民医院骨科 肖丹）

（7）骨盆尚未定型

人的骨盆由脊柱下段的骶骨、尾骨和髋骨组成。幼儿的骨盆尚未定型，髋骨还不是一块整体，由髂骨、坐骨和耻骨借由软骨相连而成，随着年龄的增长，软骨逐渐骨化，一般到 19 ～ 24 岁时才能完成骨化，三块骨愈合成一块髋骨（图 3-1-14）。在完成骨化以前，组成髋骨的三块骨之间的连接不很牢固，容易在外力的作用下产生位移，发生不正常的接合，影响骨盆的发育。因此，在幼儿运动时要避免他们从高处向硬的地面上跳，防止髋骨出现移位，骨盆变形，尤其是女孩子，以免成年后对生育造成影响。

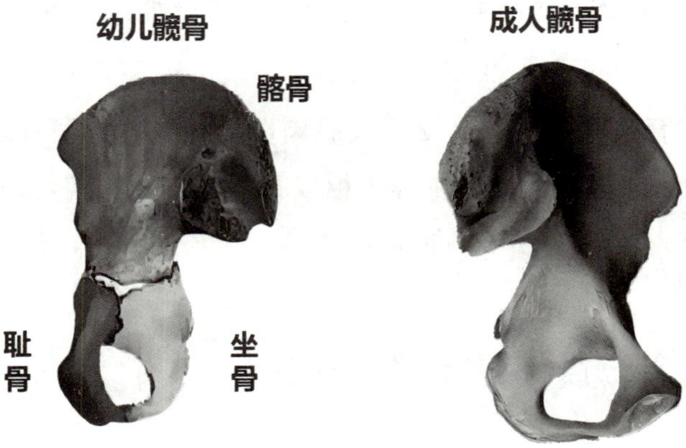

图 3-1-14　成人与幼儿髋骨对比

(8) 足弓不结实，易成扁平足

良好的足弓，有助于保持人体的平衡，可以避免活动时脚底神经和血管受压造成脚底过早疲劳或疼痛。孩子会站、会走后逐渐出现足弓。但脚底的肌肉韧带还不结实，若活动量不合适或遭受骨折损伤，就容易使足弓塌陷，形成扁平足（图 3-1-15）。为保护孩子足弓的正常发育，孩子的鞋子应宽松、合脚，软底较好；应多让孩子进行一些训练脚底肌肉的活动，如跳绳、踮脚尖走，但运动量和时间要适当，应避免让孩子长时间地蹲、站、走。

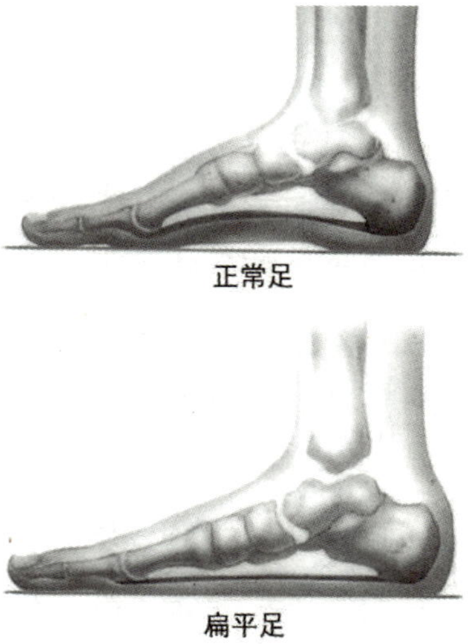

图 3-1-15　正常足与扁平足

(9) 关节灵活，但牢固性差，容易脱臼

幼儿关节窝较浅，关节囊比较松弛，韧带也不够结实，肌肉纤维比较细长、力量差，因此关节的伸展性和活动范围比成人大，尤其是肘关节和髋关节的灵活性与柔韧性明显超过成人。但关节的牢固性较差，当外力作用不当时，关节头与关节窝失去正常的位置，易发生脱臼现象。脱臼后关节失去运动能力，并肿胀、疼痛。而且经常脱臼就会形成习惯性脱臼。

图 3-1-16 所示为较易发生的肘关节脱臼，一般因牵拉所致，称为“牵拉肘”。牵拉肘多发生于成人牵拉幼儿过马路、上楼梯或穿脱衣服时。

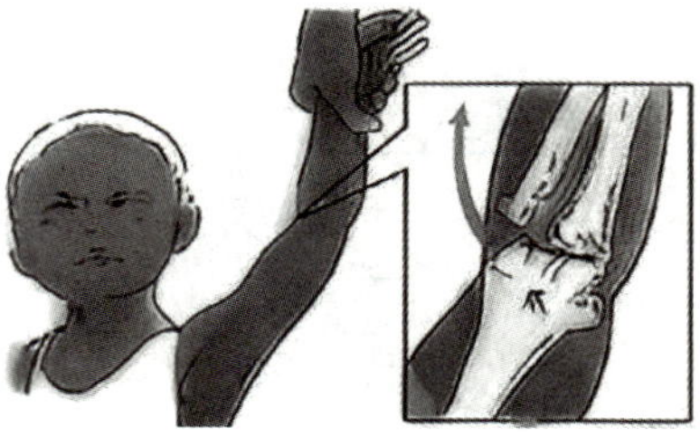

图 3-1-16　牵拉肘示意图

2. 骨骼肌的发育特点

(1) 肌肉收缩力差，容易疲劳

幼儿肌肉中含水分较多，蛋白质、脂肪及无机盐较少，肌纤维较细，肌腱宽而短，肌肉嫩而柔软，收缩力差，因此容易疲劳。但因幼儿新陈代谢旺盛，疲劳的消除相对也较快。

(2) 大肌肉发育早，小肌肉发育晚

幼儿各肌肉群的发育是不同速的。支配大肌肉群的神经中枢发育较早，因此躯干及上下肢活动能力较强；支配小肌肉群活动的神经中枢发育较晚，手和腕部小肌肉群活动能力较差，难以完成较精细的动作，所以 3 ～ 4 岁的幼儿虽然走跑发育较好，但往往不会很好地用笔和筷子。

(二) 学前儿童运动系统的保健要点

1. 正确的姿势

避免孩子负重，教育孩子坐有坐相，站有站相，纠正孩子的不良姿势和体位。

(1) 坐姿

脚放平，肩不耸，头不歪，身坐正；大腿和小腿成 90° 角，眼离书本一尺，胸离桌子一拳。

(2) 站姿

身体自然直立，两肩保持水平，眼睛平视前方，两手放在两侧自然下垂。

(3) 走姿

身体自然直立，两肩保持水平，眼睛平视前方，双手随腿自然摆动。

(4) 睡姿

最好教孩子右侧卧，下颌骨微收。

(5) 握笔姿势

拿笔时，食指较大拇指低些，前臂平放在桌上，胸离桌子一拳头，笔杆和纸张应成 60° 角。

2. 合适的户外活动

保证孩子充足的户外活动时间，防治佝偻病，促进运动系统的良好发育。婴幼儿应有较多的户外活动时间：夏天大部分时间在室外活动，春、秋季每天应不少于 3 小时，冬天每天不少于 2 小时，其中 1 小时为体育活动，气温在 −10 ℃时，也要到户外活动 1 ～ 2 次，每次 10 分钟左右。游戏和户外活动可适当结合。

3. 适当的运动与游戏

教育孩子不从高处往硬地上跳，不玩用力太猛的游戏。平常多开展体育运动，但要适量，避免孩子长时间站、蹲或从事一种活动。做游戏时，注意适合幼儿的强度，劳逸结合，不能时间过长。不用力牵拉孩子的手臂，以防关节脱臼。

4. 充足的营养

幼儿应多摄取富含钙、磷、维生素 D、蛋白质等的食品，如虾皮、蛋黄、牛奶、鱼肝油、动物肝脏、豆制品等，以促进骨的钙化和肌肉的发育。

【拓展链接】

《3 ～ 6 岁儿童学习与发展指南》健康领域中相关教育建议

1. 注意幼儿的体态，帮助他们形成正确的姿势

提醒幼儿要保持正确的站、坐、走姿势；发现有八字脚、罗圈腿、驼背等骨骼发育异常的情况，应及时就医矫治。

桌、椅和床要合适。椅子的高度以幼儿写画时双脚能自然着地、大腿基本保持水平状为宜；桌子的高度以写画时身体能坐直、不驼背、不耸肩为宜；床不宜过软。

2. 保证幼儿的户外活动时间，提高幼儿适应季节变化的能力

幼儿每天的户外活动时间一般不少于 2 小时，其中体育活动时间不少于 1 小时，季节交替时要坚持。

气温过热或过冷的季节或地区应因地制宜，选择温度适当的时间段开展户外活动，也可根据气温的变化和幼儿的个体差异，适当减少活动的时间。

3. 开展丰富多样、适合幼儿年龄特点的各种身体活动

如走、跑、跳、攀、爬等，鼓励幼儿坚持下来，不怕累。

四、学前儿童运动系统护理

（一）扭伤

扭伤多发于四肢关节部位。因活动不慎，关节附近的软组织被过度牵拉而受到损伤，扭伤部位会出现明显肿痛，活动受到限制。

扭伤初期应立即停止活动，将患处垫高，随后冷敷，以止血、消肿，减轻疼痛。1～2 天后，可热敷患处，以消肿和促进血液的吸收。中药七厘散外敷伤处有良好效果。怀疑扭伤处有骨折的，应及时就医。

（二）脱臼

脱臼也称关节脱位，指由外力或其他原因造成关节的上下两个骨端失去了正常的位置，发生了错位。脱臼常发生在关节活动度大、关节囊比较松弛的部位。

1. 症状

关节正常活动丧失，常伴随剧烈疼痛感；关节脱位后，关节囊、韧带、关节软骨及肌肉等软组织也有损伤，触碰疼痛。另外关节周围肿胀，可有血肿，若不及时复位，血肿机化，关节粘连，会使关节不同程度丧失功能。

2. 处理方法

停止活动，及时就医（不可自行复位）。医生将关节复位后，要注意保护，不要用力牵拉，并减少活动。

3. 注意事项

当学前儿童发生脱臼时，成年人须保持镇定，注意不要强制活动其受伤关节，以免痛感增加或引发二次创伤。经医生复位后，仍须注意保护关节，因为关节受过拉伤后，关节囊松弛，容易重复发生脱臼，甚至形成习惯性脱臼。

（三）骨折

骨折是指骨结构的连续性完全或部分断裂。

1. 症状

骨折端移位可使患肢外形发生畸变，主要表现为缩短、成角、延长。典型表现是伤后出现局部变形，肢体等出现异常运动，移动肢体时可听到骨擦音，有局限性疼痛和压痛，局部肿胀和出现淤血，伤后出现运动障碍。

2. 处理方法

（1）观察患儿全身情况

若出血，先止血。对于骨折处出血，可以先用干净的毛巾压住伤口。如果出血较严重，可用布带、橡皮筋管缠绕骨折的肢体，以压迫止血，但要注意每隔 30 分钟左右放松一次，以免影响血液循环导致骨折的肢体缺血。注意不要在创面上撒消炎粉、止血粉之类的药物，也不要在创面上覆盖不干净的棉布。止血后应在创面上盖上无菌纱布或未用过的毛巾，防止在运送的过程中创面受到污染。

（2）将伤肢固定，限制伤肢再活动

如是四肢骨折，应找一块木板或书本将伤肢的上、下两个关节都固定住，若指（趾）苍白、发凉、发紫或发麻，说明绷带捆得太紧，要放松绷带，重新固定。如果是腰部或胸背、肋骨骨折，严禁伤者弯腰、走动，不得搀扶，应找一块木板，用宽布带将其身体固定在木板上。如果有骨断端暴露在皮肤外，不要动它，避免断骨进一步损伤周围组织。

（3）尽快就医，争取尽快诊治

如患儿骨折严重，且救援者没有受过专业培训，切勿盲目复位、固定，以免患儿再次受伤，应立即拨打急救电话送医治疗。在运送过程中，注意动作要轻、稳，以免加重损伤。切忌背着或抱着患儿移动，否则可能会因骨折部位活动错位而损伤神经、血管，加重病情甚至危及儿童生命。

课后练习

1.（单选题）5 岁前，幼儿的骨髓全部为（　　）。

A. 黄骨髓　　B. 红骨髓

C. 体液　　D. 无机物

2.（单选题）女孩不宜从高处往硬的地面跳，以免影响（　　）和成年后的生育功能。

A. 视网膜　　B. 关节

C. 足弓　　D. 骨盆发育

3.（单选题）幼儿不宜过早地学习写字，是因为（　　）。

A. 小肌肉群发育晚　　B. 腕骨未钙化

C. 手部肌肉容易疲劳　　D. 手关节固定性差，易脱臼

4.（多选题）下列关于骨的成分和特性描述正确的是（　　　）。

A. 儿童骨中有机物含量相对较多，无机物含量相对较少，故韧性大，不易骨折。

B. 儿童骨中无机物含量相对较多，有机物含量相对较少，故韧性大，不易骨折。

C. 成人骨中有机物含量相对较多，无机物含量相对较少，故脆性大，易骨折。

D. 成人骨中无机物含量相对较多，有机物含量相对较少，故脆性大，易骨折。

5.（单选题）新生儿的颅骨还没有发育完全，有前囟、后囟之分，其中前囟约在（　　）闭合。

A.1 岁　　B.12 ~ 18 个月

C.3 ~ 4 岁　　D.6 ~ 12 个月

6.（单选题）为保护幼儿的脊柱，成人应该（　　）。

A. 推荐幼儿用单肩背包　　B. 鼓励幼儿睡硬床

C. 组织幼儿从高处往水泥地上跳　　D. 要求幼儿长时间抬头挺胸站立

7.（单选题）人不要用力牵扯幼儿的手臂以防脱臼，这是因为幼儿的（　　）。

A. 骨韧性强　　B. 骨硬度小

C. 肌肉容易疲劳　　D. 关节周围韧带不够结实

任务二 呼吸系统保健与护理

◎【任务导入】

1. 国庆将至，中班的小朋友练习演唱《我和我的祖国》，小朋友们练习认真，歌唱用力。没几天，有的小朋友嗓子就哑了。你觉得发生此类情况的原因是什么？该如何避免？

2. 幼儿园午餐期间，4 岁的丁丁边吃边和小朋友嬉戏打闹，突然丁丁小脸憋得通红，剧烈咳嗽，说不出话来。丁丁为何会呛咳？应如何实施急救？

一、认识呼吸系统

（一）呼吸系统的组成和功能

呼吸系统的功能是呼吸。人体在新陈代谢过程中，不断地消耗氧气产生二氧化碳。机体吸入氧气、排出二氧化碳的过程就是呼吸。呼吸系统由呼吸道和肺组成（图 3-2-1）。

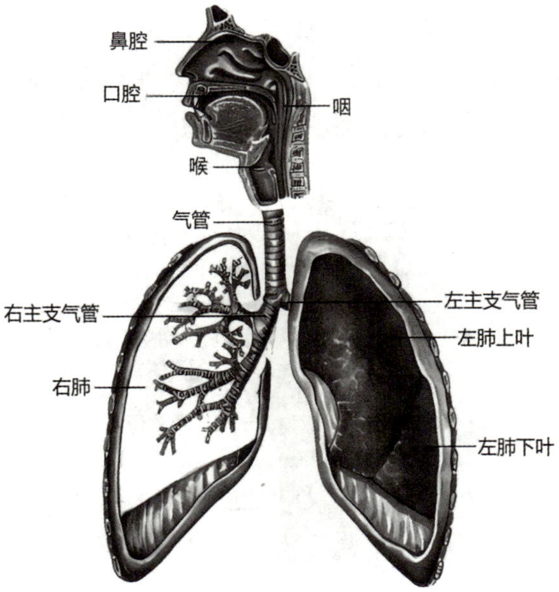

图 3-2-1 呼吸系统的组成

1. 呼吸道

（1）鼻

鼻是呼吸道的起始部分，是人体的嗅觉器官，也是保护肺的第一道防线。鼻腔前部有皮肤，上有鼻毛，其余部分覆盖着黏膜，上面分布着丰富的血管。鼻腔弯曲，能使进入的空气被加工处理。鼻黏膜上的血管发散热量，能使吸入的冷空气升温；鼻黏膜分泌的黏液将空气中的微尘等黏附于其上；鼻黏膜蒸发的水分可以润湿干燥的空气。鼻毛可阻挡较大的尘粒。鼻窦是鼻腔周围含气的空腔，发音时起共鸣作用。

【拓展链接】

空气净化保湿器——鼻腔

寒风凛冽，迎面而来，此时一个人如果大张嘴巴，猛地呛入一口冷气，会感到透不过气，甚至会咳嗽一会儿。如果他闭着嘴巴，让冷空气从鼻腔进入，就会舒服一些。干燥的冷空气经过鼻腔的“加工”处理，可达到 20 ℃左右的温度和 70% 左右的湿度。

（2）咽

咽是呼吸系统和消化系统的共同通道，与鼻腔、口腔和喉腔相通。鼻咽部后壁的两侧上方有一对咽鼓管开口，通过咽鼓管与中耳鼓室相通。

（3）喉

喉是呼吸道最狭窄的部分，也是发音器官。

①会厌软骨。喉腔前上部有会厌软骨（图 3-2-2）。平时会厌软骨敞开着，气体可自由进出。吞咽时，会厌软骨盖住喉口，防止食物闯入呼吸道。

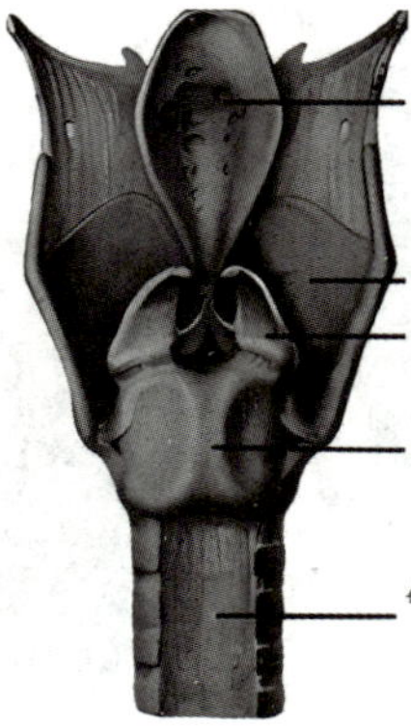

图 3-2-2　会厌软骨

②声带。喉腔侧壁左右各有一条声带，其间的空隙叫声门裂。发音时，声带拉紧，声门裂缩小，呼出的气流冲击声带，使之振动而发声。

【拓展链接】

"哑嗓子"是怎么回事

幼儿声带不够坚韧，如经常哭喊或扯着嗓子唱歌，不注意保护，声带会充血肿胀、变厚，发音时失去圆润、清亮的嗓音，容易"哑嗓子"。因此要注意保护幼儿声带，指导幼儿科学用嗓，保证幼儿歌唱环境的湿度、温度适宜，空气清新等。

（4）气管、支气管

气管是连接喉与肺之间的管道，自分叉处分为左、右支气管。管壁内表面覆盖着有纤毛的黏膜，能分泌黏液，能粘住吸入的尘粒与病菌。黏膜上密集的纤毛不断向喉口方向摆动，把外来的灰尘、细菌和黏液一起送到咽部，吐出来就是痰。

2. 肺

肺是主要的呼吸器官，是气体交换的场所，位于胸腔内，左右各一。支气管入肺后逐级分支，越分越细，最后形成肺泡管，附有很多肺泡。肺泡的表面，毛细血管交织成网，在此进行气体交换（图 3-2-3）。

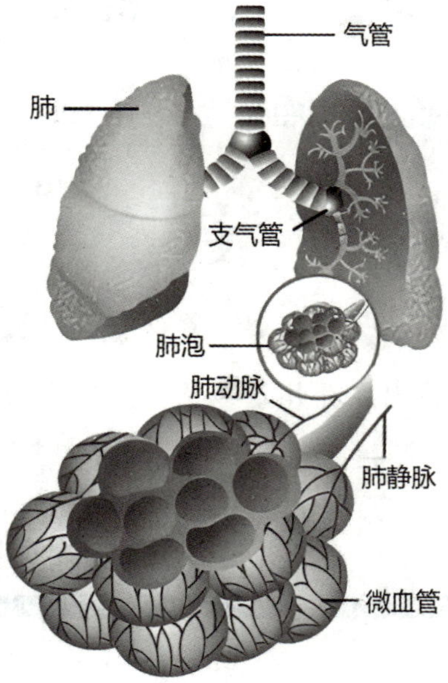

图 3-2-3　肺的结构

（二）呼吸运动

1. 定义

胸腔有节律地扩大和缩小，称为呼吸运动，包括肋骨和膈肌的运动。呼吸运动有胸式呼吸和腹式呼吸两种。婴儿因肋骨斜度小，活动度不大，主要是腹式呼吸。

【拓展链接】

腹式呼吸的好处

腹式呼吸是健肺的好方法。采用腹式呼吸有这些好处：扩大肺活量，改善心肺功能；减少肺部感染，尤其是肺炎等疾病；改善脾胃功能，有利于疏肝利胆，促进胆汁分泌；通过降腹压而降血压，对高血压病人很有好处；对安神益智有好处，唱歌、跑步、正念冥想都需要腹式呼吸。

2. 肺活量

呼吸运动受中枢神经调节。呼吸频率随年龄、性别的不同而有所不同。尽力吸气后，再尽力呼出的气体量称为肺活量。肺活量的大小可体现一个人呼吸机能的强弱。成年男子的肺活量约为 3 500 ～ 4 000 mL，女子约为 2 500 ～ 3 500 mL。

二、学前儿童呼吸系统的特点及保健要点

（一）学前儿童呼吸系统的特点

1. 呼吸器官的特点

（1）鼻

婴幼儿鼻腔比较狭窄，黏膜娇嫩，容易发生鼻堵塞。另外，幼儿鼻中隔前下部血管比较丰富，黏膜比较娇嫩，容易发生鼻出血。儿童睡觉打鼾，且张着嘴呼吸，要查查鼻咽，判断是否患有“增殖腺肥大”。

【拓展链接】

小儿鼻腔很狭窄，伤风感冒引起鼻炎，就会使鼻子不通气，以致影响吃奶和睡眠。很小的婴儿还不会用嘴呼吸，鼻子不通气就没法吃奶，睡眠中也常因喘不过气

来而惊醒。必要时可以在喂奶前、睡前点麻黄碱溶液（小儿用的浓度），每次每侧鼻孔滴一滴即可。

（2）咽

婴幼儿的咽鼓管（耳咽管）比较短、粗且倾斜度较小（图 3-2-4），上呼吸道感染时容易发生中耳炎。

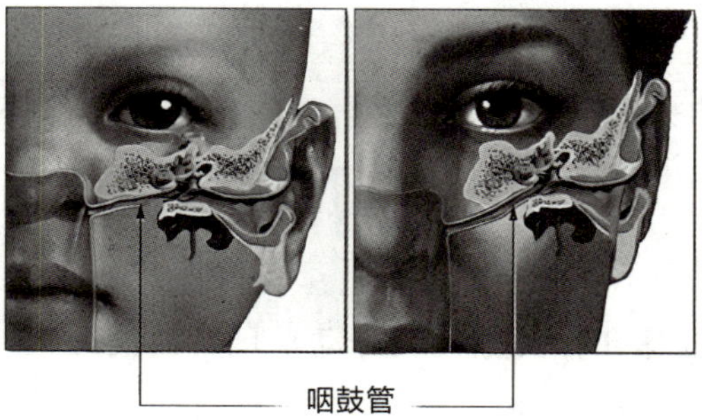

图 3-2-4　咽鼓管

（3）喉

婴幼儿喉腔黏膜娇嫩，血管和淋巴组织丰富，发炎时易引发充血肿胀，加之喉腔较窄，易导致呼吸困难。幼儿声带娇嫩、不够坚韧、容易疲劳，若发炎或常高声唱歌、哭喊，易发生充血肿胀变厚，造成声音嘶哑。

（4）气管和支气管

婴幼儿气管腔狭窄，黏膜娇嫩，管壁柔软，纤毛运动能力差，故婴幼儿气管、支气管自净能力较差，容易发生感染、肿胀，引起呼吸困难。

（5）肺

婴幼儿的肺血管丰富，肺泡数量少。所以，他们肺含气量较少，肺功能较差，每次呼出和吸入的气量较小，若因感染发炎，易引起呼吸困难。

2. 呼吸运动的特点

学前儿童新陈代谢旺盛，呼吸浅、频率快，肺换气功能差，只能通过加快呼吸频率来满足生理需要。儿童年龄越小呼吸越快（表 3-2-1）。

表 3-2-1　不同年龄段的儿童每分钟呼吸次数和脉搏次数

年龄	呼吸次数（次 / 分钟）	脉搏次数（次 / 分钟）
0 ~ 1 个月	45 ~ 50	120 ~ 140
2 ~ 12 个月	30 ~ 40	110 ~ 130

表 3-2-1（续）

年龄	呼吸次数（次 / 分钟）	脉搏次数（次 / 分钟）
1 ~ 3 岁	25 ~ 30	100 ~ 120
4 ~ 7 岁	20 ~ 25	80 ~ 100
8 ~ 14 岁	18 ~ 20	70 ~ 90

（二）呼吸系统的保健要点

1. 保持室内空气清新

保持婴幼儿活动的室内外空气流通、新鲜，定期开窗通风（包括冬季）。

2. 教会幼儿科学用鼻

其一，用鼻呼吸，不乱挖鼻孔。

其二，不将小物件塞进鼻孔。儿童好玩好动，玩游戏的时候，自己或别人把豆、核、纸卷、塑料等塞入鼻孔，难以自行去除时，会损伤鼻黏膜，甚至会引发窒息，危及生命。

其三，正确擤鼻涕。擤鼻涕时不要用力过大，擤完一侧再擤另一侧，预防中耳炎。

3. 预防呼吸道异物

引导幼儿养成良好的用餐习惯，不在用餐时嬉戏打闹；不将小物品放入嘴里等。

4. 保护嗓子，科学用嗓

歌唱环境湿润，避免大声喊叫。咽部有炎症时少说话，直到完全恢复为止。唱完歌或大运动量后，不宜喝凉水，否则容易造成声带充血、声音嘶哑。

5. 适当运动，保持正确姿势

科学组织幼儿进行体育锻炼和户外活动；提醒幼儿注意坐、立、行走的正确姿势，促进胸廓正常发育。

三、学前儿童呼吸系统护理

（一）呼吸系统常见意外伤害及护理

1. 气管异物——海姆立克急救法

（1）气管异物的成因

不良的进食习惯，如进食时嬉笑打闹等；进食的食物比较细小光滑等。

(2) 气管异物的表现

细小的异物卡在气管可引发剧烈咳嗽、呼吸困难、口唇发紫；较大的异物阻塞气管，可立即引起窒息死亡。

(3) 海姆立克急救法操作要领

① 1 岁以上儿童：剪刀—石头—布（扫码观看视频 3-2-1）。

剪刀：孩子两腿分开、身体前倾；救护者站或跪于孩子身后，比出肚脐上两横指的位置。

石头：一手握拳，放在肚脐上两横指的位置。

布：用另一手包住拳头，快速向内向上冲击，直到异物吐出为止。

施救的同时，要拨打 120。

视频 3-2-1
1 岁以上儿童急救

② 1 岁以内儿童：拍背按胸法（扫码观看视频 3-2-2）。

一手虎口护住下颌，将宝宝脸朝下放到救护者胳膊上，胳膊放在腿上，使宝宝头低于身体。另一只手掌根部，叩击宝宝两肩胛骨中间，快速用力连续叩击 5 次。检查异物是否吐出，若没有吐出，一手护住宝宝后脑勺，将宝宝平稳翻过来，过程中保持头低于身体，使宝宝骑跨在胳膊上。用两根手指，在宝宝两乳头连线中间靠下的位置，垂直快速连续按压 5 次。按压深度，基本要达到孩子身体的三分之一。反复做几组，直至异物排出。施救的同时拨打 120。

视频 3-2-2
1 岁以内儿童急救

(4) 气管异物的预防

文明就餐，细嚼慢咽；将食物切成小块；3 岁以下的宝宝，尽量不食用糖果、葡萄、果冻、花生、瓜子、年糕等食物。

2. 鼻腔异物

(1) 鼻腔异物的成因

幼儿天生好奇好动，独自玩耍时容易误将玩具零件、豆类等塞入鼻孔进入鼻腔，若未及时察觉，有可能会发生感染或出血等严重后果。

(2) 鼻腔异物的急救处理

检查幼儿鼻腔异物性质、大小、形状、所在部位等，安抚幼儿。

若异物刚进鼻腔，仅停留在鼻腔口时，压住幼儿健侧鼻孔，嘱咐幼儿闭口擤鼻。也可将棉签头扯出棉花，用棉花触碰幼儿鼻腔黏膜，使幼儿打喷嚏；或压住幼儿健侧鼻孔，嘱咐幼儿捂住两侧耳朵，对幼儿口腔轻轻吹气，利用气流冲出异物。

若异物很难取出或已经进入鼻腔深部，不要用镊子夹，要及时就医。

3. 咽部异物

(1) 咽部异物的成因

幼儿的小玩具、硬币等体积小的物品，容易被幼儿放入嘴里，卡在咽部。

(2) 咽部异物的急救处理

鼻咽、喉咽部的异物，必须请医生诊治。

口咽部的异物要及时取出。安抚幼儿情绪，减少哭闹行为；幼儿取坐位，仰头，日光或灯光直射咽部，让幼儿张口、平静呼吸，用棉签轻轻压住舌头的前 1/3 至 1/2 处，使咽部露出，用镊子取出异物。若无法取出应及时就医。

注意：切忌采用吞咽米饭、馒头等方式试图将异物吞进胃里，这样做会对咽喉和食道造成损伤，引起严重的并发症。

(二) 呼吸系统常见疾病及护理

1. 呼吸系统常见的一般疾病及护理

呼吸道疾病是由病毒、细菌引起的呼吸道感染性疾病，在学前儿童中发病率很高，且以病毒感染较多见。呼吸系统常见的一般疾病有上呼吸道感染、扁桃体炎、肺炎等（表 3-2-2）。

表 3-2-2 呼吸系统常见的一般疾病及其护理与预防

病名	病因	症状	护理	预防
上呼吸道感染	普通感冒由病毒感染引起，急性咽炎、喉炎由细菌或病毒感染引起	鼻塞、打喷嚏、流鼻涕、咳嗽、发热等。严重时高烧不退，咳嗽有增无减，须及时就医	（1）高温时，及时降温。 （2）保持室内空气新鲜，温湿度适宜。 （3）多卧床休息；饮食清淡，进食有营养、易消化的食物。 （4）多饮温开水。 （5）遵医嘱	（1）多进行户外活动，提高免疫力；关注天气变化，及时增减衣物。 （2）预防小儿肺炎。母亲给婴儿喂奶时，应取坐位，减慢奶汁排出速度。 （3）预防传染病引发的肺炎
扁桃体炎	溶血性链球菌感染	起病急，一般伴随高热，咽部有疼痛感，吞咽困难		
普通肺炎	细菌或病毒感染	一般有发热、咽痛、咳嗽、气喘等症状，重者可能出现面色发灰、口唇青紫、呼吸困难，甚至会引起惊厥、昏迷等。新生儿肺炎体温正常，不咳嗽，仅表现为呛奶、吐泡沫、口周发青等		

案例分析

【案例】天气转凉，4 岁的丁丁在幼儿园户外玩耍时出汗受风，午休后出现流鼻涕、打喷嚏、轻微咳嗽的症状。如果你是老师，你会如何做？

【分析】观察丁丁的精神状态、面色、口腔、咽喉等部位；观察丁丁是否有流涕、鼻塞、打喷嚏、干咳等情况；测量体温，做初步判断。根据判断结果采取相应措施。

2. 呼吸系统常见传染病及护理

（1）呼吸系统常见传染病基本内容

呼吸系统传染病是指由病毒、细菌感染等引起的传染性疾病。呼吸系统常见的传染病有麻疹、风疹、幼儿急疹、水痘、流感、腮腺炎、猩红热、百日咳（表 3-2-3）。

表 3-2-3　呼吸系统常见传染病基本内容

病名		潜伏期	传播途径	多发人群 / 季节	症状
病毒性急性出疹性传染病	麻疹	10 ~ 14 天	飞沫	6 个月 ~ 5 岁幼儿 / 冬春季	（1）病初和感冒相似，发烧、咳嗽、流涕、眼怕光、流泪等。 （2）发烧 2 ~ 3 天，口腔两侧黏膜上出现周围有红晕、中心灰白色的小斑点，这是麻疹特有的症状。 （3）发烧 3 ~ 4 天，出皮疹。先见于耳后、颈部，渐至面部、躯干、四肢，最后至手心、脚心。疹间可见正常皮肤颜色，且全身症状加重。 （4）出疹一般持续 3 ~ 4 天，疹齐后开始消退，体温逐渐恢复正常。皮疹退后，留下褐色斑点，2 ~ 3 周斑点消失
	风疹	10 ~ 21 天	飞沫	5 个月 ~ 5 岁幼儿 / 冬春季	（1）病初症状较轻，低热、咳嗽、流涕；耳后、枕部淋巴结肿大等。 （2）发烧 1 ~ 2 天出皮疹，从面部、颈部开始，很快遍及全身，但手心、脚心一般无皮疹
	幼儿急疹	8 ~ 15 天	飞沫，但传染性不强	6 个月 ~ 2 岁幼儿 / 不分季节	（1）起病急，突发高热（可至 40 ℃）。食欲差，但精神较好。 （2）高热 3 ~ 4 天后，体温骤降，出皮疹，一天内出齐，躯干、颈部较多，四肢较少。1 ~ 2 天皮疹全部消退

表 3-2-3（续）

病名		潜伏期	传播途径	多发人群 / 季节	症状
病毒性急性出疹性传染病	水痘	10 ~ 21 天	飞沫；疱疹溃破后可间接传染	6 个月以上幼儿 / 冬春季	（1）病初 1 ~ 2 天低热，后出皮疹。皮疹先见于头皮、面部，后至躯干、四肢。 （2）最初皮疹是红色斑点，1 天左右变成水疱，3 ~ 4 天后水疱干缩结成痂皮，痂皮脱落，一般不留疤痕。 （3）病后 1 周内，新皮疹陆续出现，旧的痂皮已结痂，也有部分处于水疱阶段，故患者皮肤可见三种皮疹症状：红色丘疹、水疱、结痂。出疹期间，皮肤瘙痒
其他病毒性传染病	流感	1 ~ 2 天	飞沫	人群普遍易感，幼儿更易患 / 冬末春初	（1）起病急，表现为寒战、头痛、咽痛、乏力、高热（可达 39 ℃）等。 （2）以胃肠道症状为主者，可有恶心、呕吐、腹痛、腹泻等症状。 （3）以肺炎症状为主者，发病 1 ~ 2 天即出现咳嗽、气促、气喘等。 （4）部分患儿有明显的精神症状，如嗜睡、惊厥等。 （5）婴幼儿常并发中耳炎
	腮腺炎	14 ~ 21 天	飞沫	2 岁以上幼儿 / 冬春季	（1）起病急，伴有发烧、畏寒、头痛、食欲缺乏等症状。 （2）1 ~ 2 日后腮腺肿大，肿大以耳垂为中心，边缘不清，表面发热，有压痛感，咀嚼时疼痛。 （3）4 ~ 5 天消肿
细菌性传染病	猩红热	3 ~ 7 天	飞沫；刚被污染的用具可间接传播	2 ~ 8 岁幼童 / 冬春季	（1）起病急，发热、呕吐、头痛、嗓子痛等。 （2）发病后 1 ~ 2 日出现皮疹，顺序为：颈前、上胸部、躯干、上肢，最后为下肢。在肘弯、腋窝、大腿根等皮肤褶皱处，皮疹十分密集，呈线状分布，称为“帕氏线”。 （3）病后 2 ~ 3 天，舌乳头肿大突出，像杨梅果，称“杨梅舌”。 （4）面部发红但口周苍白。 （5）3 ~ 5 天按发疹顺序先后消退；1 周左右以后，皮肤可有小片或大片的脱屑
	百日咳	7 ~ 14 天	飞沫	6 个月以下婴儿 / 冬春季	（1）起病至阵发性痉咳出现过程中，有咳嗽、流涕、喷嚏、低热乏力等症状。 （2）2 ~ 3 天退热，咳嗽加重，夜间更甚，表现为突发几十声急促咳嗽。咳嗽症状可持续 2 ~ 3 个月之久

（2）呼吸系统常见传染病护理和预防（表 3-2-4）

表 3-2-4 呼吸系统常见传染病护理和预防

病名		护理	预防
病毒性急性出疹性传染病	麻疹	室内空气新鲜，风不能吹着患儿；室内温湿度适宜且恒定；常洗脸，用温开水洗眼睛分泌物，注意口腔、鼻腔清洁，及时清理鼻腔分泌物；食物清淡易消化，有营养；注意并发症的出现	患儿停留的房间开窗通风 3 小时；接种疫苗等
	风疹	卧床休息，多喝开水；食物清淡易消化，有营养；保持患儿皮肤清洁	患儿须隔离至出疹后 5 天；注射风疹疫苗
	幼儿急疹	卧床休息，多喝温开水；采取合适的方法退烧	注重锻炼，增强体质；开窗通风、保持室内空气新鲜；流行时少去公共场所；根据天气变化随时增减衣物
病毒性急性出疹性传染病	水痘	患儿高烧时卧床休息；居室空气新鲜；多饮水；保持患儿皮肤清洁，勤换洗患儿内衣、被单；可用炉甘石洗剂止痒；勤剪指甲，避免抓伤皮肤引起感染	注重锻炼，增强体质；流行时少去公共场所；保持室内空气新鲜；及时对患儿进行隔离、治疗，隔离至皮疹全部干燥、结痂，没有新皮疹出现为止。患儿停留的房间开窗通风 3 小时
其他病毒性传染病	流感	高烧时卧床休息；居室空气新鲜；食物清淡易消化、有营养，多饮水；高烧时采用合理方法降温；护理者戴口罩，护理后洗手	注重锻炼，增强体质；流感流行时少去公共场所；保持室内空气新鲜；根据天气变化随时增减衣物；为幼儿接种流感疫苗
	腮腺炎	患儿卧床休息，多喝开水；注意饮食，避免吃酸辣食物；注意口腔清洁，常用淡盐水漱口；腮腺肿痛可用湿毛巾冷敷；可用中药治疗	患儿隔离至完全消肿为止；接触者须检疫观察 3 周，可服板蓝根冲剂等
细菌性传染病	猩红热	注意口腔清洁，可用淡盐水漱嗓子，一日数次；患儿卧床休息，饮食稀软、清淡，多饮水；不要用手撕剥脱屑；病后 2 ~ 3 周查尿，预防急性肾炎	患儿及时隔离治疗 2 周左右，接触者须检疫 7 ~ 12 天
	百日咳	居室空气新鲜，温湿度适宜；衣被勤晒洗；患儿多休息；食物易消化、无刺激，少量多餐；及时擦拭口鼻分泌物	居室勤通风、消毒；接种百白破混合制剂

案例分析

【案例】早晨，妈妈发现妞妞起得比平时晚，测得体温 38.6 ℃。妈妈给妞妞用退热贴后，体温降到 37.3 ℃。第二天上午，妞妞告诉妈妈身上非常痒。妈妈发现妞妞背部有红色皮疹，还有几个水疱，上网查询，觉得妞妞得了水痘。如果你是照护员，你会给妞妞妈妈什么建议？

【分析】识别水痘：有无发热、流涕、咳嗽等症状及症状持续时间；了解进食情况，皮疹出现时间、部位及形态；了解幼儿有无类似患者接触史及接触时间，检查幼儿口腔内有无皮疹等。建议妞妞妈妈及时带妞妞就医，请医生作出专业诊断，遵医嘱用药；若为水痘，则隔离治疗，保持室内空气流通。

课后练习

1.（单选题）幼儿呼吸频率比成人（　　）。

A. 快　　B. 慢

C. 一样　　D. 有时快有时慢

2.（单选题）幼儿上呼吸道感染时，易引发中耳炎的主要原因是（　　）。

A. 幼儿咽鼓管相对短小、狭窄　　B. 幼儿的咽鼓管比较短、粗，且倾斜度较小

C. 幼儿咽鼓管柔软　　D. 幼儿咽鼓管柔嫩

3.（多选题）幼儿气管及支气管易感染而发炎肿胀的原因是（　　　）。

A. 幼儿气管和支气管管腔窄小，管壁柔软，缺乏弹性组织

B. 幼儿气管和支气管黏液腺分泌黏液不足，气道干燥

C. 幼儿气管黏膜纤毛运动差，清除吸入微生物的能力差

D. 幼儿气管和支气管黏膜柔嫩，血管丰富

4.（单选题）下列不通过空气飞沫传播的传染病是（　　）。

A. 水痘　　B. 腮腺炎

C. 扁桃体炎　　D. 猩红热

5.（单选题）水痘的传染源是（　　）。

A. 水痘患者　　B. 空气飞沫

C. 生病的动物　　D. 蚊虫

6.（多选题）新生儿肺炎的可能表现有（　　　　）

A. 咳嗽、发烧　　B. 呛奶、吐奶、吐泡泡

C. 口周发青　　D. 呼吸急促

任务三 循环系统保健与护理

◎【任务导入】

1. 大家都知道幼儿从出生到 5 ~ 6 岁容易生病，但 5 ~ 6 岁以后则不一样，这是为什么？

2. 班里总有几个爱美的小女孩经常穿着漂亮的裙子和紧身裤袜到幼儿园。如果你是该班老师，会给家长什么建议？

一、认识循环系统

循环系统包括血液循环系统和淋巴系统（图 3-3-1）。

循环系统的主要功能是将氧气和各种营养物质送到全身的组织细胞，并将其代谢产生的二氧化碳和其他废物送到排泄器官排出体外，以保证机体物质代谢和生理功能的正常进行。

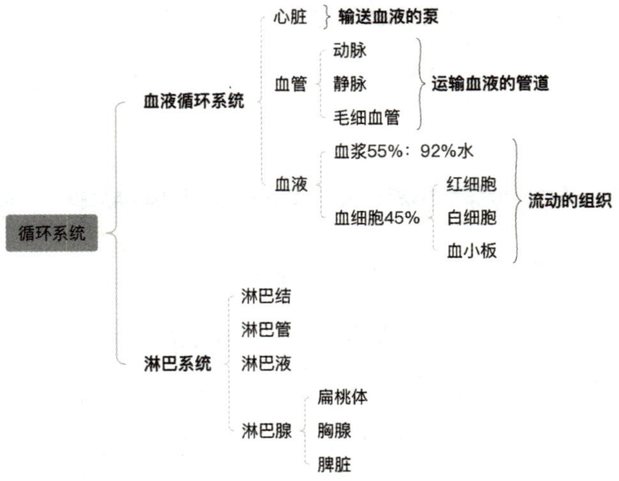

图 3-3-1　循环系统概况图

（一）血液循环系统

血液循环系统由心脏、血管和血液三部分组成，是一个密闭的、连续性的管道系统。

1. 心脏

心脏是血液循环的动力器官，大小与本人拳头相似，外形像倒放的桃子。心脏由心肌组成，收缩力很强，分为四个腔：左心房、右心房、左心室、右心室。心房和心室之间有瓣膜，只能朝向一侧开，保证血液不会倒流。左心室连接主动脉、右心室连接肺动脉、左心房连接肺静脉、右心房连接上下腔静脉。

2. 血管

动脉：将血液从心脏运送到全身各部分的血管。管壁较厚，管腔较大，血流速度快。

静脉：将血液从全身各处送回心脏的血管。管壁较薄、管腔大、弹性小、血流速度慢。

毛细血管：连通于最小动脉与静脉之间的血管。管壁非常薄，管径很小，血流速度非常慢。

3. 血液

血液是存在于心脏和血管里的液体，总量约占体重的7%～8%，包括血浆和血细胞两部分。

（1）血浆

血浆中主要是水分，其次是血浆蛋白，还有少量葡萄糖和无机盐等，主要功能是运载血细胞、人体生命活动需要的物质及产生的废物。

（2）血细胞

血细胞主要包括红细胞、白细胞、血小板。

红细胞：主要成分为血红蛋白，是由球蛋白和含铁的血红素结合而成的，有运输氧的功能。红细胞和血红蛋白减少到一定程度就形成贫血。

白细胞：可分为中性粒细胞、嗜酸性粒细胞嗜碱性粒细胞、单核细胞和淋巴细胞。

血小板：主要功能是止血和加速凝血。血小板减少，则出血时间延长。

【拓展链接】

勇士白细胞

中性粒细胞可做变形运动。当机体发生炎症或生病时，它们就从毛细血管的细胞间隙游出，“吞掉”细菌或病毒，与之同归于尽，变成脓细胞。脓，就是英勇战斗“阵亡”的白细胞。正常时，各类白细胞保持一定比例，当机体有炎症或其他疾病时，白细胞总数会有明显变化，这可作为疾病诊断的方法之一。

4. 血液循环

血液循环（图 3-3-2）分为体循环和肺循环（扫码观看视频 3-3-1）。

视频 3-3-1
血液循环

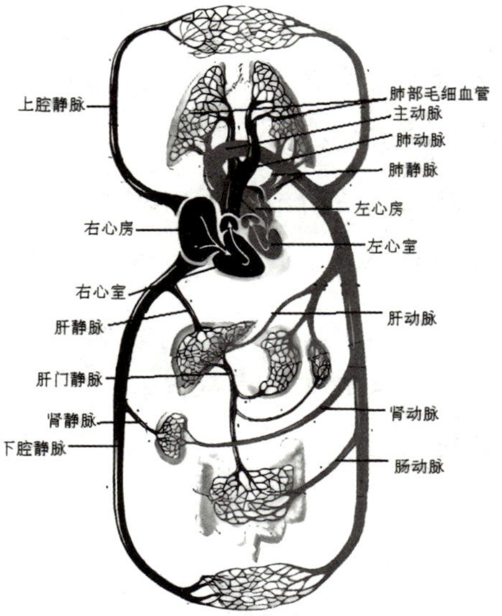

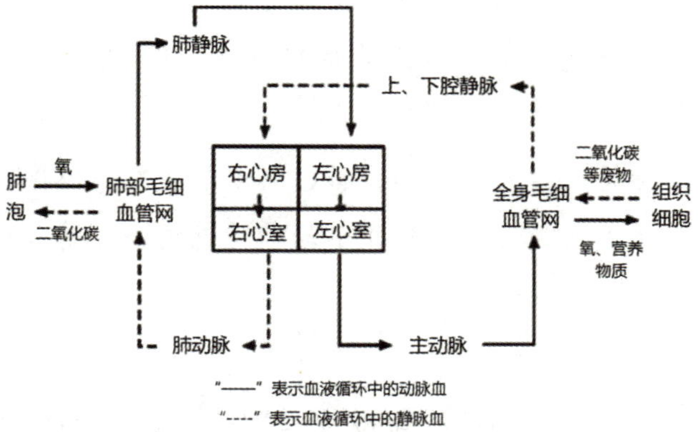

图 3-3-2　血液循环示意图

技能操作

测量脉搏、血压

1. 测量脉搏

（1）脉搏

由于心脏的收缩和舒张，动脉内的压力和容积也发生周期性变化，导致动脉管壁产生有节律的搏动，称为动脉脉搏，简称脉搏。正常情况下，脉搏和心率是一致的。不同年龄组的儿童，脉搏每分钟的次数是不一样的（表 3-3-1）。

表 3-3-1　各年龄组儿童呼吸、脉搏频次表

年龄	呼吸（次 / 分）	脉搏（次 / 分）
新生儿	40 ~ 50	120 ~ 140
＜1 岁	30 ~ 40	110 ~ 130
1 ~ 3 岁	25 ~ 30	100 ~ 120
4 ~ 7 岁	20 ~ 25	80 ~ 100
8 ~ 14 岁	18 ~ 20	70 ~ 90

（2）测量脉搏的方法

指导幼儿放松，手臂置于舒适位置，腕部伸直，掌心朝上，操作者将食指、中指、无名指等指端按在桡动脉表面，压力大小适中，一般幼儿脉搏计数 30 秒，再乘以 2。

异常脉搏测 1 分钟；脉搏细弱触不清者，用听诊器听心率 1 分钟。

（3）测量脉搏的注意事项

进食、活动、哭闹和发热可影响儿童心率，因此，应在儿童安静或睡眠时测量。一般体温每升高 1 ℃，脉搏增加 10 ~ 15 次 / 分。凡脉搏显著加快，睡眠时不见减慢，则怀疑有器质性心脏病。

脉搏生理性变化：兴奋、恐惧、发怒使脉率加快，忧郁、安静使脉率减慢。

勿用拇指诊脉，拇指小动脉搏动较强，易与被诊者脉搏混淆。

2. 测量血压

（1）血压

血管内流动着的血液对单位面积血管壁的侧压力称为血压。一般所说的血压是指动脉血压。心室收缩时（血液泵出，血压较高）动脉血压上升达到的最高值称为收缩压（高压）。在心室舒张末期，动脉血压下降达到的最低值称为舒张压（低压）。1 岁收缩压为 70 ~ 80 mmHg；2 岁以后，收缩压 = 年龄 × 2+80，舒张压为收缩压的 2/3。正常情况下，下肢血压比上肢高 20 mmHg。

（2）测量血压的方法（扫码观看视频 3-3-2）

视频 3-3-2
测量血压

①测量前，应避免食用刺激性药物或食物，静坐 5 分钟。

②尽量采取坐位测量右上肢血压，最好坐靠背椅，保证右上肢得到支撑。临床上儿童常取坐位，婴幼儿取仰卧位。注意肘部须得到支撑，并与心脏同高。

③袖带大小对于血压的准确测量很重要。通常根据被测儿童的上臂大小选择合适的袖带。袖带过小测得的血压偏高，过大测得的血压偏低。如袖带太小，应选用大一号袖带，即使会显得过大。

④将袖带紧贴缚在被测者上臂，袖带下缘应在距离肘窝 2 cm 处，将听诊器胸件放在肘窝肱动脉处。采用柯氏音法。柯氏音开始出现时（第一音）为收缩压，柯氏音消失时（第五音）为舒张压，继续放气至零水平。

⑤松开袖带，排尽袖带内余气，关闭气门整理袖带放入盒内，将血压计向右倾斜 45°，使水银流回槽内，关闭汞槽开关，盖上盒盖。

⑥血压值记录为收缩压 / 舒张压。

（3）测量血压的注意事项

①幼儿的心率较快，血压较低。

②成年人常规收缩压（高压）90 ~ 140 mmHg，常规舒张压（低压）为 60 ~ 90 mmHg。

③测量前，检查血压计玻璃管无裂损，刻度清晰等。测量时，发现血压听不清或异常，应重测。重测时，待水银柱降至“0”点，片刻后再测；应相隔 1 ~ 2 分钟重复测量，取 2 次测量平均值进行记录。

（二）淋巴系统

淋巴系统遍布全身，在机体免疫中有重要作用，由淋巴管、淋巴结、脾、扁桃体等构成（图 3-3-3）。

淋巴循环是指淋巴液在淋巴系统中的运行，功能是帮助收集和输送组织液回静脉再到心脏，是血液循环的辅助部分。

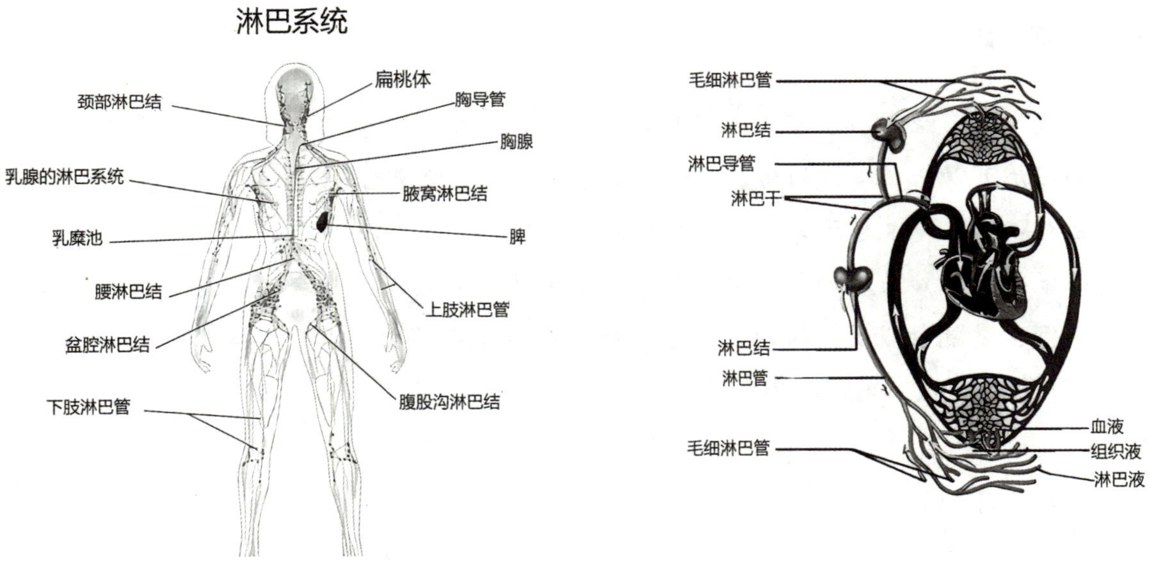

图 3-3-3　淋巴系统示意图

二、学前儿童循环系统的特点及保健要点

（一）学前儿童循环系统的特点

1. 心脏的特点

（1）每搏输出量少

学前儿童心脏发育不完善，心脏收缩力小，容量小，排血量少，故每搏输出量少。因此，学前儿童不宜长时间剧烈运动。

（2）心率较快

学前儿童新陈代谢旺盛，只有增加搏动频率才能适应机体需求，故心率较快。且年龄越小，心率越快。学前儿童心率易受情绪、运动、进食等因素影响。适当的体力活动和体育活动可增加心肌收缩力，使每搏输出量增加，促进学前儿童心血管的正常发育。另外，心血管系统的血液循环对学前儿童的服装、座椅也提出一些要求，如腰带、领口不要太紧，桌椅符合高度且不要过于压迫胸部等。

案例分析

【案例】经常锻炼可使心肌收缩力加强，心脏每跳一次，可以搏出更多血液，从小锻炼可以增强心脏的功能。故应带领幼儿频繁地进行较大强度的体育运动，以增强心脏功能。你是否赞同这种说法？为什么？

【分析】如果运动量过大，儿童心跳太快，心腔未能充分充盈就要搏出血液，每搏输出量就会减少。因此，儿童可能会出现面色苍白、心慌、恶心、大汗淋漓，甚至在运动后饭不思、觉不香的过劳症状。

2. 血管的特点

由于学前儿童心肌收缩力小，每搏输出量少，血管管径较粗、管壁薄、弹性较好等，血液在血管中流动的阻力较小，所以血压比成人低。学前儿童运动过度，易引起低血压，出现头晕、脑缺氧等问题。随着年龄增长，血压才会升高。

3. 血液的特点

其一，儿童血液总量（存在于循环系统中的全部血液量）增加很快，如 1 岁时是出生时的 2 倍，10 岁时是出生时的 6 ～ 7 倍，故身体所需造血原料也多，饮食中缺少蛋白质和铁会使血红蛋白的合成受到阻碍，易发生缺铁性贫血。

其二，红细胞中含血红蛋白的数量较多，供氧充足，利于新陈代谢。学前期，骨髓是生成红细胞、粒细胞等的唯一器官。某些药物，如合霉素、氯霉素等，有抑制骨髓造血的作用，因此用药不当、环境污染等都是学前儿童患“白血病”的诱因。保护环境、合理用药可降低“白血病”的发病率。

其三，白细胞和成人差不多，但吞噬细菌能力差，容易感染扩散。

其四，血小板和成人差不多，但血浆多，凝血物质少，凝血慢。

4. 淋巴系统的特点

幼儿淋巴系统发育较快，淋巴结的防御和保护机能也较显著。幼儿血液中白细胞的数量与成人差不多，但对机体防御和保护机能较强的中性粒细胞较少，而防御机能较差的淋巴细胞较多。因此，这个时期的幼儿抵抗疾病的能力较差，易患传染病。

【拓展链接】

淋巴结为什么会“肿大”？

在人体表面容易摸到的淋巴结有耳后、枕部、颌下、颈部等部位的淋巴结。淋巴结发炎肿大就会变硬、互相粘连、有压痛。小儿常有颈部淋巴结肿大，是因为颈部淋巴结“管辖”的区域广，如扁桃体炎、腮腺炎、口腔炎等，都会使颈部淋巴结肿大，于是脖子上就出现了硬疙瘩。即使炎症消退了，已经变硬肿大的淋巴结也不会再缩小、变软了。

（二）学前儿童循环系统的保健要点

第一，平衡膳食，均衡营养。

第二，科学组织体育锻炼和户外活动。锻炼可强心肺，使心肌发达、收缩力增强，每搏输出量增加，心跳缓慢有力，心脏不易疲劳。但锻炼强度不宜过大，否则心脏跳动太快，心腔内血液还未充满就要搏出血液，每搏输出量减少，满足不了机体所需。所以，运动前应做准备活动，运动后有整理运动，剧烈运动后不立即停止，过程中注意防寒保暖、及时擦汗。

第三，合理安排一日生活，动静交替、劳逸结合、作息规律、睡眠充足。

第四，衣着要宽松舒适。紧身衣物会影响血液循环，限制四肢活动。

第五，要预防循环系统相关疾病和意外事故。如预防贫血；保护心脏，防止过度疲劳；从小预防动脉硬化，减少胆固醇和饱和脂肪酸的摄入量；预防白血病，避免幼儿接触有毒有害物质；等等。

案例分析

【案例】某中班的家长园地健康小贴士：预防动脉硬化应从小抓起。家长们对此议论纷纷，认为太夸张了。你如何看待？

【分析】虽然动脉硬化要到人45岁以后才呈现出高发的态势，但此病一般在儿童时期就已开始。越来越多的心血管疾病专家认为，预防动脉硬化，应从儿童时期抓起。家长要对孩子的日常饮食进行干预，不要因喜好而频繁给他们提供高胆固醇、高动物性脂肪的食物，同时指导孩子养成适量进食、积极运动的科学生活方式，避免摄食过量导致肥胖。预防动脉硬化，日常饮食要注意荤素搭配，保证营养摄入的均衡，多吃富含维生素C的食物，如新鲜蔬菜、瓜果和植物蛋白等。另外还应引导孩子加强体育锻炼。体育锻炼对预防肥胖、调节循环系统的功能和调整血脂代谢均有益处，但要注意循序渐进，保证睡眠时间，保持乐观、愉快的情绪，避免过度劳累和情绪激动。

三、学前儿童循环系统护理

（一）鼻出血

当空气干燥、幼儿用手挖鼻痂、幼儿发生疾病、鼻子受到撞击等时，易发生鼻出血。

1. 急救处理

首先，安抚幼儿，消除紧张情绪。其次，引导幼儿头略向前低，捏住出血侧鼻翼5～10分钟，压迫止血；也可以冷敷前额和颈部。

2. 注意事项

其一，切不可仰头，出血多时容易吸呛入气管，或吞咽入消化道刺激胃，引起不适。

其二，止血后2～3小时内不要剧烈运动，避免再出血。

其三，如幼儿吐出鲜血，可能是鼻后部出血，应尽快就医。对于经常出鼻血的幼儿，建议家长带孩子去医院检查。

（二）外伤出血

1. 一般表现

动脉出血：鲜红色，一股一股地喷出，流速快，量多，短时间内可有大量失血，会有生命危险。

静脉出血：暗红色，流速稍慢，徐徐外流呈涌出状。

毛细血管出血：红色，像水珠样流出或渗出，多能自行凝固止血。

2. 急救处理

初步估计出血情况后，立即采取相应措施。

对于擦伤或刺伤，先检查创面是否有残留物，用流动自来水冲洗污物，用络合碘消毒伤口，小面积擦伤渗血可用创可贴止血。

若伤口出血较多，可采用直接压迫止血的方法。让受伤的幼儿坐或躺下，暴露伤口，操作者洗净双手，检查伤口无异物后，用干净的纱布覆盖在伤口上，用手直接按压在敷料上，压迫止血。有条件的可用绷带缠绕加压包扎，对四肢伤口常用环形包扎法。包扎后必须检查手指或脚趾的血液循环，观察伤肢端有无肿胀等情况，同时抬高伤肢至高于心脏的位置。

3. 注意事项

发现幼儿外伤出血不必惊慌，先安慰幼儿，再及时进行处理。伤口不要用棉花、软纸、药膏、粉剂等覆盖处理，以免给医生处理伤口增加难度，不利于伤口愈合。不要长时间使用创可贴，防止皮肤过敏；不要对有异物或骨折端外露的伤口进行压迫止血。

案例分析

【案例】5岁的乐乐周末在家玩耍，感觉鼻子有些痒，就用小手抠鼻孔，突然开始流鼻血。姥姥急匆匆跑来，查看了一下，抽了一张面巾纸，塞在乐乐流血的鼻孔里，并说道：“乐乐，抬头，一会儿就好喽。”你觉得乐乐姥姥的处理方法正确吗？

【分析】乐乐姥姥的处理方法欠妥。首先，不宜用面巾纸塞住出血的鼻孔。因为面巾纸可能无法完全贴合鼻孔，不能有效施加均匀的压力来止血，而且面巾纸的质地相对粗糙，可能会刺激鼻黏膜，导致进一步的损伤；如果面巾纸在鼻腔内停留时间过长，可能会与凝血块粘连，在取出时容易引发再次出血。其次，流鼻血时不宜仰头。因为仰头时积血容易经过鼻咽部、咽喉部进入气管内，导致患者出现剧烈的呛咳，容易诱发吸入性肺炎；而且患者仰头的时候积血容易进入胃内，导致患者出现胃部烧灼感以及胃部其他不适感等。

四、心肺复苏术的实施

（一）现场判断

1. 判断意识

双手拍打患者双肩并呼叫幼儿，观察幼儿有无反应。

2. 判断脉搏和呼吸："一听，二看，三感觉"

一听：面部贴近幼儿鼻腔听是否有气流。

二看：看幼儿有无胸廓起伏。

三感觉：食指、中指触摸幼儿颈动脉看是否有搏动。

3. 呼救求助

救护者立即大声呼救，请旁边的人（指定到人）帮助拨打 120 急救电话。

（二）急救处理

1. 体位

将幼儿置于坚实的平面上，双手放于两侧，身体无扭曲。

2. 胸外按压

按压部位：两乳头连线中点。

按压深度：胸壁前后径 1/3 或 5 cm。

按压频率：每分钟 100 ～ 120 次。

按压手法：单手按压法（用于儿童）。单手掌根按压，按压时手指不可触及胸壁，放松时手掌不离开。肘关节伸直，肩、肘、腕关节成垂直轴面，借助身体重力，以髋关节为轴，垂直用力向下按压。均匀有节律，不可间断。

3. 开放气道

清理呼吸道：将头轻轻偏向一侧，小心清除口腔内分泌物、呕吐物或者异物，保证呼吸道通畅。

开放气道：（无颈椎损伤者）取仰头抬颏法，儿童下颌角与耳垂的连线与地面成 60°。

4. 人工呼吸

采用仰头抬颏法人工呼吸，每次吹气时间大于 1 秒，每分钟 16 ～ 20 次；用按于前额一手的拇指与食指捏闭患儿的鼻孔，另一手抬下颏，张大嘴完全封闭患儿口腔；平静呼吸后给予人工通气 2 次，每次送气时间 1 秒，同时观察患儿胸部是否抬举。

吹气完毕离开患儿的口唇，同时松开捏鼻的手指。

课后练习

1.（判断题）循环系统是一个密闭的、连续性的管道系统，包括血液循环系统和体循环系统。（　　）

2.（判断题）心脏由心肌组成，收缩力很强，分为四个腔：左、右心房和左、右心室。（　　）

3.（判断题）血液循环分为体循环和肺循环。（　　）

4.（判断题）正常情况下，脉搏和心率是一致的。（　　）

5.（判断题）儿童心脏收缩力小，容量小，排血量大，故每搏输出量大。（　　）

6.（判断题）儿童血压比成人低，老年人血压较高。（　　）

7.（判断题）儿童血液总量较多，所需造血原料也多，饮食中缺少蛋白质和铁会使血红蛋白的合成受到阻碍，易发生缺铁性贫血。（　　）

8.（判断题）动脉硬化是中老年人才会得的病，和小朋友没有什么关系。（　　）

9.（判断题）从小锻炼可以增强心脏的功能。故，应带领幼儿频繁地从事较大强度的体育运动，以增强心脏功能。（　　）

10.（判断题）幼儿鼻出血时，头略向前低，捏住出血侧鼻翼 5 ~ 10 分钟，压迫止血。（　　）

任务四 消化系统保健与护理

◎【任务导入】

1. 妈妈突然发现，6 个月的宝宝最近总是流出很多口水，妈妈很着急，怀疑宝宝生病了。如果你是学前教师，你会如何向她解释呢？

2. 作为未来的学前教师，你认为该如何预防儿童龋齿并指导儿童刷牙呢？

3. 你能说出单纯疱疹性口炎和手足口病的差别吗？

一、认识消化系统

消化系统的主要功能是对摄入的各种食物进行消化、吸收，同时将没有利用价值的食物残渣排出体外。

消化系统由消化道和消化腺两部分组成。消化道包括口腔、食管、胃、小肠、大肠、肛门，消化腺主要有唾液腺、肝脏、胰腺（图 3-4-1）。

人体的消化过程如下：消化道通过牙齿的咀嚼和胃肠的蠕动，将食物磨碎、搅拌后与消化液混合，并朝肛门方向推进；消化腺分泌的消化液与食物混合，食物在消化液中消化酶的作用下，被分解为可吸收的物质；消化后的营养物质被吸收进血液，剩下的食物残渣则变为粪便，通过肛门排出体外。

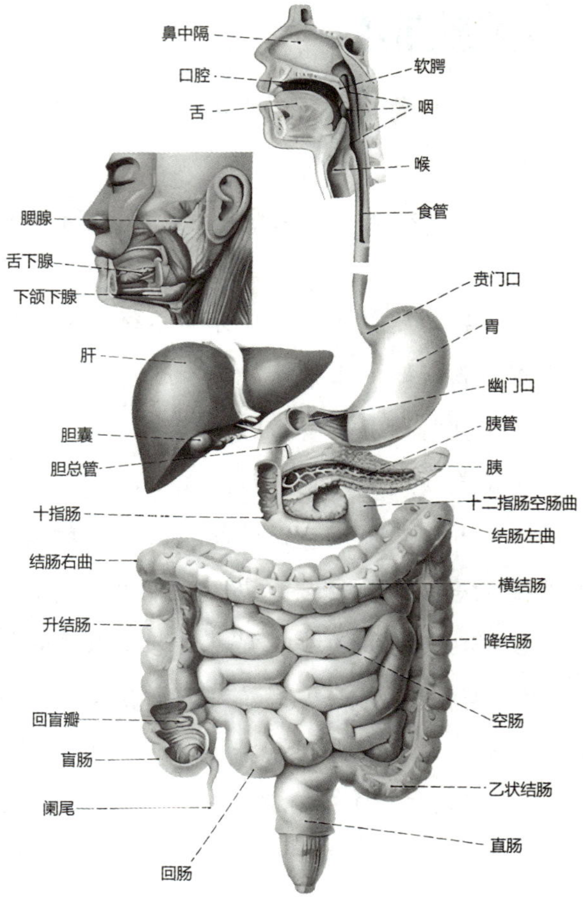

图 3-4-1 消化系统概观

（一）消化系统的组成和功能

1. 消化道

(1) 口腔

口腔是消化道的起始部分，内有牙齿、舌和三对唾液腺的开口。

①牙齿是全身最坚硬的器官。人的一生中一共有两副牙，即乳牙和恒牙。乳牙 20 颗，恒牙 28 ～ 32 颗。

从外形上看，牙齿分牙冠、牙颈和牙根三部分。从构造上看，构成牙齿的主要物质是牙质。牙冠部分牙质的外层是牙釉质，是人体结构中最坚硬的物质，损坏后不能再生。牙根部分牙质的外面是牙骨质，有坚固牙齿的作用。牙齿中央的空腔为牙髓腔，腔内充满牙髓，有丰富的血管和神经（图 3-4-2）。

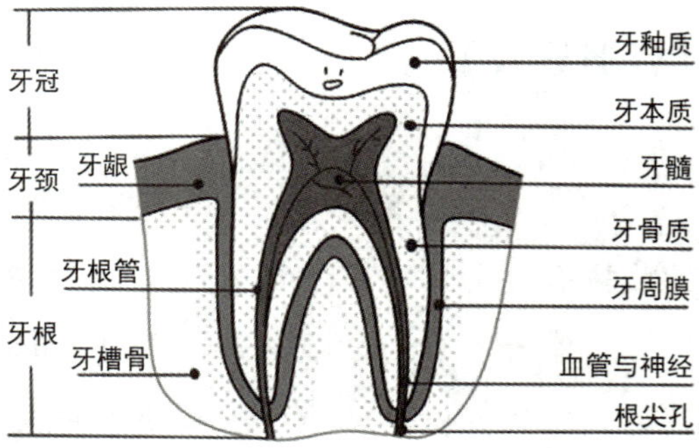

图 3-4-2 牙齿结构

牙齿可以咬切、磨碎食物，还可辅助发音。

龋齿俗称“虫牙”，受多种因素影响形成。其中最主要的原因是牙缝中残留的食物被口腔中的产酸细菌腐蚀，牙釉质、牙本质受到破坏出现缺损，逐渐发展成龋洞。

②舌由舌黏膜和舌肌构成，能自由伸缩和卷曲。舌黏膜上面布满了味蕾，味蕾中的味觉细胞能辨别出食物的滋味。舌的作用是辨味、搅拌食物、帮助吞咽及辅助发音。

③唾液腺有腮腺、颌下腺和舌下腺三对，其中腮腺最大。唾液腺分泌的唾液起着湿润、消化和杀菌等作用。

（2）食管

食管位于气管后方，是输送食物的肌性管道，长约 25 cm，可通过蠕动将食团送进胃中。

（3）胃

胃位于腹部左上方，是消化道中最膨大的部分。胃的上端贲门与食管连接，下端幽门与十二指肠相通（图 3-4-3）。胃能在短时间内容纳大量食物，起暂时储存食物的作用。胃的蠕动可使胃液与食物充分混合，有利于消化酶发挥作用，对食物进行初步消化。胃可吸收少量的水、无机盐和酒精等。

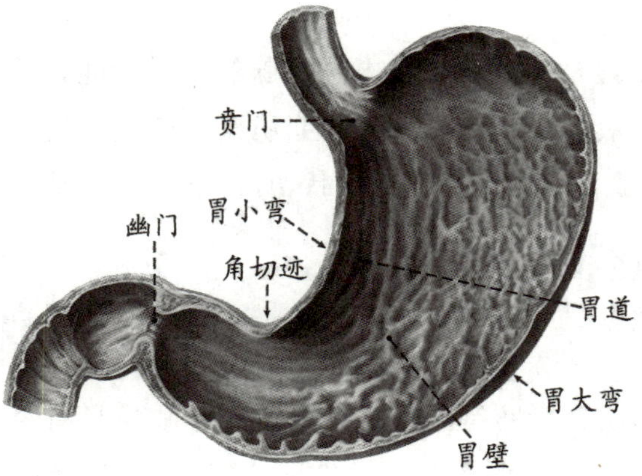

图 3-4-3　胃的结构

（4）小肠

小肠是消化道中最长的一段，长约 5 ～ 7 m，是消化食物和吸收营养最重要的部分。小肠由上至下分为十二指肠、空肠和回肠三部分。

在小肠内，有能对食糜进行彻底消化的消化液——肠液、胰液和胆汁。胰液和肠液里含有能消化淀粉、麦芽糖、蛋白质和脂肪等的多种消化酶。胆汁不含消化酶，但它能促进脂肪乳化，把脂肪变成微小的颗粒，以增加与胰液和肠液的接触，加速脂肪的消化。

小肠壁上有环形褶皱和丰富的绒毛，它们增加了小肠的吸收面积，有利于消化吸收。

（5）大肠

大肠的主要生理功能是暂时储存粪便，并吸收残余的水分、无机盐。

大肠分为盲肠、结肠、直肠三部分。盲肠在腹腔的右下部，是大肠的起始部分。盲肠连着的一条细小盲管是阑尾，若食物残渣、寄生虫卵或细菌侵入，可引起阑尾炎。大肠内有许多主要来自食物和大肠内繁殖的细菌，它们能利用肠内较为简单的物质合成维生素 B 复合物和维生素 K，经肠吸收后，对人体有营养作用。

2. 消化腺

（1）肝脏

肝脏位于腹腔的右上部，是人体最大的消化腺，也是维持人体生命活动的重要器官之一。

肝脏的功能很多，主要包括物质代谢、储存能量、分泌胆汁和解毒等。蛋白质、脂肪和碳水化合物的分解与合成都在肝细胞内进行，并可储存于肝细胞内，当身体需要时再释放到血液中。肝脏可以储存糖原，进食后血糖升高，胰岛素将多余的血糖转变成糖原储存于肝脏，当血糖降低时，肝糖原又可被分解成葡萄糖进入血液。肝细胞可生成胆汁并储存在胆囊中，进食时胆囊会自动收缩，通过胆囊管和胆总管把胆汁排到小肠，以帮助食物消化吸收。有毒物质（包括药物）绝大部分在肝脏被处理后变得无毒或低毒。

（2）胰脏

胰脏位于胃的后方，具有外分泌腺和内分泌腺的双重功能。外分泌的功能是分泌最具消化力的消化液：胰液。胰液含有胰淀粉酶、胰脂肪酶、胰蛋白酶等，可分解蛋白、糖类和脂肪。内分泌的功能为分泌胰岛素，调节血糖的代谢，使血糖保持相对稳定。

（二）食物的消化和营养的吸收

1. 食物的消化

食物中的淀粉、蛋白质、脂肪等结构复杂的大分子物质只有经过加工，转变为小分子的物质，才能被人体吸收利用。食物在消化道里被分解的过程，叫作消化。消化有两种方式：一种是物理消化，即食物通过牙齿的咀嚼和胃肠的蠕动被磨碎搅拌并与消化液混合；另一种是化学性消化，即食物通过消化液中消化酶的作用，被分解成可吸收的物质。

2. 营养物质的吸收

在消化过程中，食物的营养成分通过消化道壁进入循环系统的过程，叫作吸收。食物中的蛋白质、脂肪和糖类在消化管内消化成小分子后被吸收，而食物中的水、无机盐和维生素，不需要经过消化，在消化道内直接被吸收（表 3-4-1）。

表 3-4-1　消化道不同部位的吸收功能比较

消化道部位	吸收功能
口腔、食道	基本没有吸收功能
胃	吸收少量水、无机盐和酒精

表 3-4-1（续）

消化道部位	吸收功能
小肠	吸收葡萄糖、氨基酸、甘油、脂肪酸、水、无机盐、维生素等
大肠	吸收少量的水、无机盐和部分维生素

二、学前儿童消化系统的特点与保健要点

（一）学前儿童消化系统的特点

1. 口腔的特点

（1）牙齿

①乳牙的萌出。幼儿的牙齿叫乳牙，乳牙共有 20 颗。乳牙一般在幼儿 6 ～ 8 个月时萌发第一颗，2 ～ 2.5 岁全部出齐（图 3-4-4）。乳牙萌出时间存在较大的个体差异，12 个月尚未出牙为乳牙萌出延迟。乳牙萌出时，一般儿童无不适感觉，个别儿童有短暂的流涎、低热、睡眠不安、烦躁等反应。

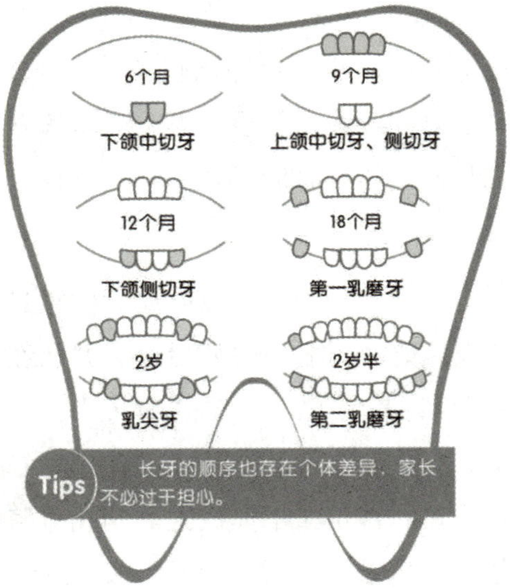

图 3-4-4　乳牙的萌出顺序

②乳牙的功能和特点。乳牙的功能表现在以下几个方面。其一，乳牙可以咀嚼食物，帮助消化。出牙后，幼儿的食物由流质食物逐渐过渡到半流质、固体食物，通过咀嚼，人体才能对这些食物进行消化吸收。其二，乳牙可以促进颌骨的发育。乳牙萌出的时期正是颌面部迅速发育的时期，咀嚼的刺激可以使颌骨正常生长，使面容自然、和谐。其三，乳牙可以诱导恒牙的萌出。乳牙整齐有利于诱导恒牙顺利地萌出；相反，则容易引起恒牙的排列不齐。其四，乳牙的生长有利于幼儿准确地发音。

幼儿乳牙的特点是牙釉质薄，牙本质软脆，牙髓腔大，易患龋齿。

③换牙。6～7 岁时，乳牙开始脱落，恒牙开始萌出。最先萌出的恒牙是第一恒磨牙，也称六龄齿。它长在乳磨牙的里面，萌出时没有乳牙与之交换，所以常常被忽视，成为龋齿的好发牙。其萌出后，乳牙开始松动、脱落，逐渐换上恒牙。换牙顺序与乳牙萌出顺序基本一致（图 3-4-5）。13 岁左右换牙完毕。恒牙在 18～25 岁全部出齐，共 32 枚。最后萌出的四颗为第三恒磨牙，也称智齿。

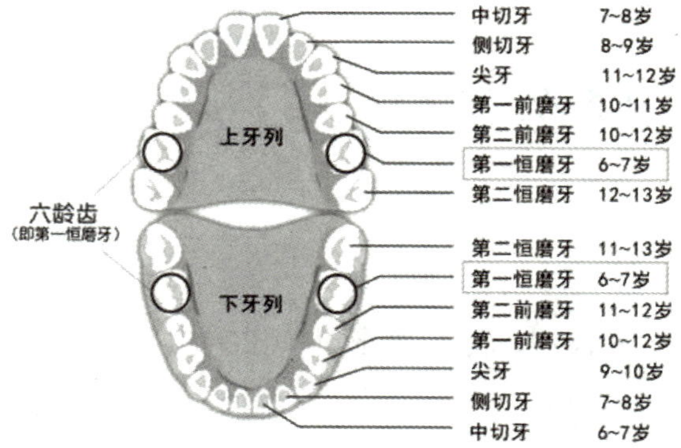

图 3-4-5　恒牙的萌出顺序

（2）唾液腺

新生儿及小婴儿的唾液腺分泌唾液少，口腔比较干燥。婴儿 5～6 个月大时，唾液腺发育完善，唾液分泌增加，但由于口腔较浅，又没有吞咽大量唾液的习惯，所以唾液往往流到口腔外面，这种现象叫"生理性流涎"，可随年龄增长而消失。

2. 胃的特点

新生儿由于胃呈水平位，贲门比较松弛，所以吃奶时如果过多地吞咽空气或喂奶后振动胃部，就容易发生溢奶。为减少溢奶，一般在喂奶后让婴儿伏在大人肩头，轻轻拍打婴儿背部，待婴儿打嗝或静候几分钟后再让其躺下。

幼儿年龄小，胃的容量较小。胃容量随年龄增长逐渐增大（表 3-4-2）。因胃壁肌肉、弹力纤维和神经组织发育较差，幼儿的胃功能不如成人。幼儿胃腺数目少，分泌的消化液酸度低，消化酶少，故消化能力较弱，容易出现蠕动紊乱，如在吸入冷空气、吃得过饱、咳嗽、吃药等情况下都可出现呕吐现象。

表 3-4-2　不同年龄幼儿的胃容量

3 个月	1 岁	3 岁	4 岁	5 岁	6 岁
100 mL	250 mL	680 mL	760 mL	830 mL	890 mL

食物进入胃后，要在胃内暂时储存一段时间，然后在胃的蠕动作用下一点一点进入小肠。食物由胃进入小肠的这一过程叫作胃的排空。幼儿的胃比较小，进食量较少，胃排空得比较

快，容易饥饿。幼儿正处于生长发育最旺盛的时期，对营养和热能的需要量都较大，所以，幼儿应少食多餐，除一日三餐外，还应有 1 ～ 2 次的加餐。

3. 肠道的特点

（1）吸收能力较好

幼儿肠管相对较长，约为身长的 6 倍（成人仅为 4.5 倍）；肠黏膜上有丰富的血管和淋巴管；肠壁薄，管径宽；肠壁上绒毛数多，所以肠道的吸收能力较好。

（2）消化能力较差

幼儿肠壁肌肉组织和弹性纤维发育较差，肠蠕动比成人弱，再加上因发育未完善，小肠内各种消化液的质量差，所以幼儿消化能力较差。且食物通过较慢，大肠吸收较多的水分，易造成便秘。

（3）肠在腹腔内的固定性差

幼儿肠的固定性差，若腹部着凉、饮食改变、病毒感染等容易发生肠套叠。此外，如果用力排便、坐便盆时间过长、频繁腹泻等，易发生脱肛现象。

4. 肝脏的特点

幼儿肝脏发育不完善，分泌胆汁少，对脂肪的消化能力差，解毒能力差。幼儿肝脏储存的糖原少，因此，幼儿在饥饿时，容易出现“低血糖”，表现为心慌、出冷汗、无力、有饥饿感，甚至出现“低血糖休克”。

（二）学前儿童消化系统的保健要点

1. 口腔的保健

（1）乳牙的保护

①注意营养和日晒。乳牙的质量与幼儿的营养状况有关。牙齿生长所需的营养物质有钙、磷和维生素 D。钙、磷可以从食物中获得，维生素 D 则可以通过晒太阳获得。在乳牙发育期（出生到 2 岁半）要注意幼儿的营养。多吃含钙丰富的食物，多晒太阳，会使幼儿的乳牙坚固、健康。

②适宜的刺激。在婴幼儿 5 ～ 6 个月长牙前，应给婴幼儿提供“手拿食”，即烤馒头片、面包干等较硬的食物，以刺激牙床，促进牙齿萌出。断奶后，应添加一些耐咀嚼的食物，如菜末、粗粮等，以利于牙齿和颌骨的正常发育。较大的幼儿也不要总吃细食，要适当地吃粗纤维或稍硬的食物，反复咀嚼，以促进乳牙、上下颌骨、面颊肌肉和牙槽的良好发育。

③注意口腔清洁。幼儿的口腔需要清洁。每次进食后，可用消毒后的纱布蘸盐水轻擦牙齿，或喝水清洁口腔。较大的幼儿可采用喝水、漱口等方法清洁口腔。3 岁以上的幼儿可以学习刷牙，并培养早晚刷牙、饮食后漱口的好习惯。

④不吃过冷或过热的食物，不用牙咬硬物。在组织幼儿进食时，不要让他们吃过冷或过热的食物，也不要让他们冷热食物交替吃，以防牙釉质断裂，诱发龋齿。幼儿乳牙牙根浅，牙釉质薄，硬度差，最怕咬硬物。咬硬物容易引起乳牙损伤，使幼儿更易患龋齿，所以，应尽量避免让幼儿用牙咬硬物。

⑤防止牙齿排列不齐。常见的牙齿排列不齐有：“下兜齿”，即下牙咬在上牙的外面；“开唇露齿”，即上下牙咬不到一起；“虎牙”，即上尖牙位置不正；等等。这些畸形现象不仅会破坏和谐自然的面容，而且会影响咀嚼能力，甚至会使说话漏风走音。牙齿排列不齐，牙缝经常被食物填塞，不易清理干净，更容易诱发龋齿。防止牙齿排列不齐要注意以下几个方面。

A. 在乳儿时期，用奶瓶喂奶、喂水时，奶嘴不要过分上翘下压，不要让乳儿自己抱着奶瓶吃奶。母亲喂奶时，应把孩子抱起来取坐位。

B. 换牙期间，若出现“双排牙”，即乳牙未脱落，恒牙已长出的现象，要及时拔掉滞留的乳牙。恒牙萌出后，禁止用舌头舔新牙。

C. 改掉“吃手”“吃指甲”“托腮”等坏习惯。

D. 培养幼儿双侧牙齿轮流咀嚼的习惯。

⑥及时发现和治疗龋齿。幼儿园每年应检查牙齿 1 ～ 2 次，发现龋齿，应及时去医院填补。

（2）口腔的卫生

流涎期间，用软纱布或毛巾及时擦去幼儿的口水，以免浸泡皮肤。

为幼儿提供的食物应柔软细腻、无骨无刺，防止口腔损伤和感染。

保教人员应为幼儿提供适合他们口腔大小的勺子，不催促幼儿吃饭，不比赛吃饭，培养幼儿小口吃饭、细嚼慢咽的习惯。

当幼儿的食物较干而难以下咽的时候，保教人员应及时给幼儿水、汤或奶等饮品，协助幼儿咽下。

平时应注意幼儿口腔的清洁，保证口腔的健康。

2. 胃的保健

（1）溢奶的预防

拍嗝可以预防溢奶。让喝奶后的婴儿趴在成人的肩头，用空心掌轻拍其后背，让其打嗝排出咽下的空气，然后再躺下。除此之外，如果采用人工喂养，奶瓶的倾斜度应大些，使奶全部充满奶嘴处，避免婴幼儿吞入大量的空气。

（2）合理饮食

较大的幼儿，进餐应定时定量，避免大量吃冷饮和暴饮暴食，保护幼儿的胃。

（3）呕吐后的处理

幼儿出现呕吐时，保教人员态度要和蔼，不得流露出厌恶的表情或批评幼儿，要及时清理幼儿衣服以及桌面、地面上的秽物，帮助幼儿清洁口腔，较大的幼儿用温水漱口，较小的幼儿多喂水。若幼儿不想吃东西，不强迫其进食，食欲好的幼儿要少食多餐，饮食要清淡，以流食、半流食为好，忌食油腻、酸辣食物。呕吐后应让幼儿卧床休息，头偏向一边，以防呕吐物呛入气管。保教人员应注意幼儿呕吐次数和吐出的内容，频繁呕吐应及时入院治疗。

3. 肠的保健

（1）准备易消化的食物

因为幼儿肠道的吸收能力强、消化能力弱，所以保教人员为他们准备的食物应符合幼儿肠道的发育特点。新生儿的食物最好是容易消化和吸收的母乳或其他乳类食物。5 ～ 6 个月大的婴儿所吃的辅食也应该结构简单，容易消化和吸收。再大些的幼儿所吃的食物应达到碎、细、烂、软、嫩的标准，以便幼儿消化和吸收。

幼儿喂养要讲究科学，要做到进餐有规律。食物过多、过少、过冷、过硬或食物性质突变等，都容易引起幼儿小肠功能的紊乱。

（2）预防便秘

①培养幼儿定时排便的习惯。利用幼儿的“胃结肠反射”培养他们定时排便的习惯。幼儿在进餐中和进餐后有明显的排便感觉，这是因为食物进入胃里，就会反射性地引起肠加快蠕动，将粪便推向直肠、肛门。所以，在喂过奶、吃过饭以后，让幼儿坐盆，可以帮助其形成良好的排便习惯。

②培养幼儿专心排便的习惯。引导幼儿不要在排便时吃东西、玩玩具、看书、听故事等，每次排便时间不宜过长，一般以 5 ～ 10 分钟为宜。

③在饮食方面，多吃蔬菜、水果，搭配吃粗粮，都有利于大便通畅。

4. 肝脏的保健

其一，为幼儿准备的膳食不应过于油腻。

其二，应重视幼儿的早餐，如果早餐进食量过少，孩子不到中午就可能出现低血糖的现象；如果早餐以蛋白质代替主食，也容易发生低血糖。

其三，幼儿服用药物应遵医嘱。

三、学前儿童消化系统护理

（一）消化系统常见疾病及护理

1. 腹泻

（1）病因

①感染。因幼儿吃了被细菌、病毒、霉菌污染的食物，或食具被污染，而发生的胃肠道感染，在夏秋季多见。秋季，由病毒引起的腹泻，可在托幼园所流行。肠道外感染，如感冒、中耳炎、肺炎等，也可发生腹泻。

②饮食不当。多发生于人工喂养的婴儿。如饮食过多、过少，突然改变饮食，个别婴儿对牛奶过敏，也可发生腹泻。

③腹部受凉，贪吃冷食、冷饮。

（2）症状

腹泻症状轻的，一日泻数次至十余次，大便呈稀糊状或蛋花汤样，体温正常或低热，不影响食欲。

腹泻严重者多由肠道内感染所致，起病急，一日腹泻次数多至数十次，大便呈水样，尿量减少或无尿，食欲减退，伴有频繁呕吐。大量失水使机体脱水，表现为精神萎靡、眼窝凹陷、口唇及皮肤干燥等，严重时会危及生命。

（3）护理

①腹部保暖，每次便后用温水洗臀部。

②已经脱水，无论程度轻重，均应立即送医院治疗。尚未脱水，可服“口服补液盐”，根据袋上注明的量，倒入适量凉开水，搅匀后即可饮用。

③不要让腹泻的幼儿挨饿。仍在吃母乳的婴儿，可继续喂母乳。已加固体食物，可根据病前的饮食情况，确定食物的种类和量，但烹调宜软、碎、烂，少食多餐。

（4）预防

合理喂养婴幼儿，提倡母乳喂养，合理添加辅食，合理断奶。要悉心照料幼儿，避免腹部着凉。

要做好日常饮食卫生工作，生吃的瓜果、蔬菜，一定要保证清洁卫生。当发现腹泻患儿时，应进行隔离治疗，做好消毒工作。

2. 单纯疱疹性口炎

（1）病因

多为病毒感染，多见于6个月～2岁的婴幼儿。

(2) 症状

主要症状为：发热、烦躁不安；口腔内有针尖大小的溃疡，因疼痛而拒食。

(3) 护理

多饮水；食用流食或软食；口腔溃疡处可用溃疡贴或凝胶隔离创面，促其愈合，减轻疼痛。

(4) 预防

人工喂养时，注意奶瓶、食具的消毒；喂母乳时，应注意乳头和手的清洁。

3. 肠道寄生虫病

肠道寄生虫病是由肠道蠕虫寄生在人体内引发的感染性疾病。常见的蠕虫病有40余种，学前儿童以蛔虫病、蛲虫病、钩虫病最为常见，感染率最高。

(1) 蛔虫病

蛔虫病是学前儿童最常见的寄生虫病之一。学前儿童由于食入虫卵而被感染，轻者多无明显症状。蛔虫病可影响孩子的食欲和肠道的消化、吸收功能，影响生长发育，还可导致胆道蛔虫病、肠梗阻等并发症，严重者可危及生命。

①病因。幼儿经常在地上玩，手上沾了带有感染性蛔虫卵的尘土，不洗手就拿东西吃；或者生吃未洗净的瓜果、蔬菜以及喝生水都会将蛔虫卵带入口中，使其进入肠道，进而导致感染。

②症状。幼儿得了蛔虫病，会出现以下症状。

A. 缺乏营养，发育迟缓。蛔虫寄生于肠道内，摄取幼儿的营养，造成幼儿营养缺乏，表现为面黄、消瘦、贫血、发育迟缓。

B. 肠道症状。患儿肠道症状表现为恶心、呕吐、阵发性脐周疼痛。

C. 精神或神经症状。蛔虫能产生多种毒素，可使患儿出现精神或神经症状，如精神不振、头痛、头晕、夜眠不安、磨牙、夜惊等。

D. 过敏反应。虫体作为异种蛋白还可以引起过敏反应，病儿常出现荨麻疹、皮肤瘙痒等。

E. 出现并发症。蛔虫具有钻孔的特性，当饮食不当、发热或肠内不适时，蛔虫的活动就会增强，常扭结成团块而引发肠梗阻。蛔虫还可钻进胆道，引发胆道蛔虫病，从而引起严重后果。出现并发症应及时就医。

③护理。患病幼儿服用驱虫药的同时，注意并发症的治疗。

④预防。培养幼儿良好的卫生习惯，饭前便后一定要用肥皂洗手，勤剪指甲，生吃瓜果要洗净，不要喝生水。教育幼儿不要捡地上的东西吃，不吮吸手指，不随地大小便。

幼儿园要改善环境卫生，讲究饮食卫生。

积极治疗蛔虫病，减少蛔虫传播的机会。幼儿园要定期使用驱蛔灵（哌嗪）、驱虫净等集体驱虫。

（2）蛲虫病

蛲虫虫体细小，呈乳白色，似棉线粗细，所以又叫线头虫，寄生于人体小肠下段或直肠。蛲虫病为小儿常见的肠道寄生虫病，易在家庭及集体儿童机构中引起流行。2 ～ 9 岁儿童发病率最高。

①病因。主要通过肛门—手—口直接感染和人群之间接触感染。虫卵也可经手接触衣裤、被褥、玩具、食物等吞食或随空气吸入等方式传播。

②症状。大部分婴幼儿无明显的临床症状，只是在夜间虫爬出肛门外产卵时，引起肛门周围瘙痒，会导致烦躁不安或夜惊。极少数感染严重的幼儿，由于虫体对肠道的刺激或毒素的作用，可出现食欲缺乏等消化道症状。

③护理。夜间睡前，可于患儿肛门周围涂抹治蛲虫的药膏，以止痒并黏附虫卵；睡觉前给患儿穿上满裆裤，避免患儿夜间不自觉地抓痒肛门部，把虫卵抓在手上；勤换内裤，可进行煮沸消毒；衣服、被褥应勤洗勤换，常晒。

④预防。最主要的措施是养成幼儿良好的卫生习惯，如饭前便后洗手，不吃不洁的食物，不吸吮手指，勤剪指甲，勤换内衣裤。婴幼儿应尽早穿满裆裤，玩具、用具、被褥要经常清洗和消毒。在托幼机构发现了蛲虫病患儿，要普查普治，避免反复交叉感染。

（3）钩虫病

钩虫病是钩虫寄生于人体小肠及十二指肠所致的疾病。钩虫的成虫形似小绣花针。当人体接触钩虫的传染期幼虫（丝状蚴、钩蚴）时，幼虫即钻入皮肤而引起感染。钩虫病以贫血、营养不良、胃肠功能失调为主要表现，重者可致发育障碍及心功能不全。

①病因。婴幼儿赤脚或臀部接触带有钩蚴的泥土，或衣服、尿布等沾上带有钩蚴的泥土，均可导致感染。此外，钩蚴也可借被污染的食物经口侵入幼儿身体而到达小肠。

②症状。感染初期，当钩蚴钻入皮肤时，局部可有痒疹，抓挠可继发感染；钩蚴侵入血液循环穿过肺组织，还可引起发热、咳嗽、哮喘等症状。

钩虫在肠道内以吸血为生，又经常更换吸附点，并分泌抗凝血物质，使肠黏膜形成许多小出血点不断出血，导致患儿发生慢性失血性贫血。婴幼儿因血液总量少，且肠黏膜柔嫩，被钩虫咬附后出血多，常出现严重贫血。患儿面色苍白，毛发稀疏，精神和食欲缺乏，粪便呈柏油样。

钩虫感染常致幼儿消化不良，并出现异食癖现象，如食生米、泥土等。严重感染可影响生长发育，使智力减退。

③预防。预防钩虫病，可采取以下措施。

A. 普查普治。对托幼机构的幼儿进行普查，对患儿进行治疗，减少传播。

B. 切断传播途径。加强粪便管理，对粪便进行无害化处理，杀灭粪内虫卵，是预防本病的关键措施。教育幼儿不吃不洁生蔬菜，防止钩蚴经口感染。

C. 讲究个人卫生。教育幼儿不喝生水，不吃未洗净的蔬菜瓜果；不要让幼儿赤脚下地；婴幼儿的衣服、尿布等沾上泥土，要洗净再穿或用。

4. 肠套叠

（1）病因

肠套叠是指一部分肠管套入相邻的肠管中，从而导致肠内容物无法通过的症状。婴幼儿发病率较高，主要由饮食改变和辅食刺激引起。婴幼儿期是肠蠕动规律变化较大的时期，易发生肠蠕动紊乱，增加辅食、食物性质改变、环境与气温变化、肠炎等因素都会引发肠套叠。

（2）症状

患儿阵发性哭闹、屈腿、面色苍白、拒食，每次发作数分钟，过后患儿全身放松或安静或入睡，约数十分钟后再发作。腹痛发作后不久频频呕吐。8 ～ 12 小时以后可出现红果酱样便（暗红色血便或血黏液的混合物）。偶尔也有患儿一开始即出现大量鲜血便及休克症状。

（3）预防与护理

在为婴幼儿（尤其是婴儿）添加辅食时应由少到多，逐步进行，并随时观察其大便是否正常。如小儿出现红果酱样便，应及早进行灌肠复位。

5. 龋齿

龋齿俗称“虫牙”或“蛀牙”，是多种因素共同作用导致牙体组织破坏和缺损的一种慢性疾病，在学前儿童中流行面广、发病率高、危害大。龋齿不仅影响学前儿童的食欲、咀嚼及消化能力，还可给学前儿童造成牙患，如牙肿痛、牙龈及牙髓病等，严重者可引起颌骨炎、菌血症，甚至影响恒牙的生长。

（1）病因

龋齿的发生是微生物、食物、宿主和时间四种因素共同作用的结果。致龋微生物包括细菌和牙菌斑。龋病过程中，细菌的存在是龋齿发生的主要条件，牙菌斑是致病菌的生存环境。宿主即个体龋齿易感口腔环境，包括牙齿与唾液。牙齿排列不齐及牙釉质发育不良等，是龋齿的重要条件；唾液通过其组成（钙磷浓度、氟含量等）、流量、流速和缓冲能力等，起到抑菌和再矿化牙齿的作用。食物中的糖类，尤以蔗糖的致龋作用最为明显。时间因素表现为从初期龋到临床形成龋洞一般需 1.5 ～ 2 年。

（2）症状

龋齿根据牙齿被破坏程度可分为浅龋、中龋和深龋，其症状各有不同。

①浅龋。龋蚀破坏只在牙釉质内，初期表现为釉质出现褐色或黑褐色斑点或斑块，表面粗糙，继而形成牙釉质表面破坏。浅龋没有自觉症状，探诊无反应。

②中龋。龋蚀已达到牙本质，形成牙本质浅层龋洞。患儿对冷水、冷气或甜、酸食物等刺激有酸痛感。当刺激源去除后，疼痛立即消失，无自发性疼痛。这是牙本质对刺激感觉过敏的缘故。

③深龋。龋蚀已达到牙本质深层，接近或已侵蚀牙髓质。患儿对冷、热、酸、甜都有痛感。特别对热敏感，刺激源去除后，疼痛仍会持续一定时间才逐渐消失。

（3）预防

①保持口腔清洁。培养儿童早上起床后、晚上睡觉前刷牙，进食后漱口的口腔卫生习惯。注意让儿童正确选择和使用牙刷，并教给他们正确的刷牙方法。

②合理饮食，适当进行户外运动。为儿童提供富含钙、磷、维生素（尤其是维生素 D）、优质蛋白的食物，限制精糖、黏稠甜食的摄入。进行日光浴，保证充足的户外活动时间，以保证皮肤中维生素 D 的形成，保证钙的吸收。

③定期进行口腔检查。每年应至少做一次口腔检查，有利于及早发现龋齿并采取治疗措施，防止龋蚀进一步发展。

④药物防龋。内服和外用氟化物防龋是世界公认的有效防龋方法。

⑤窝沟封闭。它是指用具有强大防酸蚀能力的合成高分子树脂材料将龋齿好发牙的点隙裂沟封闭，起到隔绝口腔致龋因素的作用。不一样的牙齿进行窝沟封闭的年龄不同：封闭乳磨牙宜在 3 ～ 4 岁，封闭第一恒磨牙宜在 6 ～ 7 岁，封闭双尖牙、第二恒磨牙应在 12 ～ 13 岁。

【拓展链接】

奶瓶龋

一种由婴儿睡眠时不断吸吮奶瓶而造成的龋齿，医学上称为奶瓶龋（又称“哺乳龋”），表现为上颌乳切牙（门牙）的唇侧面及邻面的大面积龋坏（图 3-4-6）。牙齿患龋病后不能自愈（不能再长好）。由于乳牙的钙化程度低，所以患龋后病情进展迅速，破坏面积广，并且治疗效果差。因此积极预防是非常重要的。

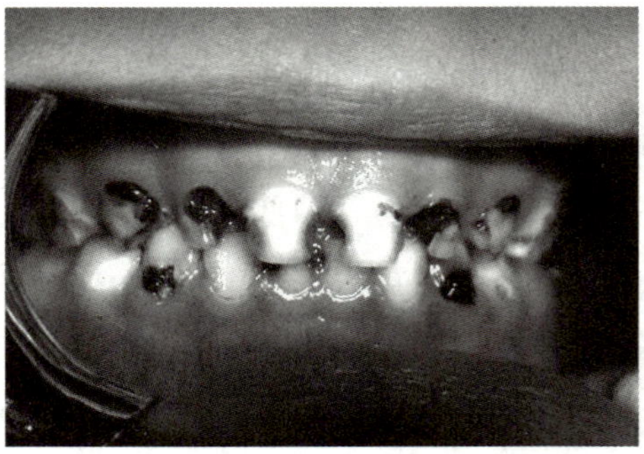

图 3-4-6　奶瓶龋

（1）诱发奶瓶龋的主要因素

①长期用奶瓶人工喂养，瓶塞贴附于上颌乳前牙。

②常用奶瓶喂牛奶、糖水、果汁等易产酸发酵的饮品。

③乳牙牙质薄、矿化程度差，表面结构不成熟，抗龋力弱。

④人工喂养时，幼儿的吸吮动作不如母乳喂养者活跃。

⑤有的孩子喜欢长时间叼着奶嘴或含着奶瓶睡觉，而入睡后，唾液分泌减少或停止，吞咽功能减弱，口腔的自洁、稀释、中和作用均下降，发酵的碳水化合物便存留在口腔中，并环绕在牙齿周围，很容易导致龋齿。

（2）预防奶瓶龋的关键

奶瓶龋重在预防，关键在于注意以下几点。

①正确使用奶瓶喂养。刚萌出的牙对龋病非常敏感，为了从出生起就保护好孩子的牙齿，所有照料孩子的人必须知道正确使用奶瓶喂养的方法。

A. 使幼儿戒除用奶瓶吸奶诱导入睡的习惯。如果孩子睡觉时必须使用奶瓶，则只给白水。

B. 不要将果汁或其他甜水如软饮料放入奶瓶，这些液体都含有蔗糖，会危害孩子的牙齿。

C. 一周岁后停止使用奶瓶，可训练用杯子喝奶，喝完奶后可再给少量白开水。

D. 让孩子养成喝白开水的习惯，以稀释口内及牙间隙残留的奶汁而起到清洁口腔的作用。

E. 使用牙线清洁乳牙邻面，每日至少一次。

F. 孩子长出第一颗乳牙后，家长就应开始为孩子刷牙。最好是饭后和睡觉前进行，每日至少两次。

G. 三岁以下可用清水刷牙，三岁以上可选用儿童含氟牙膏（不要选用成人含氟牙膏）。

H. 控制幼儿每次使用奶瓶的时间，一般限制在 10 ~ 15 分钟以内，千万不要让孩子含着奶瓶睡觉。

I. 从孩子长出第一颗乳牙后开始，应每隔 3 个月就带孩子去医院检查一次牙齿。

J. 根据医生的建议，定期到医院使用氟制剂，以提高乳牙的抗龋力。

②增强幼儿体质。根据幼儿的生长需要，调整饮食成分，逐渐添加辅食，从 6 个月起添加米汤、菜泥、蛋黄等辅助食物，减少含糖食物，补充机体营养，增强幼儿体质。

③注意婴幼儿口腔卫生。对奶瓶龋患儿，家长须定时用干净的纱布沾温开水擦洗婴幼儿牙面 3 次 / 天。2 岁半左右的幼儿乳牙已全部萌出，应在可接受的条件下训练刷牙，不一定非用牙膏，可单用凉白开水以防误食，从小养成好的口腔卫生习惯。

（二）消化系统常见传染病及护理

1. 病毒性肝炎

病毒性肝炎是由肝炎病毒引起的常见消化道传染病。传染源为受感染者及病毒携带者。病毒性肝炎有甲型、乙型、丙型等多种类型，其中，对儿童危害最大的有甲型、乙型病毒性肝炎。

（1）病因

①甲型肝炎病毒可致甲型肝炎。它属于肠道病毒，耐热、耐酸，主要通过消化道传播，日常生活接触，如水源及食物的污染也可致病。

②乙型肝炎病毒则存在于患者及携带者的血液、体液（唾液、鼻涕、乳汁等）中。哺乳、输血、注射等是乙型病毒性肝炎的主要传播途径。

（2）症状

肝炎的主要症状为食欲减退、恶心、乏力、腹泻、肝区肿大有压痛、肝功能异常。起病时可有短期发热或不发热，不喜欢吃油腻食物等。部分患儿有黄疸（巩膜、皮肤变黄）症状。无症状感染者较为常见。

（3）护理

①肝炎病人应充分卧床休息，以减轻肝脏负担，病情好转可轻微活动。

②合理安排患儿膳食，饮食以少脂肪、多维生素及适量蛋白质和糖类为宜。

（4）预防

①养成良好的个人卫生习惯，饭前便后洗手，不共用食具和其他生活用品等。

②托幼机构的保教人员应定期体检。

③做好学前儿童的食具、水杯等用具的日常消毒工作。

2. 手足口病

手足口病是由肠道病毒引起的传染病。引发手足口病的肠道病毒有 20 多种，其中以柯萨奇病毒 A16 型（CoxA16）和肠道病毒 71 型（EV71）最为常见。这里虽把手足口病归为消化系统传染病，但其传播途径除消化道传播外，还包括呼吸道传播及日常生活接触传播。

(1) 病因

手足口病是由肠道病毒感染引起的急性传染病，通过消化道、呼吸道和亲密接触等途径传播，主要发生于学龄前儿童，尤以 3 岁以下儿童为多，多在夏秋季节流行。

(2) 症状

手足口病的潜伏期多为 4 ～ 6 天。发病初期有轻度上呼吸道感染的症状，如发烧、全身不适、咳嗽、咽痛、食欲减退。同时在手掌脚掌、手指脚趾侧缘、指甲周围、足跟侧缘、臀部、躯干、四肢等处出现红色斑丘疹，并很快发展成水疱。疱疹累及口腔黏膜，在口腔颊部、舌、上颚、齿龈、口唇内侧等处有疹，可有破溃，引发疼痛，影响进食。一般 8 ～ 10 天水痘干缩，逐渐康复。

(3) 护理

①室内开窗通风，保持空气新鲜流通。

②患儿应卧床休息；多饮水，吃营养丰富、刺激性小的流质或半流质食物；饭后漱口，保持口腔清洁；保持皮肤、衣被清洁，防止疱疹破溃引起感染。

③患儿用过的物品应彻底消毒。

(4) 预防

①开窗通风，做好幼儿园环境、幼儿接触用品的日常清洁消毒工作。

②培养幼儿良好的个人清洁卫生习惯，饭前便后、外出归来应认真洗手，不喝生水，不吃冷食，不随地大小便。

③每天坚持晨午检查和全日健康观察，及早发现病情，控制好传染源。发现幼儿体温升高、皮肤有疑似手足口典型皮疹，应及时隔离、治疗患儿。

④发现手足口病患儿后，幼儿园应立即上报，并进行消毒和检疫。

3. 细菌性痢疾

细菌性痢疾是痢疾杆菌引起的肠道传染病。该病多发于夏秋季节，且呈现出南方高于北方、农村高于城市的地区分布特点。

(1) 病因

痢疾杆菌从患者或带菌者的粪便中排出，通过手、食物、饮水、蚊虫等途径传播。着凉、疲劳、饥饿以及其他急性疾病都可成为诱发痢疾的因素。

(2) 症状

细菌性痢疾的潜伏期为 1 ～ 3 天。细菌性痢疾起病急，表现为高热、打寒战、腹痛、腹泻，一日可泻数十次，为脓血便，排便有明显的里急后重感（有排不净的感觉）。可伴有恶心、呕吐、食欲缺乏、发热及全身不适等。病情严重者，大量丢失水分引起脱水、电解质紊乱甚至休克。

(3) 护理

①患儿宜卧床休息。

②饮食以流质为主，忌油腻及刺激性食物；病情好转后应加强营养。

③治疗须彻底，以免转成慢性菌痢。

(4) 预防

早发现、早隔离患儿和带菌者，加强环境卫生、个人卫生和饮食卫生。

(三) 消化系统常见意外伤害及护理

学前儿童消化系统有关意外伤害主要为误服药物或化学用品。若成人保管药物或化学用品（各种消毒液、杀虫剂等）不善，学前儿童出于好奇，可能会误服。

1. 误服药物

发现后若误服时间不长则立即催吐。可用手指头（或其他方便安全的东西）刺激患儿咽部，引起呕吐，将胃内的药物吐出来。催吐后立即让中毒者喝温水 500 mL（不要太多，以免把药物冲进肠道），然后再用催吐法反复操作，直到吐出来的水与喝下去的水在颜色上相差无几时就基本可以了。持续抽风和已昏迷者、服入强腐蚀剂的，不能用此法催吐，应马上送医院治疗。

2. 误服化学用品

若不是强腐蚀性物品，并且服用时间不太长，可立即采用催吐法急救。

若是强腐蚀性物品，立即喝牛奶、豆浆、蛋清等保护胃黏膜，紧急送医抢救。

注意：中毒较为严重的应立即拨打急救电话，说明误服的品种、量及时间（不清楚则只说明患儿的症状表现），听从指导，以便对症采取措施。

送医院救治时应带上残余或可疑物品，若不清楚则带上患儿的呕吐物，以便医生检验毒物性质，快速诊断。

课后练习

1.（单选题）牙齿发育过程中，最先发育长出的牙叫（　　）。

A. 六龄齿　　B. 恒牙

C. 磨牙　　D. 乳牙

2.（单选题）为幼儿提供的食物要比成人的细软些，这主要是因为幼儿（　　）。

A. 乳牙未全部萌出　　B. 消化能力较弱

C. 吸收能力较强　　D. 胃的容量较小

3.（单选题）关于学前儿童消化系统的特点，以下说法正确的是（　　）。

A. 学前儿童肝糖原的储存量多，饥饿时不容易出现“低血糖症”，甚至“低血糖休克”

B. 学前儿童的肠壁薄，肠管相对较长，固定性差，不容易发生肠套叠

C. 学前儿童如果经常将“便意”憋回去，日久就会便秘

D. 学前儿童若习惯于偏侧咀嚼，则不会导致另一侧的颌骨发育不好、两侧面颊不对称

4.（单选题）婴儿易发生溢乳的原因是（　　）。

A. 贲门括约肌较松弛　　B. 进食速度过快

C. 消化能力差　　D. 胃酸分泌少

5.（单选题）小华平时食欲好，但最近几天却不想吃饭，尤其怕油腻并伴有恶心、呕吐，小华可能是患了（　　）。

A. 维生素 A 中毒症　　B. 佝偻病

C. 细菌性痢疾　　D. 病毒性肝炎

6.（单选题）蛔虫病一般是通过（　　）。

A. 食物传播　　B. 水源传播

C. 土壤传播　　D. 医源性传播

任务五 泌尿生殖系统保健与护理

◎【任务导入】

妞妞的爸妈为了省事，一直给妞妞用“尿不湿”。妞妞上小班，几乎每次都是裤子尿湿了才和老师说。老师每天提醒妞妞“小便要上厕所，告诉老师”，可没有什么效果。老师和家长沟通，才知道妞妞一直在用“尿不湿”。如果你是保育员老师，你会如何帮助妞妞，如何与家长沟通？

一、学前儿童泌尿系统的概况、特点与护理

（一）泌尿系统概况

人体新陈代谢过程中的最终产物，包括多余的水分和无机盐，需要不断地排出体外。其中的二氧化碳和一部分水通过呼气排出，少部分废物以汗液形式排出，大部分废物是由泌尿系统以尿液形式排出体外的。

泌尿系统由肾脏、输尿管、膀胱和尿道组成（图 3-5-1）。

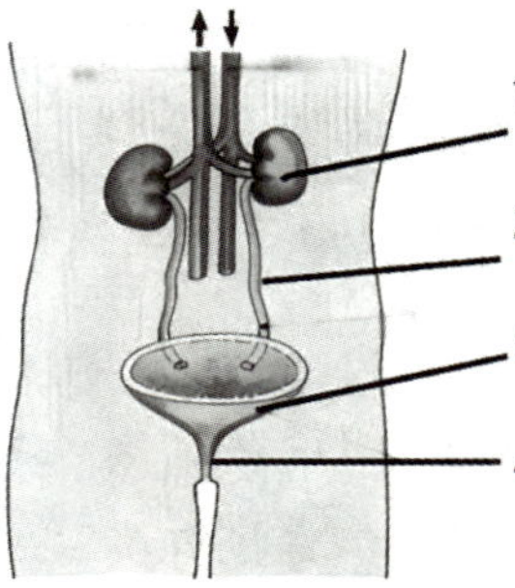

图 3-5-1　泌尿系统的组成

尿液由肾脏生成，经输尿管输送至膀胱，后经尿道排出体外。如果把肾脏比作“净水器”，输尿管就是“进水管”，膀胱是“蓄水装置”，尿道就是“出水口”。在膀胱和尿道交界处有较厚的环形平滑肌，称括约肌，相当于“出水开关”。当膀胱内尿液贮存至一定量时，括约肌舒张，尿液排出。

（二）学前儿童泌尿系统的特点

1. 肾脏

儿童年龄越小，肾脏相对越大。出生时双肾约占体重的 1/120。幼儿肾脏发育不完善，对尿液的浓缩和稀释功能较差。与成年人相比，婴幼儿更容易发生脱水或浮肿。故婴幼儿每日应有充足的水分供应，以满足其新陈代谢的需求。

2. 输尿管

幼儿输尿管长而弯曲，管壁肌肉弹性差，弹力组织发育不全，紧张度较低，故易出现尿液潴留而诱发感染。

3. 膀胱

学前儿童新陈代谢旺盛，需要的水分多；膀胱容量小，肌肉层薄，弹性组织发育尚未健全，贮尿功能差，年龄越小，排尿次数越多（表 3-5-1）。

表 3-5-1　各年龄段幼儿排尿频次表

年龄	出生一周	1 岁	1 ~ 3 岁	学前期
排尿次数	0 ~ 25 次 / 天	15 ~ 16 次 / 天	10 次 / 天	6 ~ 7 次 / 天

此外，婴幼儿大脑皮层发育不完善，对排尿的调节能力较差。年龄越小，越不易主动约束排尿。应注意培养孩子定时排尿的习惯，引导孩子不憋尿也不频繁排尿。

4. 尿道

婴幼儿尿道黏膜薄嫩，尿道较短，容易感染。新生女婴尿道仅 1.2 cm 长，且尿道开口处接近肛门，容易发生尿路感染。因此，要注意孩子外阴部的卫生：清洗外阴的毛巾、盆要专用；教会幼儿擦屁股时从前往后擦；每天洗屁股，勤换内衣；满 1 岁时穿封裆裤。

（三）学前儿童泌尿系统的护理

1. 遗尿症

遗尿俗称“尿床”，通常指小儿在熟睡时不自觉地排尿。一般而言，2 岁以前的婴幼儿很少能做到自主排尿。少数学龄前儿童偶有遗尿现象，大多不属于病态。一些孩子的遗尿症和心理因素有关。

2. 遗尿症影响因素

父母的养育方式：未能及时引导孩子有意识地排尿，长期过度使用纸尿裤等。

心理因素：家庭中父母的矛盾常常会使孩子紧张，孩子受到惊吓等。

病理因素：生理性病变或孩子生病等。

3. 遗尿的危害

影响孩子生长发育，导致注意力不集中、学习力差等。

影响幼儿自尊心和自信心，易形成胆小、孤僻、自卑等异常心理。

长此以往，缺乏排便自控能力。

家长容易有心理负担，出现自责、担忧等负面情绪，影响对孩子的养育。

4. 遗尿的照护

（1）一般照护

避免责难和打骂儿童，应给予鼓励，消除幼儿担心、紧张的情绪，增强幼儿信心。

（2）饮食照护

引导幼儿白天饮水，下午 4 点后尽量减少饮水，晚饭或夜宵尽量避免过多食用汤类。饮食少盐、糖，忌辛辣、刺激性食物。

（3）睡眠照护

营造熟悉温馨的睡眠环境，睡前排尿，夜间唤醒起床排尿 1 ～ 2 次。

（4）遵照医嘱

进行科学的排尿训练、条件反射训练，必要时进行药物治疗。

（5）健康教育

告知家长遗尿症的危害，心理、情感支持的重要性等。同时要求家长以身作则，尽量减少或避免自己行为对儿童的影响，要有充分的耐心，帮孩子树立自信心。

案例分析

【案例】5 岁女孩乐乐，近期突然频繁尿床。幼儿园老师和家长沟通，建议家长带孩子去医院做常规检查。医生说孩子并无生理病变，建议家长从家庭中找找原因。乐乐家长寻求心理咨询师帮助。询问过程中，乐乐妈妈反馈：最近和乐乐爸爸感情出现了一些问题，在持续冷战中，但从来没有当着孩子的面争吵过。可孩子为什么就突然频繁尿床了呢？对此，你怎么看？

【分析】乐乐突然频繁尿床可能是心理因素所致。虽然乐乐的父母没有当着她的面争吵过，但是孩子天性敏感，肯定从日常的家庭生活细节中感受到父母的感情出了问题，这让她感到紧张不安，所以出现了频繁尿床的情况。

二、学前儿童生殖系统的结构、特点和保健要点

（一）生殖系统的结构

生殖系统可分为外生殖器和内生殖器两部分。男性的外生殖器主要有阴茎和阴囊，内生殖器有睾丸、附睾、输精管、精囊、射精管和前列腺等。女性的外生殖器主要有大阴唇、小阴唇、阴蒂和前庭大腺（阴阜、阴道口、尿道口和处女膜）等，内生殖器包括卵巢、输卵管、子宫和阴道。卵巢产生卵细胞和分泌性激素，输卵管输送卵细胞到受精的场所，子宫是孕育胎儿的器官。

（二）学前儿童生殖系统的特点

第一，婴幼儿出生时已具有基本的生殖器官，但其发育非常缓慢，直到青春期才迅速发育。

第二，女孩的阴道和尿道离得较近，细菌很容易侵入导致感染。

（三）学前儿童生殖系统的保健要点

1. 注意外生殖器的安全与卫生

避免幼儿翻越或跨坐在硬物上，以免外伤。

婴儿 1 岁以后就要穿封裆裤，内衣裤要分开清洗。

教会幼儿从前向后擦屁股，防止污染尿道口与阴道口。在婴儿时期，每次便后应洗净并擦干。

养成每晚清洗外阴的习惯。盆和毛巾要专用，经常消毒。

2. 进行科学的性教育

幼儿期是性心理发育的关键时期。幼儿会发现男孩与女孩之间的一些差异，如小便的姿势不同。此外，幼儿对“我是怎么来的”之类的问题感兴趣。家长和教师要注意对幼儿进行科学、系统的性教育，帮助幼儿形成正确的性别自我认同，防范性侵害。

3. 生殖器官的问题及早诊治

若幼儿出现玩弄生殖器的现象或“习惯性阴部摩擦”，要以有趣的事情吸引其注意力，同时查明原因。如由内裤过紧引起的，要给幼儿更换宽松舒适的内裤；由蛲虫引起的，要对症治疗；若生殖器官出现炎症，或出现性发育的征象，就要考虑是否为内分泌疾病，及时治疗。

课后练习

1.（判断题）幼儿年龄越小，排尿次数越多，故照护者应按时提醒幼儿排尿，利于幼儿养成按时排尿的习惯。（　　）

2.（判断题）婴幼儿大脑皮层发育不完善，对排尿的调节较差。年龄越小，越不易主动约束排尿。（　　）

3.（判断题）婴幼儿尿道黏膜薄嫩，尿道较短，容易感染，故照护者要注意婴幼儿会阴部卫生。（　　）

4.（判断题）一般而言，2 岁以前的婴幼儿很少能做到自主排尿。所以，5 岁的孩子还会尿床，就一定属于病态，父母应及时带着孩子就医。（　　）

任务六 神经系统保健与护理

◎【任务导入】

1. 感觉刺激是大脑的营养，就像身体发育需要食物一样。成人要尽可能给儿童提供感觉刺激丰富的生活、游戏环境，以促进儿童大脑的发育。你认为这个说法有道理吗？为什么？

2. 天气变得寒冷，幼儿容易感冒。幼儿园室内要注意关紧门窗防止幼儿着凉。这种做法是否妥当？怎么做更合理？

一、认识神经系统

（一）神经系统概况

神经系统是生命活动的主要调节系统，使人体成为统一的整体。

神经系统由中枢神经系统和周围神经系统两部分组成（图 3-6-1 ～图 3-6-3）。

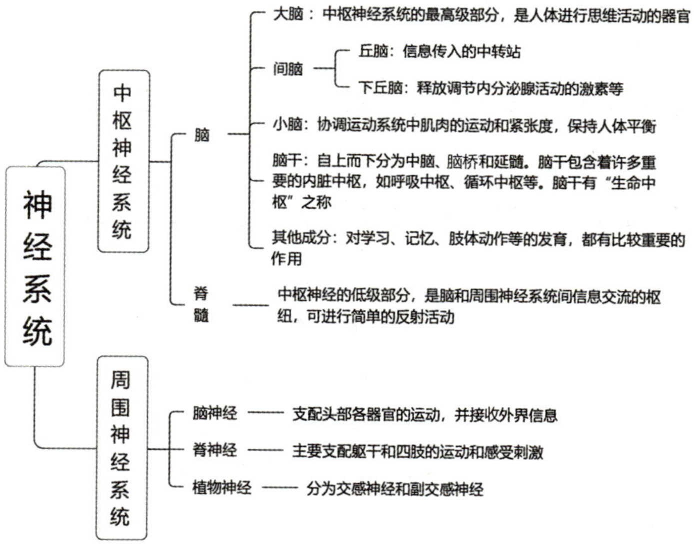

图 3-6-1　神经系统组成

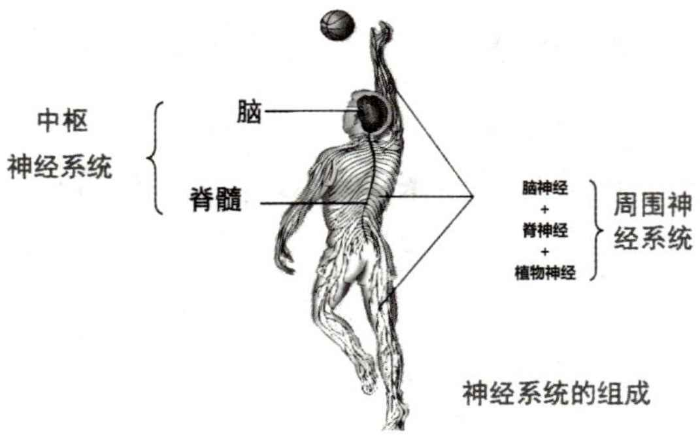

图 3-6-2　神经系统示意图

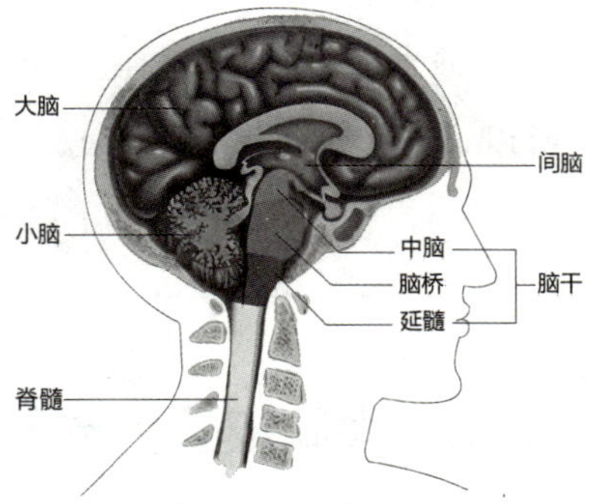

图 3-6-3　脑的组成

【拓展链接】

大脑的十个秘密

①大脑像发动机，它需要燃料。垃圾食品、劣质食品、化学制品和防腐剂，不仅损害身体，还会削弱智力。

②大脑是个电气化学活动的海洋。化学物质在水里能更好地流动，如果你脱水，就无法集中精力。因此在日常生活中要多喝水，保持身体必需的水分。研究显示，经常性头痛和缺水有关。

③大脑喜欢问题。当你在学习或读书过程中提出问题的时候，大脑会自动搜索答案，提高学习效率。

④大脑需要休息。休息好才能学得快，记得牢。

⑤大脑和身体经常交流。如果身体很懒散，大脑就会认为你正在做的事一点都不重要，大脑也就不会重视你所做的事。所以，学习的时候，你应该端坐、身体稍微前倾，让大脑保持警觉。

⑥大脑需要氧气和运动。应常到户外走走，进行体育锻炼。

⑦压力影响记忆。当受到压力时，体内会产生皮质醇，它会杀死海马状突起里的脑细胞，直接影响长期和短期记忆。缓解压力，最好的方法是锻炼。

⑧大脑并不知道你不能做哪些事情，所以你需要告诉它。用自言自语的方式对大脑说话，但是不要提供消极信息，要用积极的话代替。

⑨大脑喜欢整洁的空间。研究显示，在一个整洁、有条理的家庭长大的孩子在学业上的表现更好。

⑩大脑喜欢开玩笑。开心和学习效率成正比，心情越好，学到的知识就越多，所以，让自己快乐起来吧。

（转自华中农业大学大学生心理健康教育中心官网，有删改）

（二）大脑皮质活动的特性

大脑的最外一层称为大脑皮质。大脑皮质的活动有它的规律，了解其中一些规律对指导学前儿童科学用脑、开发智力有很大帮助。

1. 优势原则

人们学习和工作的效率与有关的大脑皮质区域是否处于“优势兴奋”状态有关。兴趣能促使“优势兴奋”状态的形成。人们对感兴趣的事非常专注，能做到对无关刺激充耳不闻。设计学前儿童活动时，要符合幼儿兴趣和生活经验，充分利用优势原则，激发幼儿参与活动的积极性。

2. 动力定型

身体内外环境的条件刺激，按一定的顺序重复多次后，在大脑皮质上被“固定”下来，形成规律，称为动力定型。动力定型建立以后，脑细胞能以最经济的方式，获得最大的工作效率。一切技能的培养和训练都是动力定型的形成过程。动力定型的形成，需要反复训练，我们常说的“熟能生巧”“习惯成自然”都与动力定型有关。

3. 镶嵌式活动原则

当人在从事某一项活动时，只有相应区域的大脑皮层处于工作（兴奋）状态，而与这项活动无关的区域则处于休息（抑制）状态。随着工作性质的转换，工作区与休息区不断交替，就好像镶嵌在一块板上的许多小灯泡，忽亮忽灭，这就是镶嵌式活动原则，它能使大脑皮质的神经细胞有劳有逸，维持高效率。幼儿园一日活动中各类活动交替进行，能帮助幼儿在活动中劳逸结合，科学用脑。

4. 保护性抑制

保护性抑制是一种生理功能，能保护大脑皮层免于陷入功能衰竭，为其赢得迅速恢复的时机。疲劳、睡眠都是保护性抑制的表现形式。有规律的、充足的睡眠是生理上的需要，可使人的精神和体力得到较好的恢复。幼儿神经系统发育尚未成熟，需要较长时间的睡眠进行休整（表 3-6-1）。

表 3-6-1　不同年龄段幼儿睡眠时间一览

年龄	睡眠时间	年龄	睡眠时间
新生儿	除吃奶外，几乎都在睡	1 ~ 6 个月	16 ~ 18 小时 / 天
7 ~ 12 个月	14 ~ 15 小时 / 天	1 ~ 2 岁	13 ~ 14 小时 / 天
2 ~ 3 岁	12 小时 / 天	3 ~ 6 岁	11 小时 / 天

二、学前儿童神经系统的特点和保健要点

（一）学前儿童神经系统的特点

1. 神经系统发育迅速

（1）脑细胞数目增长迅速

妊娠 3 个月时，胎儿的神经系统已经基本成形。出生前半年至出生后一年是脑细胞数目增长的重要阶段。1 岁以后，脑细胞的数量不再增加，但细胞的突起却由短变长、由少变多。神经细胞仿佛一棵小树苗逐渐长成枝繁叶茂的大树一样，树木之间的枝杈相互联系，建立起异常复杂的树枝网络，为儿童智力的发展提供生理基础（图 3-6-4）。

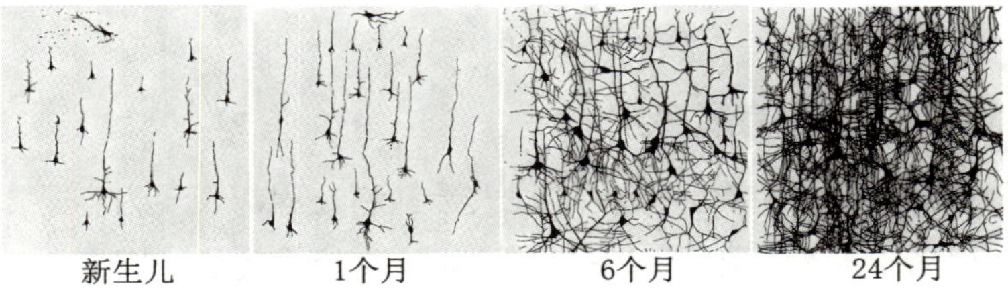

图 3-6-4　神经细胞在出生后的发育

（2）脑重量增长迅速

新生儿出生时，脑重量约为成年人的 25%，3 岁时脑重量为成年人的 80%（图 3-6-5）。3 岁以前脑重量增长迅速。

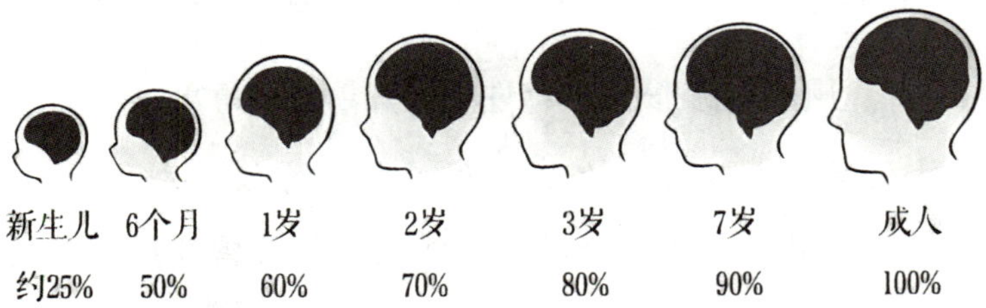

图 3-6-5　儿童脑重的变化

（3）神经髓鞘化

髓鞘包裹在神经突起的外面，好像电线的绝缘外皮一样（图 3-6-6）。没有这层绝缘皮，就会“串电”。新生儿的神经没有髓鞘化，触碰小手可能引起全身哆嗦，动作非常不精确。随着年龄增长，髓鞘逐渐形成，儿童的动作就越来越迅速准确了。

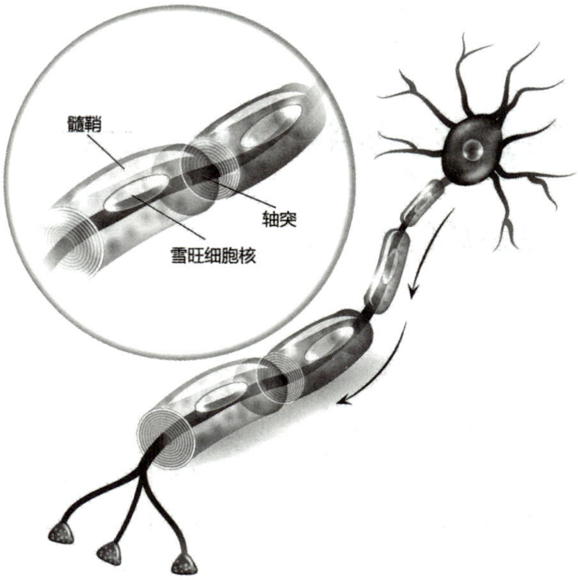

图 3-6-6 髓鞘

2. 大脑皮质容易兴奋，也容易疲劳

学前儿童大脑皮质发育不完善，兴奋过程大于抑制过程，表现为容易激动，自控力比较差。让他干什么，他乐于接受；让他别干什么，他就比较难接受。因为“别干什么”是一种抑制过程。学前儿童注意力难持久，兴奋易扩散，活动中一旦出现新颖的事物，注意力容易转移，年龄越小，这一特点越明显。同时，学前儿童兴奋持续时间不长，脑部神经活动易疲劳，但疲劳后恢复也很快。

【拓展链接】

巧用大脑皮质活动特性，提升幼儿注意水平

在教小儿干什么事，或学习什么的时候，要想方设法引起小儿的兴趣（利用 ____________ 原则）。小儿干一件事坚持不了多久，因此需要经常变换活动内容、方式（利用 ____________ 原则），使小儿不觉疲劳。要养成良好的生活习惯，吃、喝、拉、撒、睡、玩等妥善安排，建立起生活的节奏（利用 ____________ 原则），习惯成自然。疲劳或困倦的时候及时休息（利用 ________ 原则），醒来精神足，玩得很高兴。

（资料来源：《学前卫生学》，万钫编著，北京师范大学出版社。内容略改动）

[答案] 优势 镶嵌式活动 动力定型 保护性抑制

3. 脑耗氧量大，对氧气和血糖变化十分敏感

学前儿童的脑耗氧量大，在基础代谢状态下，儿童脑的耗氧量约为全身耗氧量的 50%，而成人则为 20%。儿童易因脑缺氧而身体不适，长期缺氧会影响脑部发育，导致智力发育障碍。学前儿童脑组织对血液中的葡萄糖（血糖）的变化十分敏感。儿童体内肝糖原储备量少，饥饿时会使血糖过低，引发低血糖相关症状，如头晕、注意力不集中等，严重者可能出现休克。应按时给学前儿童提供膳食，饮食中要注意碳水化合物的摄入。

4. 中枢神经系统发育不均衡

人在出生时脑干和脊髓已基本发育成熟，保证了人体具有基本生理功能，以维持生命活动。其他部分发育较晚，如小脑 1 岁左右开始发育，3 ～ 6 岁逐渐发育成熟，四肢活动也变得协调。大脑随着神经网络连接增加而迅速发育，8 岁前后接近成人脑发育水平。

（二）学前儿童神经系统的保健要点

1. 提供丰富多样的生活学习环境，给予孩子更多的感觉刺激

感觉刺激是大脑的营养，和身体发育需要食物是一个道理。对婴幼儿而言，丰富的感觉刺激既能帮孩子积累感知觉经验，也能为孩子大脑发育和建立丰富的神经网络提供保障。

2. 遵循大脑皮质活动的规律，科学用脑，合理安排生活作息

不宜长时间进行教学活动，体育活动和安静活动交替进行，使脑各部分能交替工作，避免过度疲劳。合理安排作息，保证幼儿睡眠。

3. 保持生活环境空气清新

学前儿童脑对氧的需要量较大，供氧不足时会造成身体不适，长期缺氧会影响脑部发育，导致智力发育障碍。因此，幼儿园要建立良好的通风制度，保证室内氧气充足新鲜。午睡时注意室内通风，不吹对流风，不蒙头睡觉。

4. 科学地为幼儿提供充足的营养

含碳水化合物的食物通过消化可以转变为葡萄糖，从而为脑部提供能量。谷物、淀粉类食物都含有丰富的碳水化合物。不能让儿童养成只吃菜不吃饭的习惯。贫血易引起脑部缺氧，

学前儿童容易发生缺铁性贫血，故也要注意铁元素的摄入。同时蛋白质、脂类、维生素等营养对脑部发育有一定的影响。因此，儿童饮食要科学、合理、全面。

三、学前儿童神经系统护理

与神经系统相关的疾病常见的有：流行性乙型脑炎（乙脑）和流行性脑脊髓膜炎（流脑）。具体内容见表 3-6-2。

表 3-6-2　乙脑和流脑

项目	乙脑	流脑
病原体	乙脑病毒	脑膜炎双球菌
传播途径	主要是蚊虫传播	空气飞沫；带菌者、流脑病人接触传播
流行季节	夏秋季节	从冬末到春天，夏天会慢慢消失
症状 / 后遗症	呕吐、发烧、嗜睡、头痛；精神不振、手脚僵直、叫不醒、失语、智力减退	起病急、高热，患者一般第一天就发烧。伴有全身感染中毒症状，可出现头疼、颈部的强直、肌肉关节酸痛、食欲减退等症状，也可出现瘀点、瘀斑等
预防	清洁卫生，定期喷洒灭蚊药；发现疑似的家畜病例果断淘汰；接种乙脑疫苗	养成良好的生活习惯：打喷嚏时掩盖口鼻，勤洗手，晚间用淡盐水漱口，开窗通风。接种疫苗

课后练习

1.（单选题）挠一下小婴儿脚心，他会全身都动，是因为（　　）。

A. 神经细胞数目增长快

B. 神经未完全髓鞘化

C. 脑重量不断增加

2.（单选题）在探索大自然活动中，老师发现小朋友们对昆虫非常感兴趣，就在课堂中开展了“神奇的昆虫”系列探索课程，深得小朋友喜欢。这体现了高级神经活动的（　　）原则。

A. 优势　　　　B. 动力定型

C. 镶嵌式　　　　D. 保护性抑制

3.（单选题）使大脑皮质的神经细胞动静交替有劳有逸，维持高效率的是（　　）。

A. 镶嵌式原则　　B. 优势原则

C. 动力定型　　D. 保护性抑制

4.（单选题）组织幼儿一日生活遵循规律性，有助于幼儿形成习惯，符合大脑皮层活动的哪个原则？（　　）

A. 镶嵌式原则　　B. 优势原则

C. 动力定型　　D. 保护性抑制

5.（单选题）婴儿大动作发展的规律为：三翻六坐七、八爬，十一、十二学走路，这主要体现了（　　）的特点。

A. 神经系统发育迅速　　B. 高级神经的活动兴奋大于抑制

C. 神经系统的发育不均衡　　D. 脑细胞耗氧量大

任务七 内分泌系统保健与护理

◎【任务导入】

1. 俗话说"能睡的娃娃长大个"，你是否认同？你的依据是什么？

2. 不少地方都开设有量子波动速度等披着高科技外衣的全脑培训班，有的培训方宣称不仅可以"一目十行"，还能开发松果体，称"松果体打开了，天眼就打开了，闭着眼睛也能看到书中的内容"，你觉得这种说法是否科学？

一、认识内分泌系统

内分泌系统和神经系统共同组成了人体统一的调节和控制系统，实现了人体内部各器官、系统的协调统一活动及对外界环境的适应。内分泌腺释放的化学物质叫激素。激素对人体的生长发育、新陈代谢以及生殖等有着重要的调节作用。

人体主要的内分泌腺有脑垂体（亦称垂体）、松果体、甲状腺、胸腺、肾上腺、胰岛和性腺等（图 3-7-1）。

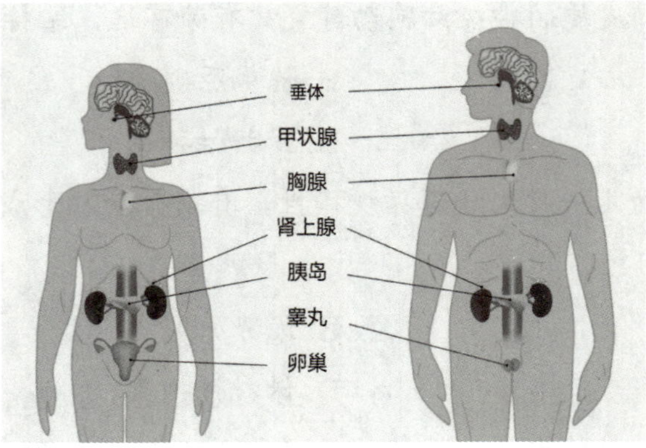

图 3-7-1　人体内的主要内分泌腺

（一）脑垂体

脑垂体是人体最重要的内分泌腺，位于下丘脑下方，呈椭圆形（图 3-7-2）。脑垂体能分泌多种激素，如生长激素、促甲状腺激素、促肾上腺皮质激素、促性腺素等，这些激素对代谢、生长、发育和生殖等有重要作用。脑垂体分泌的几类促激素能调节其他内分泌腺的活动，被称为“内分泌之王”。在 4 岁以前和青春期，脑垂体的生长最为迅速，机能也最活跃。

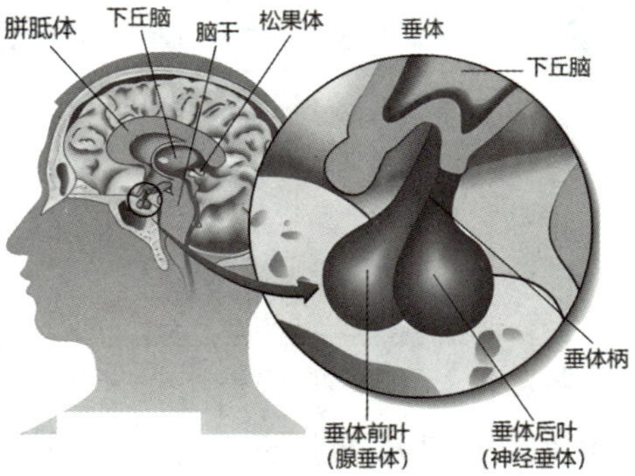

图 3-7-2　脑垂体示意图

生长激素是脑垂体分泌的影响生长发育的一种重要激素。生长激素分泌昼夜并不均匀。入睡后，生长激素才大量分泌，俗语说“能睡的娃娃长大个”，是有一定科学道理的。睡不踏实、睡眠时间不足等都可能会影响儿童长个。

幼年时生长激素分泌缺乏或不足，会出现明显的生长发育障碍，幼儿身高较同龄儿童低 30%，或成人时身高不及 130 cm，被称为“垂体性侏儒症”。患“垂体性侏儒症”的幼儿，出生时多正常，2 岁以后逐渐显出生长迟缓，并且年龄越大，与同龄人差距越明显。除身材矮小以外，出牙、囟门闭合也明显延迟，但智力基本正常。

幼年时生长激素分泌过多会导致幼儿生长过度、身材高大、食欲亢进、骨骼改变等症状。这种病症被称为“巨人症”。

（二）甲状腺

甲状腺是人体内最大的内分泌腺，位于颈前部，红褐色，呈蝴蝶形（图 3-7-3）。

甲状腺分泌甲状腺素。甲状腺素的主要功能是调节新陈代谢，兴奋神经系统，促进骨骼的生长发育。

碘元素是甲状腺合成甲状腺素必不可少的原料。孕妇缺碘，小儿可患“克汀病”。孕妇缺碘，就不能供给胎儿足够的碘，会直接导致胎儿甲状腺激素的合成减少，从而影响胎儿中枢神经系统，尤其是脑的分化、发育。婴儿出生后智力明显低下，有不同程度的听力障碍，身材矮小，身体比例不匀称，称“克汀病”或“呆小症”。

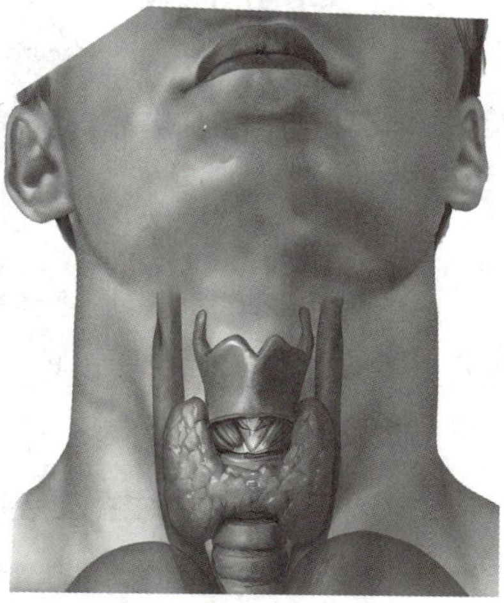

图 3-7-3　甲状腺示意图

甲状腺激素分泌过多被称为甲状腺功能亢进，简称“甲亢”。甲亢患者会出现极度兴奋、注意力不集中、眼球外凸、盗汗、进食和大便次数增多、体重减轻等病症。幼儿患甲亢比成人少得多，得病的大多是 6 岁以上的学龄儿童。

（三）胰岛

胰岛位于胰腺内部。胰腺在胃的正后方，形似手枪（图 3-7-4）。胰岛可分泌胰岛素。胰岛素负责促进合成代谢、降低血液中糖的含量。缺乏胰岛素会使血糖高于正常值，从而出现尿液中含糖分的现象，称为“糖尿病”。儿童糖尿病大多属于胰岛素依赖型糖尿病（Ⅰ型），其病因与遗传、病毒感染及免疫因素有关，须终生用胰岛素治疗。儿童糖尿病，最早出现的症状是“三多一少”，即多饮、多食、多尿，体重不增或减轻。早诊断、早治疗，有望使儿童维持正常的代谢，保证生长发育，能和健康儿童一样生活、学习。

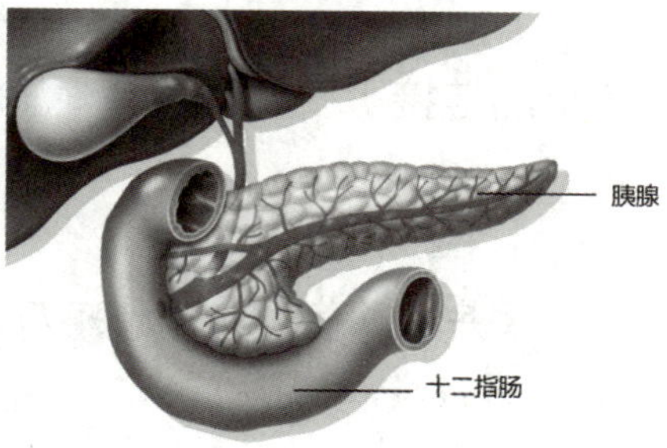

图 3-7-4　胰腺示意图

（四）松果体

松果体位于间脑顶部，呈圆锥形（图 3-7-5）。其可分泌褪黑素，俗称“脑白金”。褪黑素的分泌与光照密切相关，松果体能根据眼球感受到的光量决定褪黑素的分泌量。在黑暗的环境下，褪黑素分泌较多，促使人进入睡眠状态。褪黑素还能抑制性腺活动，防止性早熟。若松果体受到破坏，则会导致早熟和生殖器官过度发育。

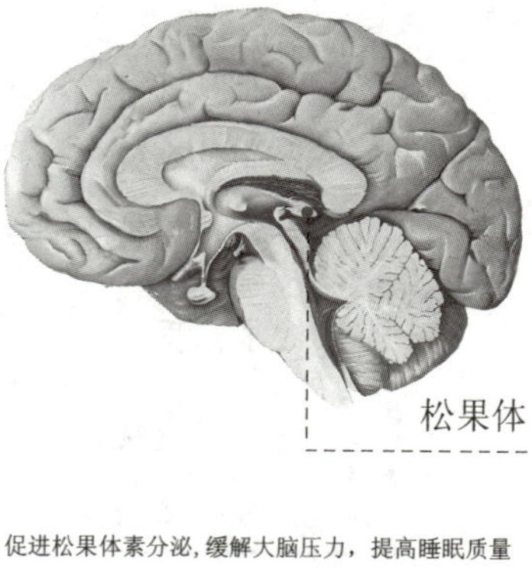

图 3-7-5　松果体示意图

二、学前儿童内分泌系统的特点和保健要点

（一）学前儿童内分泌系统的特点

1. 生长激素分泌不均

4 岁以前和青春期，脑垂体机能最活跃。夜间睡眠时分泌的生长激素较多。生长激素在学前儿童进入深度睡眠后会出现一个分泌的大高峰及几个小高峰。生长激素分泌的多少会影响儿童生长发育的快慢。

2. 甲状腺素缺乏对智力发育影响较大

缺碘影响甲状腺的功能，最大威胁是造成智力低下，以及听力下降、言语障碍、生长受阻。应预防母亲孕期缺碘和幼儿出生后碘摄入不足。

3. 松果体发育迅速，褪黑素分泌较多

松果体的发育在 7 ～ 8 岁时达到顶峰，到青春期时开始逐渐萎缩并钙化。幼儿期松果体分泌褪黑素较多，这有助于幼儿在黑暗中迅速入睡且拥有高质量的睡眠，以尽快消除机体疲劳，保证幼儿次日能精力充沛地投入到一日活动中去。

【拓展链接】

与激素相关的疾病

激素异常可能引起多种疾病，见表 3-7-1。

表 3-7-1　与激素相关的疾病

激素种类	相关疾病	主要症状描述
生长激素	幼年时过少：侏儒症	身材矮小，出牙、囟门闭合也明显延迟；智力基本正常
	幼年时过多：巨人症	过度生长，身材高大，食欲亢进
褪黑素	幼年时过少：性早熟	儿童提前发育，出现第二性征
甲状腺素	孕期或婴幼儿期过少：呆小症	身材矮小，智力障碍
	过多：甲亢	极度兴奋，眼球外凸，盗汗，进食和大便次数增多等
胰岛素	过少：糖尿病	多饮、多食、多尿，体重不增或减轻
	过多：低血糖	头晕、乏力

（二）学前儿童内分泌系统的保健要点

1. 积极组织幼儿锻炼身体

增强体质，预防疾病，促进内分泌系统器官正常地生长发育。

2. 供给幼儿科学的膳食

丰富和合理的营养素搭配，可以促进内分泌腺体机能的提高。如食物中缺碘使合成甲状腺素的原料不足，引起疾病。所以妊娠期、哺乳期的妇女和幼儿，应该适当多吃些含碘的食品。

3. 合理安排作息时间

睡眠充足与否会影响生长激素的分泌量，从而直接影响儿童的身高。因此每天安排规律的睡眠时间，保证学前儿童拥有充足的睡眠，有利于学前儿童的生长。按时睡觉的学前儿童，入睡后褪黑素分泌量相对更大，睡眠质量更高。

4. 帮助幼儿保持愉快心情

心理压力过大会影响内分泌系统正常工作，导致内分泌失调。作为家长、保教人员要注意控制和调试自己的心情，不把幼儿当“撒气筒”，同时关注幼儿心理或行为异常，及时干预，做好相关保育教育工作。

课后练习

1.（单选题）甲状腺素对儿童的影响是（　　）。

A. 影响儿童生长　　B. 影响儿童生长及发育

C. 影响儿童生长发育和智力发育　　D. 影响儿童智力发育

2.（单选题）生长激素是由（　　）分泌的。

A. 甲状腺　　B. 甲状旁腺

C. 胸腺　　D. 脑垂体

3.（单选题）以下不属于学前儿童内分泌系统特点的是（　　）。

A. 生长激素分泌不均

B. 甲状腺素缺乏对智力发育影响较大

C. 松果体发育迅速，褪黑素分泌较多

D. 神经系统发育迅速

4.（判断题）呆小症和侏儒症的共同点是智力低下。（　　）

5.（判断题）婴幼儿睡眠不足会影响脑垂体分泌生长激素，从而影响身高的增长。（　　）

6.（判断题）在 6 岁以前和青春期，脑垂体的生长最为迅速，机能也最活跃。（　　）

任务八 感觉器官保健与护理

◎【任务导入】

1. 为什么说教会儿童正确擤鼻涕十分重要？

2. 学前儿童不宜化妆、涂指甲油，你能用科学的理论解释原因吗？

3. 托育机构的兰兰两岁半了，最近她的腹股沟皮肤出现红斑，形成针尖大小的小疹或水疱，之后变为小米粒大小的脓包。兰兰妈妈急坏了。你能帮助兰兰妈妈初步判断兰兰的症状并告诉她如何护理吗？

一、认识感觉器官

感觉器官是机体接受环境中各种刺激的机构，它是个体认识外界环境的重要手段与工具，主要包括视觉、听觉、嗅觉、味觉与触觉五种感受器官。

（一）视觉器官——眼

眼由眼球和眼的附属部分组成。附属部分包括眉、眼睑、睫毛、泪腺和动眼肌等。眉、眼睑、睫毛有保护眼球的作用；泪腺能分泌泪液，使眼球经常保持湿润；动眼肌可使眼球在眼窝里转动。眼球是眼的主要部分。

1. 眼球的结构

眼球由眼球壁及其内容物构成。眼球壁分三层，由外膜、中膜和内膜构成。眼的内容物包括房水、晶状体和玻璃体。

眼球壁的外膜包含角膜和巩膜，中膜由虹膜、睫状体和脉络膜组成，内膜即视网膜。我们说的“黑眼珠”“蓝眼睛”，实际上就是虹膜的颜色（图 3-8-1）。

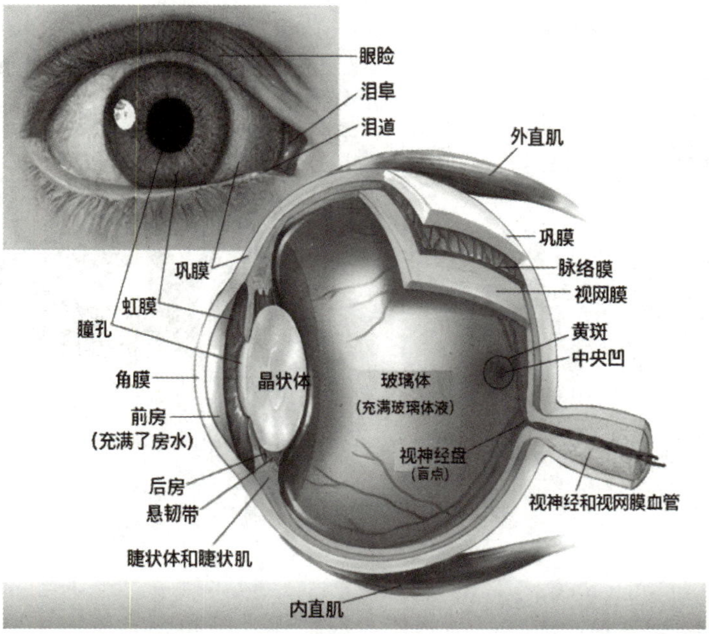

图 3-8-1　眼球的结构

2. 眼的附属结构

(1) 眼睑

眼睑俗称眼皮，有保护眼球的作用。眼睑边缘的睫毛可阻挡灰尘入眼。

(2) 结膜

结膜是连接眼睑和眼球的薄膜，血管丰富。结膜能分泌黏液，润滑眼球表面以减少结膜与角膜的摩擦。

(3) 泪器

泪器由泪腺和泪道组成。泪腺分泌的泪液有湿润眼球、清除灰尘和异物、杀菌的作用。

(4) 眼外肌

眼外肌附着于眼球巩膜的周围，支配眼球的运动。

3. 眼的功能

眼的成像原理与凸透镜成像原理基本相似。来自物体的光线进入眼球，经过眼的折光系统（包括角膜、房水、晶状体、玻璃体）的折射，最后聚焦于视网膜上，形成清晰缩小的倒像。这就是视觉形成的过程：物体光线→通过角膜→房水→瞳孔→晶状体→玻璃体→在视网膜成像并产生神经冲动→沿视神经传入脑→在大脑皮层视觉中枢产生视觉（图 3-8-2）。

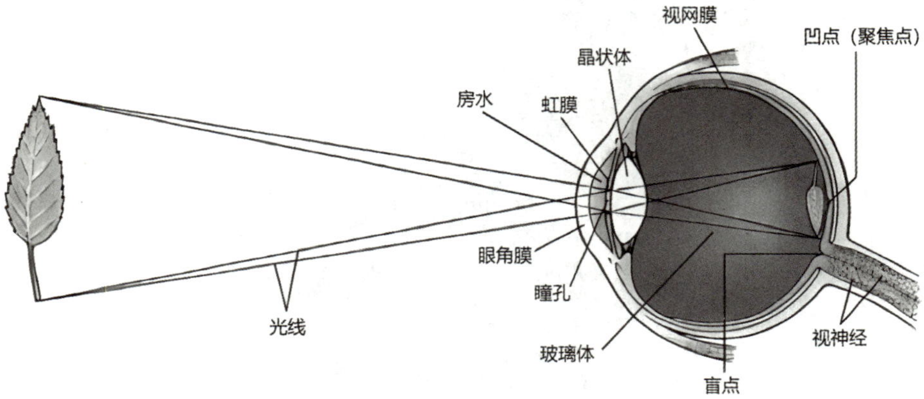

图 3-8-2　眼的成像原理

4. 屈光不正

眼球的折光系统（角膜、房水、晶状体、玻璃体）等和感光系统（视网膜），是保证人们获得视功能的两个重要部分。眼睛要看清东西，外界物体的平行光线经过眼球折光系统的作用，物像必须恰好聚焦在视网膜上。如果物像落在视网膜之前或之后，视物就模糊，视力就不好，这就叫作屈光不正。屈光不正可分为近视、远视、散光、老视。

（二）听觉器官——耳

1. 耳的结构及功能

耳包括外耳、中耳、内耳三部分（图 3-8-3）。

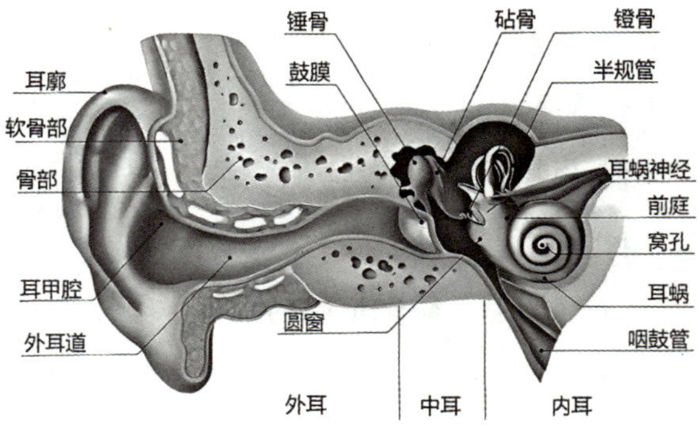

图 3-8-3　耳的结构

外耳包括耳廓、外耳道。耳廓有收集声波的作用；外耳道内有耵聍腺，分泌耵聍，具有保护外耳道皮肤、黏附灰尘等异物的作用。

中耳由鼓膜、鼓室和咽鼓管组成。鼓膜能随声波振动，把声波传入鼓室。鼓室内有三块听小骨（锤骨、砧骨、镫骨），彼此首尾相接连成听骨链。咽鼓管，也叫耳咽管，可平衡鼓膜两侧的压力，保持鼓膜的正常振动。

内耳由半规管、前庭和耳蜗三部分组成。半规管和前庭内有位觉感受器，半规管感受身体的旋转位置变化，前庭感受头部及身体的前后位置变化。耳蜗形状似蜗牛，是听觉感受器。

2. 听觉的形成

外界的声波由耳廓收集后，经外耳道传到鼓膜，鼓膜振动带动三块听小骨，把声音放大再传到内耳，耳蜗内的听觉感受器受到刺激产生兴奋，兴奋沿听神经传到皮层的听觉中枢，形成听觉。如下所示：

外界声波→耳廓→外耳道→鼓膜→听小骨→耳蜗→沿听神经传入脑→在大脑皮层听觉中枢产生听觉。

（三）触觉器官——皮肤

皮肤是人体最大的感觉器官。它覆盖在人体表面，柔韧而有弹性，是人体的第一道保护防线。

1. 皮肤的结构

皮肤由表皮层、真皮层和皮下组织三部分组成。此外，还包括毛发、汗腺、皮脂腺、指（趾）甲等附属物。

表皮层是皮肤的最表层，又可分为角质层（外面）、生发层（里面）。角质层的细胞逐渐老化脱落形成皮屑。生发层内有大量黑色素细胞，能产生黑色素，从而影响皮肤的颜色。表皮层之下为真皮层，内含丰富的血管、淋巴管和神经。皮下组织由真皮下部延续而来，也称为皮下脂肪层，充满脂肪细胞和疏松的结缔组织（图 3-8-4）。

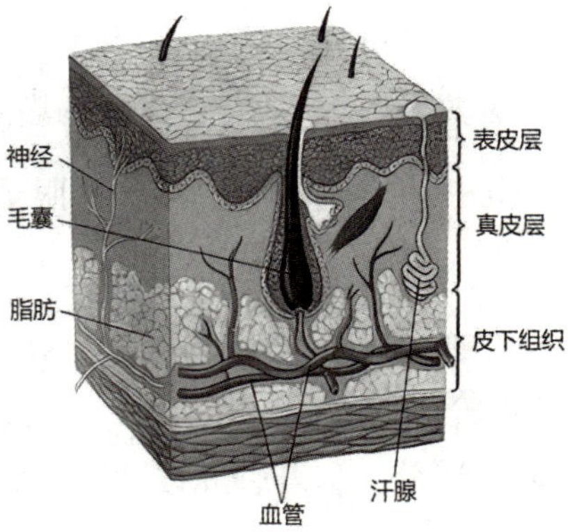

图 3-8-4　皮肤的结构

2. 皮肤的功能

皮肤身兼数职，具有多种生理功能。

（1）感觉作用

真皮中有丰富的感觉神经末梢，能接受触、压、痛、冷、热等刺激，产生相应的感觉。

（2）保护机体

皮肤的角质层能阻止细菌的侵入；黑色素能防止紫外线穿透皮肤损伤内部组织；皮下脂肪柔软而富于弹性，能防御和缓冲外力打击、摩擦和挤压等机械性损伤。

（3）分泌排泄

皮脂腺分泌皮脂，滋润皮肤和毛发。汗腺分泌汗液，排出代谢的废物。

（4）调节体温

当皮肤受到冷的刺激时，血管收缩，流经皮肤的血量减少，热量散失随之减少，从而维持恒定的体温；受到热的刺激时，血管舒张，汗腺分泌的汗液量增加，起到散热降温的作用，从而维持体温恒定。

(5) 代谢作用

皮肤可进行糖、蛋白质、脂类代谢，水和电解质代谢，黑色素代谢。

(6) 吸收作用

脂溶性物质、酒精和溶解在其中的物质能被皮肤吸收。

二、学前儿童感觉器官的特点与保健要点

(一) 眼

1. 学前儿童眼的特点

(1) 5 岁以前呈生理性远视

学前儿童眼球的前后径较短，晶状体比成人扁，物体往往成像于视网膜的后方，称为生理性远视。随着年龄的增长，眼球的前后距离变长，一般到 5 岁左右就可转为正视。

(2) 晶状体弹性好，调节能力强

学前儿童晶状体的弹性好，调节能力强。当看近在眼前的物体时，晶状体迅速调节（凸度加大），成像在视网膜上。因此，幼儿即便把书放在离眼睛很近的地方（10 cm 以内）看，也能看清楚。但若长此以往，就容易使睫状肌疲劳而引起晶状体变形，形成近视。

2. 学前儿童眼的保健要点

近年来，近视眼的发病率逐年增长，且呈现年龄较小的趋势。这与不注意用眼卫生，视力负担过重有密切的关系。幼儿园要为幼儿创造良好的条件，保护幼儿的视力，促进幼儿眼的正常发育。

(1) 教育幼儿养成良好的用眼习惯

①不要在阳光直射或过暗处看书、画画。

②不躺着看书，不在走路或乘车时看书。

③集中用眼一段时间后，应远望或去户外活动，以消除视疲劳。

④看电视要有节制，小班每次不超过半小时，中大班不超过 1 小时。

⑤学前儿童的座位要隔一段时间进行调换，以防眼斜视。

(2) 为学前儿童提供良好的采光环境、适宜的读物和教具

①学前儿童活动室的光线要适中，当学前儿童画画、写字、阅读时，光线应来自左上方，以免造成暗影。

②学前儿童读物字体宜大，字迹图案应清晰。

③教具大小适中，颜色鲜艳，画面清楚。

（3）注意眼的安全和卫生，预防眼外伤

①教育学前儿童不玩有可能伤害眼睛的危险物品，如竹签、弹弓、小刀、剪刀等。

②不放鞭炮，不扬沙子。

③教育孩子不要用手揉眼，自己的手绢、毛巾等要专用，并且保持清洁，保教人员要定期将这些物品消毒。

④教育孩子最好用流动的水洗手、洗脸，以预防眼病。

（4）定期检查学前儿童的视力

要定期检查学前儿童的视力，以便及时发现视力问题，及时矫治。幼儿期（3～6岁）是视觉发育的关键时期和可塑阶段，也是预防和治疗视觉异常的最佳年龄段。

（5）发展学前儿童的辨色力

颜色鲜艳的玩具、教具，可以使学前儿童的色觉得到发展。因此，应组织学前儿童进行辨认颜色的活动，使学前儿童会区别近似的颜色并说出它们的名称。

（6）供给足够的营养

学前儿童的饮食中要注意供给充足的维生素A、胡萝卜素、钙等营养物质，预防夜盲症和眼干燥症。

（二）耳

1. 学前儿童耳的特点

（1）耳廓易生冻疮

学前儿童皮下组织非常少，血液循环较差，故易生冻疮。虽天暖后可自愈，但到冬季如不加保护又会复发。

（2）外耳道易生疖

学前儿童外耳道比较狭窄，外耳道壁未完全骨化，皮肤娇嫩。因此，给幼儿挖耳易损伤外耳道，眼泪、脏水流入可使外耳道感染或长疖。

（3）咽鼓管短而粗，位置平直，易患中耳炎

学前儿童咽鼓管短而粗，位置平直。当鼻咽喉等处受感染时，细菌易经咽鼓管进入中耳，引起急性中耳炎。婴幼儿的鼓膜血管和脑膜血管相通，还可因耳的感染引起脑膜炎。

（4）听觉灵敏，对噪声更敏感

学前儿童耳蜗的感受能力比成人强。因此听觉比成人敏锐，对噪声也更敏感。如果幼儿生活环境的声音超过50dB，对听力就是一种伤害。如果超出80dB，会引起幼儿睡眠不足、烦躁、记忆力衰退。长此以往，听觉就会变得迟钝，严重时可导致听觉丧失。

2. 学前儿童耳的保健要点

(1) 禁止用锐利的工具为幼儿挖耳

使用火柴梗、牙签、挖耳勺等坚硬的工具为幼儿挖耳的做法是危险的，既容易碰伤外耳道的皮肤引起感染，还可能会戳破鼓膜，造成听力下降或耳聋。如果幼儿耳朵里面发痒，可以用手指轻轻揉一揉；严重时应到医院检查处理。

(2) 预防中耳炎

日常生活中，要教会幼儿正确擤鼻涕的方法，保持鼻咽喉的清洁；洗头、洗澡、游泳时要防止污水进入外耳道，一旦进水要及时清理干净；预防感冒，一旦感冒要及时治疗。

(3) 防噪声污染，保护听力

生活中应尽量避免噪声对幼儿的污染，如看电视、听广播声音不能太大，时间不宜过长；不能大声训斥幼儿。当听到过大的声音时，教幼儿捂耳闭嘴或张口不捂耳，防止强音振破鼓膜。

(4) 防药物致聋

一些耳毒性抗生素（如链霉素、卡那霉素、庆大霉素等）会损害耳蜗，可导致耳聋。

(5) 定期进行听力监测

家长和教师要了解和掌握幼儿的听力情况，进行听力监测。特别是幼儿发高烧、患中耳炎或腮腺炎后，一定要给幼儿测试听力。如果听力下降，应该早治疗、早干预。

(6) 锻炼听力的敏觉性

教师可组织各种游戏活动对幼儿进行听力训练，如唱歌，欣赏音乐，辨别风声、鸟鸣各种细微而复杂的声音等，以促进幼儿听觉的发展。

（三）皮肤

1. 学前儿童皮肤的特点

(1) 保护机能较差

幼儿皮肤角质层薄嫩，很容易受伤和感染。此外，皮下脂肪较少，防御功能差。由于幼儿活泼好动、缺乏生活经验，皮肤直接与外界接触时，很容易造成擦伤、划伤等。皮肤受伤后若不及时处理，随着细菌侵入就有可能发生感染、化脓。

(2) 调节体温功能差

婴幼儿皮肤的散热和保温功能都远不及成人。此外，神经系统对体温的调节作用还不稳定。当外界温度发生变化时，往往不能很快适应。外界温度过热，易受热中暑；外界温度过冷，皮肤因散热多易受凉或生冻疮。

(3) 渗透作用强

幼儿皮肤的角质层薄，渗透力强。一些有毒液体或化学物质可经皮肤进入体内，引起中毒。

2. 学前儿童皮肤的保健要点

(1) 保持皮肤清洁，养成良好的卫生习惯

清洁的皮肤对人体有保护作用。因此，要经常给幼儿洗澡、洗头，勤换内衣，勤剪指甲等。在幼儿园，教师要注重幼儿盥洗环节的教育，饭前、便后要洗手，玩沙土或游戏后要洗手，使幼儿从小养成爱清洁、讲卫生的好习惯。

(2) 锻炼皮肤对外界环境的适应能力

经常进行户外活动，充分接受空气和阳光的刺激，改善皮肤的血液循环；坚持用冷水洗脸，逐渐锻炼皮肤对外界环境的适应能力。

(3) 注意衣物选择

学前儿童衣服应宽大舒适，面料透气性好，样式便于活动。外衣裤尽量避免使用拉锁。内衣应以浅色的纯棉布料为好，质地柔软、吸水性强，以免刺激皮肤。成人应根据气候的变化和幼儿的活动情况，及时为幼儿增减衣服。

(4) 防止皮肤渗透

避免学前儿童接触、玩耍盛装化学物品的容器，幼儿园消毒用器皿等应做妥善保管与处理。如需在皮肤上涂擦药物时，要注意浓度和剂量。学前儿童不宜使用有刺激性的化妆品、肥皂，更不宜烫头发、涂口红等。

三、学前儿童感觉器官护理

(一) 感觉器官常见疾病及护理

1. 五官疾病：弱视

弱视指无明显器质性病变而矫正视力低于 0.9 的视觉功能发育混乱的疾病。弱视是常见的危害较大的儿童眼病。弱视儿童看远、近物均不清楚，不能辨识远近、深浅，不能形成完整的立体视觉。

弱视仅发生在视觉尚未发育成熟的学前期，8 岁以上儿童视觉发育已近成熟，能抵制诱发弱视的因素，一般不会发生弱视。

(1) 病因

①斜视性弱视。视中枢主动抑制斜视眼的视觉，久而久之形成弱视。一般斜视发病越早，产生抑制越快。据统计，约有 50% 患斜视的儿童有弱视现象。这种弱视是继发的、功能性的，因而是可逆的，预后较好。

②形觉剥夺性弱视。婴幼儿重度上睑下垂，或长期遮蔽一眼阻止光线入眼，影响黄斑发育而引起的弱视。为治疗眼病遮盖儿童的一只眼，也能引起形觉剥夺性弱视。

③屈光不正性弱视。常见于双眼屈光不正而又未佩戴矫正眼镜的幼儿。

④屈光参差性弱视。大脑皮质对屈光度较高的眼睛长期抑制，日久发生弱视。

此外，还有先天性弱视，其发病机制目前尚不十分清楚。

（2）症状

眼球外观正常，但单眼或双眼视力低下，常在0.3以下，且不能用镜片矫正，眼底检查正常。

（3）护理

弱视的治疗是一个长期的过程，除医生检查、指导外，更需要患儿和家长的积极配合，否则不仅事倍功半，而且可能半途而废。

①督促患儿坚持戴眼镜，镜腿要用链条连起来，防止眼镜打碎。

②加强精细作业的训练。

③教育患儿对弱视有一个正确的认识，同时请老师做好班级其他小朋友积极配合的工作，督促患儿坚持治疗。

（4）预防

①定期对幼儿进行视力检查。一旦发现近视、远视、散光等屈光不正，应在专业人士的指导下及时佩戴合适度数的眼镜，以免发展成弱视。

②若发现幼儿经常用歪头偏脸的姿势视物，或斜视，应及时带孩子去医院检查诊治。

③治疗弱视的最佳年龄阶段为学龄前期。年龄越小，治愈率越高。

2. 五官疾病：斜视

人在注视某一物体时，两眼的黑眼球位置不对称，视轴出现明显的偏斜，这一现象称为斜视。斜视对幼儿身心健康的危害较大。

（1）病因

斜视的病因以及表现有多种类型。斜视按照视轴偏斜的方向，可以分为内斜、外斜、上斜、下斜；按照视轴偏斜的原因，可以分为共同性斜视和麻痹性斜视。

（2）矫治

斜视对儿童生理、心理的影响是多方面的。除了影响美观以外，斜视还会使儿童产生心理压力，更重要的是可能引起完善的双眼单视功能丧失，从而引发弱视，故应引起足够的重视。斜视越早治疗，效果越好。可根据病情佩戴矫正眼镜或者通过手术进行治疗。

3. 五官疾病：急性化脓性中耳炎

急性化脓性中耳炎是由细菌感染引起的中耳黏膜的急性化脓性炎症。若治疗及时，炎症消退后，听力大多能恢复正常。若治疗不当或病情严重，可转变为慢性化脓性中耳炎，甚至引起各种并发症。

（1）病因

急性化脓性中耳炎的病因主要为细菌感染，如肺炎链球菌、流感嗜血杆菌、乙型溶血性链球菌等的感染。由于婴幼儿的咽鼓管较短粗，呈水平位，当上呼吸道感染、用力擤鼻涕时，鼻咽部的细菌易进入中耳，诱发中耳炎。早期鼓室黏膜充血、水肿、血管扩张、开始化脓。随着脓液增多，鼓膜因受压而缺血，终致局部溃破、穿孔。若治疗不彻底，时间久了可转为慢性中耳炎。

（2）症状

主要表现为耳痛、听力减退，可有耳堵塞感。婴幼儿不能清楚表达，常表现为抓耳摇头、哭闹不安，发热，体温可高达 40 ℃，并伴有惊厥，以及呕吐、腹泻等胃肠道症状。

（3）护理

一旦发病应立即给予抗生素进行彻底治疗，防止并发其他疾病。

（4）预防

预防上呼吸道感染和急性传染病；教会幼儿用正确的方法擤鼻涕；避免卧位喂哺造成带菌的乳汁及鼻腔分泌物呛入咽鼓管。

4. 皮肤疾病：湿疹

湿疹是由多种因素过敏引起的表皮及真皮浅层的炎症性皮肤病。湿疹是学前儿童最常见的一种皮肤病，易反复发作。湿疹好发部位主要是面颊、眉部、耳后、头皮及臀部，而较大学前儿童主要发生在手足指（趾）端、腋窝、眶窝等部位。

（1）病因

湿疹病因较复杂，大致有三种致病因素：遗传因素、食物因素及环境因素。

①遗传因素。湿疹具有明显的遗传倾向。如果父母都是过敏性体质及小时候患有湿疹或有过敏性皮炎、过敏性鼻炎等，那么孩子得湿疹的比例高达 80%；如果父母中只有一人曾有过敏史，孩子患湿疹的比例则为 60%。

②食物因素。常见的致敏食物有牛奶、鸡蛋、坚果类，一些学前儿童甚至对小麦制品也会发生过敏。

③环境因素。环境中的花粉、尘螨和动物的毛发也是引起过敏的因素。

（2）症状

最初，在前额、两颊、头皮等处出现小米粒大小的疹子，有皮屑脱落，伴随瘙痒感。之后，可渗出液体，干后结成黄色痂皮。

（3）护理

①局部治疗。学前儿童患急性湿疹，以消肿、去渗液、止痒为原则，用硼酸水湿敷，外用氧化锌油、莫匹罗星等；亚急性湿疹的治疗原则为消炎、止痒，可选用炉甘石洗剂、湿疹霜等；慢性湿疹治疗应以止痒为主，可选用艾洛松软膏等。

②全身治疗。当湿疹皮损较广泛时，在医生的指导下用葡萄糖酸钙、维生素C、抗组胺类药物进行治疗。若伴有感染发热，则加用抗生素。

（4）预防

①预防食物过敏。婴儿期尽量采用纯母乳喂养，增强婴儿自身防御能力，降低其患湿疹的风险。如果采用非母乳喂养，家长应选择低过敏配方的奶粉，以减少食物中的过敏原。

②预防环境过敏。有的孩子可能对动物的毛发、尘螨过敏，因此家中最好不要饲养宠物，不铺地毯，生活用品尽可能是棉制品，空调的排风口要及时清洗。如果孩子对花粉过敏，春暖花开时孩子外出应戴口罩或减少外出的频率。

5. 皮肤疾病：痱子、痱毒

痱子是皮肤汗腺开口部位的轻度炎症，可因搔抓后发生感染而形成痱毒。

（1）病因

痱子是汗液排泄不通畅留于皮内引起的汗腺周围发炎，大多发生在出汗过多时。但出汗多的人不一定都生痱子。是否生痱子还决定于皮肤抵抗力的强弱以及汗液排出是否及时。夏季婴幼儿中多见，脾气急躁、经常啼哭、衣物过多的小儿最容易生痱子。

（2）症状

痱子多发生在出汗多或容易受摩擦的部位，如头皮、前额、颈部、胸部、腋窝、腹股沟等处。起初，皮肤出现红斑，形成针尖大小的小疹或水疱，之后变为小米粒大小的脓包，可扩大成豆粒大或杏核大，逐渐变软、破溃，流出黄稠的脓液。脓疱可此消彼起、反复发生。天气转凉后可立即消退，但遇热后症状加重，继发感染时形成小脓肿或痱毒。

（3）护理及预防

夏季应注意室内通风、降温；经常给幼儿洗澡，洗净后用痱子粉或痱子药水；避免幼儿在烈日下玩耍，出汗后要及时擦干；用宽大、柔软、舒适、吸水性强的纯棉面料给幼儿做衣物。

（二）感觉器官常见意外伤害及护理

1. 小外伤

（1）擦伤

擦伤是指钝器机械力摩擦作用造成的损伤，一般由摔倒或磕碰引起，夏季更易出现。其主要表现为表皮剥脱、翻卷等。处理方法：可先用自来水清洗伤口，也可用其他饮用水及生理盐水；再用碘伏或红药水涂抹伤口周围的皮肤进行消毒（表3-8-1）；最后用干净的消毒纱布包扎好或贴上创可贴。如果伤口上沾有无法自行清洗掉的沙粒、污物，或受伤部位肿胀、严重疼痛，周边机体组织破碎、血流不止，或受伤位置很重要（如脸部），则应及时送医。

表 3-8-1 常用消毒药水比较

消毒药水	主要特点
碘伏	刺激性小，可用于皮肤、黏膜的消毒
碘酒	是碘和碘化钾的酒精溶液，需要脱碘，刺激性较强
红药水	含汞
紫药水	有收敛作用，如果消毒不彻底，下面的污染物容易引起继发感染
酒精	刺激性大，和其他药物（如头孢类）一起使用易引起不良反应

（2）钝挫伤

常见于皮肤受到撞击或磕碰后造成的肿痛青紫。若皮肤未破损，可立即冷敷，以减少皮下出血。伤处切不可揉搓，否则会导致出血加剧。严重的应立即限制伤处的活动。一天后采用热敷，以改善血液循环，促进淤血的吸收，减轻伤处的肿胀。

（3）割伤

皮肤不慎割伤，可先用棉签压迫止血，然后用碘伏消毒伤口。被碎玻璃扎伤时，应仔细用镊子清除碎片后再包扎。小的伤口一般用创可贴包裹，深的伤口应送医院处理。

注意：若伤口较深，且沾染了泥土或是被带有铁锈的器具扎伤所致，伤者均应在 24 小时内注射破伤风抗毒素。

（4）扭伤

多发于四肢关节部位。因活动不慎，关节附近的软组织被过度牵拉而受到损伤，扭伤部位会出现明显肿痛，活动受到限制。扭伤初期应立即停止活动，将患处垫高，随后冷敷，以止血、消肿，减轻疼痛。1 ～ 2 天后，可热敷患处，以消肿和促进血液的吸收。怀疑扭伤处有骨折的，应及时就医。

（5）挤伤

多发于手指部位，如被门、抽屉等挤伤。若无破损，可用冷水冲洗或冷敷。若指甲掀开或脱落，应立即去医院。

2. 异物入体

（1）外耳道异物

外耳道异物主要指小飞虫进入外耳道或幼儿玩耍时将豆类、纽扣等物塞入耳朵。若不及时取出，可能会出现外耳炎，影响听力。

取小飞虫的方法：用手电筒照射外耳道，或吹入香烟烟雾将其引出；还可侧卧使患耳向上，往耳内滴入数滴食用油，将虫子粘住或闷死，当耳内的虫子停止挣扎时，再用温水冲洗耳道将虫子冲出。

取豆类、纽扣等的方法：头倾向有异物的一侧，单脚跳跃，将异物弹出。不可用镊子夹或用卡子捅，这样比较危险，容易造成外耳道和鼓膜损伤。

以上方法若无效，应及时就医。

【拓展链接】

婴幼儿外耳道进水的处理

将纸巾卷成一小团塞到外耳道口，让幼儿的头侧向进水的一边控水，几分钟后取出纸团即可。若幼儿不能很好地配合，则不予限制，十几分钟后取出纸团即可。耳朵是盲端，用棉签擦容易把一部分水捅进去。

（2）鼻腔异物

幼儿玩耍时将豆类、珠子、橡皮等塞入鼻孔，若未及时发现并取出，时间久了就会出现鼻塞、异物侧流脓涕等类似于鼻炎的症状。

取出鼻腔异物的操作方法：让幼儿深吸一口气，成人用手堵住无异物的一侧鼻孔，让幼儿使劲擤鼻子，异物一般可以排出。不建议自行用镊子等物夹取异物，若操作不慎，异物会被捅向深处。

取不出时应及时就医。

（3）咽部异物

咽部异物多见于鱼刺卡在扁桃体或其周围，引起咽部疼痛，吞咽时疼痛加剧。

处理方法：让患儿张大嘴，操作者压下其舌头，用镊子取出鱼刺。民间流传的服醋法基本无效，原因是醋很快通过咽部，无法软化鱼刺，另外过多服醋会刺激消化道。吞咽馒头的方法也很危险，如果鱼刺在被馒头推进的过程中，扎伤血管或刺得更深，后果就更严重。

若不能取出应及时就医。

（4）眼部异物

沙子、小飞虫等迷眼后，让患儿不要揉搓眼睛，以免损伤角膜。成人清洁双手后，翻开沾有异物的眼皮，用棉签轻轻拭去。若异物附在角膜上可用清水冲去。若异物嵌在角膜上，应迅速送医，千万不可自行处理，否则会损伤角膜。

3. 动物咬伤

（1）猫狗咬伤

被猫狗咬伤后要立即处理伤口。若不慎感染狂犬病毒，死亡率极高。除猫狗外，狐狸、蝙蝠等动物也可感染或携带狂犬病毒。被感染或携带病毒的动物咬伤后是否患病，一般与咬伤部位、伤口深浅、伤口处理是否及时等有关。

处理步骤：立即就地清洗伤口，用大量清水或肥皂水反复冲洗，挤出污血。若伤口深，可扩大伤口冲洗范围或用注射器灌洗，至少冲洗 20 分钟，随后用生理盐水冲洗，并用碘伏消毒，暴露伤口马上送医院。

（2）蜂蜇伤

被蜂类蜇伤后，人体会产生局部或全身的中毒症状。若出现头晕、恶心、呕吐、休克、昏迷等严重症状应立即送医。不严重的应马上采取以下措施：用橡皮膏将皮肤中的刺粘出（或用消毒的针挑出）；被马蜂、黄蜂蜇伤，可用食醋涂抹（毒液为碱性）；被蜜蜂蜇伤，可用肥皂水、淡碱水涂抹（毒液为酸性）。

4. 烧烫伤

烧烫伤是指幼儿的皮肤和黏膜接触高温物质（如沸水、蒸汽、热油、火等）、电或化学物质而引起的局部或大面积组织损伤。幼儿皮肤细嫩，同等强度的热力对幼儿造成的伤害比对成人更为严重。依据皮肤的损伤深度，烧烫伤可分为 3 个度（表 3-8-2）。

表 3-8-2　烧烫伤分度

分度	表现
一度烧烫伤	仅伤及表面，局部皮肤表皮红肿，感到灼痛，但没有水疱
二度烧烫伤	伤及表皮及真皮两层，受伤面积较大，疼痛剧烈，有水疱
三度烧烫伤	受伤面积大，伤及皮下组织、肌肉甚至内脏器官，皮肤干燥、无弹性，局部痛感消失，无水疱，并伴有全身症状

（1）烫伤后初步处理

在幼儿烫伤时，可按照“冲、脱、泡、盖、送”5 个步骤进行现场初步处理。

冲：用自来水、流动清水等充分淋洗烫伤处，以快速降低皮肤表面热度。一般冲洗 15 ～ 20 分钟，直至疼痛感明显缓解。

脱：小心脱去创面外的衣物，必要时可用剪刀剪开。衣物紧贴创面时，应暂时保留，切忌强行剥脱而损伤创面。

泡：将创面继续浸泡于冷水中 30 分钟，以进一步降低热度和减轻疼痛。但烫伤面积较大时，不应浸泡过久，以免延误治疗时机。

盖：用干净敷料或布类覆盖创面，保护创面不再被污染、不再受损伤。避免用有色药物涂抹，以免影响对烧伤深度的判断。切忌涂抹酱油、牙膏等非医用药品，避免刺激创面、加重伤情或增加感染机会等。

送：照护者应将患儿尽快送至医院，接受进一步检查和治疗。在转送时，应注意保护创面，勿使创面受压。一度烧烫伤只需保持创面清洁，不需特殊处理，能自行消退。

(2) 化学烧伤

被腐蚀性化学物质烧伤，立即用大量清水冲洗伤处半个小时左右，随后送医。若被生石灰烧伤，在冲洗前要先将生石灰从创面去除干净，否则会发生化学反应，造成更严重的创伤。

课后练习

1.（单选题）婴幼儿生理性远视一般发生在（　　）。

A. 3 岁前　　B. 5 岁前

C. 7 岁前　　D. 10 岁前

2.（单选题）保教人员应及时为幼儿增减衣服，是因为幼儿皮肤（　　）。

A. 保护能力差　　B. 调节体温能力差

C. 渗透作用强　　D. 薄嫩

3.（单选题）保育人员给幼儿擦药要注意药物浓度和剂量，这是因为幼儿皮肤（　　）。

A. 保护功能差　　B. 调节体温功能差

C. 渗透作用强　　D. 表面蒸发快

4.（单选题）成人要注意保护幼儿的耳朵以防生冻疮，这是因为幼儿的（　　）。

A. 耳廓血液循环差　　B. 耳咽管较短

C. 耳皮下脂肪较多　　D. 外耳道较浅

5.（单选题）对幼儿眼外伤的处理，以下做法错误的是（　　）。

A. 谷皮、小飞虫等迷眼，让幼儿用力挤眼

B. 沙子、铁屑等嵌入角膜，迅速送去医院

C. 灰尘不小心飞进眼结膜，用干净的棉签轻轻擦拭

D. 眼睛被土块击伤，迅速送去医院

6.（单选题）被蜜蜂蜇伤后，正确的处理方法是（　　）。

A. 冷敷　　B. 涂肥皂水

C. 用温水冲洗　　D. 涂食用醋

视频资源

认识人体

学前儿童运动系统保健与护理

学前儿童呼吸系统保健与护理

学前儿童循环系统保健与护理

学前儿童消化系统保健与护理

学前儿童泌尿系统保健与护理

学前儿童神经系统保健与护理

学前儿童内分泌系统保健与护理

学前儿童感觉器官保健与护理

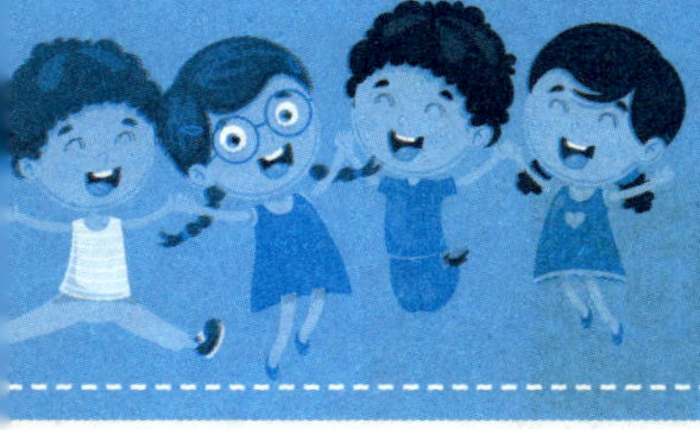

项目四
学前儿童营养与卫生

◎ [学习目标]

1. 了解七大营养素的来源、学前儿童每日的营养素需要量。
2. 知道缺乏营养素的可能症状，知道三大产能营养素的基本内容。
3. 掌握基本营养素的食物来源，提高日常生活中营养搭配的能力。

◎ [育人目标]

1. 增强平衡膳食意识，提升幼师职业责任感。
2. 培养细心、用心、吃苦耐劳、爱护幼儿的工作态度，培养合作精神。
3. 逐步形成“预防为主、健康第一”的理念。

任务一 学前儿童的营养需要

◎【任务导入】

这几天，小班的李老师发现刚入园的明明吃早餐只吃鸡蛋，从不吃馒头、花卷类主食。于是，李老师试着和明明家长沟通，可家长却说：“明明在家时也很少吃馒头、花卷类面食，多给他发一个鸡蛋代替吧。”如果你是李老师，你会如何与家长沟通这个问题？

一、基本概念

学前儿童处于生长发育的快速时期，新陈代谢旺盛，所需能量比成人多，因此为保证学前儿童正常生长发育，预防疾病，增强抵抗力，成人必须科学地为他们提供丰富的营养。

（一）营养素（扫码观看视频 4-1-1）

营养素是指食物中所含的能够维持生命和健康，并促进机体生长发育的化学物质。目前已知的必需营养素有 40 多种，概括为七大类，即蛋白质、脂肪、糖类（碳水化合物）、无机盐（矿物质）、维生素、水和膳食纤维。其中，膳食纤维是在前“六大营养素”的基础上新增加的一类营养素，又称为“第七营养素”。

视频 4-1-1
认识七大
营养素

营养素可以分为产能营养素和非产能营养素。产能营养素是机体能量的主要来源，包括碳水化合物、脂肪、蛋白质，除此以外的营养素基本上为不产能营养素。不产能营养素主要有维生素（包括维生素 A、D、E、K、C 和 B 族维生素）、矿物质（包括磷、钾、镁、钙、铁、锌、碘、硒、铜、锰等）、膳食纤维三大类。它们在人体的生命活动中扮演重要角色，但不提供能量，故为不产能营养素。

（二）能量

能量是人体进行生理活动和生活活动所需要的动力来源。体内细胞的生理活动需要能量，人体必须有能量才能工作和生活，学前儿童有能量才能不断地生长发育。营养学中，一般将“kcal”（千卡）作为能量的单位。

（三）学前儿童的能量消耗

1. 基础代谢

基础代谢指人体在清醒、静卧、空腹时，维持最基本的生命活动所需的能量，包括维持体温、肌肉张力、循环、呼吸、胃肠蠕动、腺体活动等基本生理活动。

2. 体力活动

体力活动是人体能量消耗中最主要的一项支出。活泼好动的学前儿童所消耗的能量要多于同龄的安静、不好动的儿童。

3. 生长发育

生长发育是学前儿童所特有的一项能量消耗。学前儿童正值生长发育的特殊阶段，由于身高、体重不断增长，各器官功能逐渐成熟，需要消耗能量以满足快速生长发育的需求。幼儿生长速度越快，消耗的能量越多。

此外，在摄取和消化、吸收食物，排泄废物时也需要消耗能量。

二、学前儿童需要的营养素

（一）蛋白质（扫码观看视频 4-1-2）

视频 4-1-2
蛋白质

蛋白质是生命的物质基础，没有蛋白质就没有生命。蛋白质是构成细胞的基本物质，机体中每个细胞的主要成分都是蛋白质。蛋白质占人体重量的 16% ～ 20%。人体内蛋白质的种类很多，性质、功能各异，但都是由 20 多种氨基酸按不同比例组合而成的，并在体内不断地进行代谢与更新。

1. 生理功能

（1）构成和修复身体组织

蛋白质是构成和修复身体组织的重要原料。人体的发育以及受损细胞的修复和更新，都离不开蛋白质。

（2）调节生理功能

蛋白质是构成酶、激素、抗体等的基本原料。这些物质都具有调节生理功能的作用。

（3）提供能量

蛋白质能产生热能，为身体提供能量。此项不是其主要功能，因为如果蛋白质分解代谢的产物过多，对肾脏有危害。

2. 蛋白质的组成——氨基酸

蛋白质的基本组成是氨基酸。人体必须从食物中摄取蛋白质。食物经过消化，分解为氨基酸，再组合成多种蛋白质。氨基酸共 20 多种，分为必需氨基酸和非必需氨基酸两类。

（1）必需氨基酸

必需氨基酸是指人体自身不能合成，必须由食物中的蛋白质提供的氨基酸。对儿童来说，必需氨基酸有赖氨酸、色氨酸、苯丙氨酸、蛋氨酸、亮氨酸、异亮氨酸、苏氨酸、缬氨酸和组氨酸。对成人来说，组氨酸不是必需氨基酸，只有前 8 种为必需氨基酸。1 岁以内的儿童还应该多补充组氨酸和精氨酸。

（2）非必需氨基酸

非必需氨基酸并不是指人体不需要的氨基酸，而是指机体能自己合成，或可以由其他氨基酸转化得到，不必从食物中直接摄取的氨基酸。

3. 食物来源

含有蛋白质的食物分为两类：一类是含植物性蛋白质的食物，主要有花生、核桃、葵花籽、莲子、谷类、豆类；另一类是含动物性蛋白质的食物，主要有肉类、鲜奶类和蛋类。

4. 蛋白质的参考摄入量

中国营养学会建议，学前儿童蛋白质摄入量为：0 ～ 6 个月，9 g/d；7 ～ 12 个月，17 g/d；1 ～ 2 岁，25 g/d；3 岁，30 g/d；4 ～ 5 岁，30 g/d；6 岁，35 g/d。

5. 蛋白质缺乏或过量疾病症状

学前儿童因为生长发育，不但需要蛋白质补充能量消耗，还需要蛋白质构成新的组织，所以机体需要的蛋白质较成人多。若长期缺乏蛋白质，尤其是优质蛋白质，可导致生长发育迟缓、体重过轻、贫血、抵抗力降低、智力障碍等；但如果饮食中蛋白质过多，易导致便秘及食欲减退，同时大量蛋白质的代谢产物会增加肾脏的负担。

（二）脂肪（扫码观看视频 4-1-3）

视频 4-1-3
脂肪

脂肪是甘油和脂肪酸的化合物，是磷脂、糖脂、胆固醇等化合物的总称。

1. 生理功能

（1）构成机体组织

脂肪是人体组织的重要组成部分，对于维持细胞结构与功能具有重要作用。

（2）保护机体，维持体温

脂肪层如同软垫，可以保护和固定器官，使器官免受撞击和震动的损伤。脂肪不易导热，可以减少热量散失，有助于御寒。

（3）储存能量

人体自身能量的储存形式为脂肪。脂肪的产热量最高，所占空间小，储存在皮下、腹腔等处，人在饥饿时首先消耗脂肪。

（4）促进脂溶性维生素的吸收

维生素 A、维生素 D、维生素 E、维生素 K 等不溶于水而溶于脂肪。膳食中适量脂肪的存在，有利于脂溶性维生素的吸收。

（5）提供必需脂肪酸

必需脂肪酸不能由人体自身合成，必须由食物脂肪供给。

（6）增进食欲

在烹调食物时，油脂可使食物变得美味，引起食欲。脂肪在消化道内停留的时间较长，可增加饱腹感。

2. 脂肪的组成

脂肪包括甘油和脂肪酸。脂肪酸从结构上可分为饱和脂肪酸和不饱和脂肪酸两类，从合成上可分为必需脂肪酸和非必需脂肪酸两类。必需脂肪酸是指人体不能合成，必须由食物供给的不饱和脂肪酸。目前认为不饱和脂肪酸有两种，即亚油酸和亚麻酸。

3. 食物来源

脂肪的食物来源包括植物性食物和动物性食物。植物性食物有花生油、菜籽油、芝麻油、棕榈油、核桃油、坚果类等。动物性食物有猪油、牛油、羊油、深海鱼油以及各种肉类和内脏类。

4. 脂肪的参考摄入量

中国营养学会建议，学前儿童每日总脂肪摄入量占一日热能总量的百分比为：0 ～ 6 个月，48%，7 ～ 12 个月，40%；1 ～ 3 岁，35%；4 ～ 6 岁，20% ～ 30%。

5. 脂肪缺乏或过量疾病症状

学前儿童日常若摄入过多脂肪可能增加成年后患动脉硬化的风险。如脂肪长期摄入不足，会使学前儿童生长发育迟缓，免疫力下降，容易发生感染性疾病；此外，皮肤还会变得干燥，容易发生湿疹，伤口也不易愈合等。

（三）糖类（扫码观看视频 4-1-4）

糖类是人体的重要营养素之一，由碳、氢、氧 3 种元素组成，又叫碳水化合物。

1. 生理功能

视频 4-1-4
碳水化合物

（1）提供热能

碳水化合物为热能的主要食物来源。每日由碳水化合物供给的热能应占总热能的 50% 以上。

（2）构成组织

碳水化合物也是构成体内组织的成分，如核酸中的核糖、抗体中的糖蛋白、细胞膜中的糖脂等。

（3）维持神经系统的生理功能

神经系统所需的热能，完全要由碳水化合物的代谢产物——葡萄糖来提供。

（4）合成肝糖原和肌糖原

吸收入血的糖，叫血糖。血糖经过血液循环，供给各个器官使用。若有多余，则以肝糖原和肌糖原的形式储存于肝脏和肌肉中。肝糖原的水平直接影响机体对化学毒物的解毒能力。肝糖原不足则机体对化学毒物的解毒能力下降。

（5）有抗生酮作用

糖类是供给机体热能的主要来源，一旦供给不足，则机体将动用体内储备的脂肪供给热能。脂肪的大量消耗常导致氧化不完全，从而产生过多的对人体有害的酮体。因此，碳水化合物有抗生酮作用。

（6）减少蛋白质的消耗

糖类供给充足还可以避免机体消耗过多的蛋白质作为热能来源，以保证蛋白质充分发挥其重要的生理功能，因此碳水化合物具有保护蛋白质的作用。

2. 碳水化合物的组成

食物中所含的碳水化合物，一部分可被人体吸收，一部分则不能，两部分各有其生理作用。

（1）可被吸收的糖类

能被人体吸收的糖类包括单糖（葡萄糖、果糖、半乳糖等）、双糖（蔗糖、麦芽糖、乳糖等）及多糖（淀粉、糊精等）。

（2）不能被吸收的糖类

不能被人体吸收的糖类包括粗纤维、果胶等，总称“膳食纤维”。

3. 食物来源

碳水化合物的食物来源很丰富，有淀粉类食物，如米、面等；有根茎类食物，如土豆、红薯等；有含糖的其他食物，如蜂蜜、水果、蔬菜等。

4. 碳水化合物的参考摄入量

学前儿童需要的糖类相对比成人多。中国营养学会建议，学前儿童总碳水化合物的摄入量为：0 ～ 6 个月，60 g/d；7 ～ 12 个月，80 g/d；1 ～ 3 岁，120 g/d；4 ～ 6 岁，120 g/d。

5. 营养缺乏或过量疾病症状

学前儿童膳食中糖类如摄入过多，大量的葡萄糖会转化为脂肪堆积在体内，导致肥胖，同时增加心脏病、糖尿病发生的风险。

如糖类摄入不足，会导致体内蛋白质消耗增加，影响生长发育；还将使大脑供能不足，出现脑功能下降，如记忆力减退，并可能诱发低血糖，使人体感到头晕、无力，甚至昏迷。

（四）无机盐（扫码观看视频 4-1-5）

存在于人体的各种元素，除碳、氢、氧和氮主要以有机物的形式出现外，其余各种元素，可统称为无机盐（又称矿物质）。机体中的无机盐约占体重的 4% ～ 5%，对学前儿童的成长发育极为重要。

视频 4-1-5
矿物质

人体中的无机盐有 20 多种，含量在 0.01% 以上（＞ 5 g）的称为常量元素，有钙、镁、钾、钠、硫、磷、氯等 7 种元素；含量小于 0.01% 的称为微量元素，有铁、锌、铜、钴、铬、钼、碘、硒、锰、镍、锡、氟、硅、钒等 14 种，前 8 种被认为是维持正常人体生命活动不可缺少的必需微量元素。

1. 钙

（1）生理功能

钙构成骨骼和牙齿。

（2）食物来源

含钙丰富的食物有奶类、鱼、虾、豆类和绿叶蔬菜等。

（3）影响钙吸收的因素

①维生素 D 能够帮助机体吸收钙。

②谷类和豆类的外皮中含有的植酸，一些蔬菜，如菠菜、芹菜中含有的草酸，均可与钙结合成不溶性钙盐——植酸钙和草酸钙，降低钙的吸收率。

（4）钙的参考摄入量

中国营养学会推荐，学前儿童的钙摄入量为：0～6 个月，200 mg/d；7～12 个月，350 mg/d；1～3 岁，500 mg/d；4～6 岁，600 mg/d。

（5）钙的缺乏和过量

学前儿童缺钙，不仅会造成骨骼发育迟缓，牙齿不整齐，严重的还会引起手足搐搦症或佝偻病。成年人缺钙则可能出现骨质疏松症。过量摄入会增加患肾结石的风险，膳食钙过量还将影响铁、镁、锌的吸收与利用。

2. 铁

（1）生理功能

铁是人体含量最高的微量元素，是合成血红蛋白的重要原料之一，参与体内氧的运输和利用。

（2）食物来源

动物性食物中，如肝、血、蛋黄、瘦肉等含铁量较多，吸收率高；植物性食物中，黑木耳、海带、芝麻酱、豆类、绿叶蔬菜、有色水果（红果、樱桃、葡萄、草莓、桃）、干果（柿饼、干枣）等含铁量丰富。

（3）影响铁吸收的因素

①维生素 C 可以促进三价铁还原成二价铁，利于铁的吸收。

②乳类中含铁极少，以牛奶喂养的孩子要及时添加含铁量丰富的食物。

③谷物中含有的植酸、某些蔬菜中含有的草酸，均会影响铁的吸收。

（4）铁的参考摄入量

婴儿出生 4 个月左右，体内储存的铁已消耗殆尽，应及时添加含铁量较高的食物，尤其是母乳喂养的婴儿（母乳中含铁量较低）。中国营养学会推荐，学前儿童的铁摄入量为：0～6 个月，0.3 mg/d；7 个月～6 岁，10 mg/d。

（5）铁的缺乏与过量

学前儿童体内缺铁，将会引起缺铁性贫血，严重时还会影响幼儿体格及智力的发育。铁摄入过量，容易引发铁中毒，出现恶心、呕吐、头晕、意识模糊、心跳加速等症状。

3. 锌

（1）生理功能

锌参与体内多种酶的合成，促进生长发育，促进食欲，维持免疫功能，维持头发、皮肤、骨骼的正常生长。

（2）食物来源

膳食中的锌主要来源于蛋白质含量丰富的食物，如贝类海产品、红色肉类、动物内脏以及鱼类等。蛋类、干果、豆类、花生、燕麦等含锌比较丰富。

（3）锌的参考摄入量

中国营养学会推荐，学前儿童的锌摄入量为：0～6个月，1.5 mg/d；7～12个月，3.2 mg/d；1～3岁，4 mg/d；4～6岁，5.5 mg/d。

（4）锌的缺乏与过量

儿童缺锌可表现为生长发育迟缓或停滞，造成身材矮小、第二性征发育不良或障碍等问题；孕妇缺锌则影响胎儿发育；缺锌可能发生食欲缺乏甚至异食癖，还可造成伤口愈合慢或免疫力低下；儿童长期缺锌可能损害中枢神经系统，影响认知功能。锌过量或锌中毒可能出现胃部不适、腹痛、腹泻等症状。过量的锌会损害免疫器官和免疫功能，并干扰铜、铁和其他微量元素的吸收与利用。

4. 碘

（1）生理功能

碘是合成甲状腺素的主要原料。此外，碘还能够促进物质和能量代谢，参与调节机体的新陈代谢，促进生长发育。

（2）食物来源

海盐和海产品中含碘量很高，如海带、紫菜、海鱼、干贝、海参等，都是碘的良好食物来源。

（3）碘的参考摄入量

中国营养学会推荐，学前儿童碘的摄入量为：0～6个月，85 μg/d；7～12个月，115 μg/d；1～6岁，90 μg/d。

（4）碘的缺乏与过量

人体缺碘可导致甲状腺素合成受阻，甲状腺激素水平下降，并导致甲状腺肿。婴幼儿缺碘可引起生长发育迟缓、大脑神经系统发育障碍，影响认知发展和神经运动能力，严重者可能出现呆小症（克汀病）。碘过量可能引起高碘性甲状腺肿、甲状腺功能亢进等。

（五）维生素

维生素是一类有机化合物，在物质代谢中起着重要的作用，其大多不能在体内合成，必须由食物供给。根据溶解性质，维生素可分为脂溶性维生素和水溶性维生素两类。脂溶性维生素包括维生素 A、D、E、K，水溶性维生素包括 B 族维生素（B_1、B_2、B_6、叶酸、B_{12}）和维生素 C 等。

1. 维生素 A

（1）生理功能

①维持正常视觉功能。

②维护呼吸道、消化道等的上皮细胞完整。

③增强机体免疫力。

（2）食物来源

维生素 A 主要来源于动物性食品，如动物肝脏、蛋黄、乳类等。某些植物性食品，如菠菜、豌豆苗、红心甜薯、胡萝卜等含有的胡萝卜素，在肠道内可转变为维生素 A。

（3）维生素 A 的推荐摄入量

根据中国营养学会的建议，婴幼儿维生素 A 的参考摄入量为：0 ～ 6 个月，300 μgRAE/d；6 ～ 12 个 月，350 μgRAE/d；1 ～ 3 岁，330 ～ 340 μgRAE/d；4 ～ 6 岁，380 ～ 390 μgRAE/d。

（4）维生素 A 的缺乏与过量

维生素 A 缺乏的最早症状是暗适应能力下降，严重者可能出现夜盲症。其次，也可引起眼干燥症以及上皮干燥、粗糙及角质化。除此之外，维生素 A 缺乏还可造成机体免疫力低下，儿童生长发育迟缓。由于维生素 A 易在体内储存，过量摄入可能引起中毒，出现食欲减退、脱发、头痛、恶心、呕吐、前囟隆起、四肢疼痛等症状。

2. 维生素 D

维生素 D 具有抗佝偻病的作用，又称抗佝偻病维生素。维生素 D 是人体可以自然合成的一类物质，在日光紫外线照射下，人体皮下脂肪中含有的 7- 脱氢胆固醇可转变为胆钙化醇，即维生素 D_3。

（1）生理功能

①促进钙的吸收与利用。维生素 D 可促进钙、磷在小肠内的吸收和在肾小管的重吸收，并能调节、维持血液中钙和磷的正常浓度。

②促使骨骼正常生长。维生素 D 能够促进人体对钙质的吸收与利用，钙和磷是骨骼与牙齿的重要成分，因此，维生素 D 对维持骨骼与牙齿正常生长、钙化有重要作用。

③维生素 D 还作用于免疫器官以及心脏、肌肉和大脑等器官，具有免疫调节作用。

(2) 食物来源

维生素 D 既来源于膳食，也可由皮肤合成，但其食物来源并不丰富。维生素 D 主要存在于海水鱼、肝和蛋黄等动物性食品及鱼肝油制剂中。经常晒太阳是廉价而有效的维生素 D 获得方式。

(3) 维生素 D 的推荐摄入量

中国营养学会推荐，0 ～ 6 岁学前儿童维生素 D 的摄入量为 10 μg/d。

(4) 维生素 D 的缺乏和过量

维生素 D 缺乏主要影响机体对钙、磷的吸收，继而影响骨钙化，引起骨骼相关的症状。如婴幼儿严重缺乏维生素 D 可能患佝偻病，骨骼硬度过低，导致罗圈腿、X 形腿、方颅等症状，并易发生龋齿。成年人维生素 D 缺乏可能出现骨质软化、骨质疏松等。过量摄入维生素 D 可引发食欲缺乏、恶心、呕吐、腹泻、头痛发热等中毒症状。

3. 维生素 E

维生素 E 与生育功能有关，故又称生育酚。人体中所有的细胞中都含有维生素 E。

(1) 生理功能

①抗氧化作用。维生素 E 作为重要的抗氧化剂，与机体其他抗氧化物质构成机体抗氧化系统，保护体内脂肪酸，防止它们被氧化生成自由基，防止自由基对人体的损害。

②预防衰老。补充维生素 E 可改善皮肤弹性，并提高免疫力。

(2) 食物来源

人类所需的维生素 E 大多来自谷类和食用植物油。几乎所有的食物种子都富含维生素 E，大豆、谷胚也是维生素 E 的较好来源。含有大量油脂的各种饼干、点心、方便面、油炸食品并不是维生素 E 的有效来源。

(3) 维生素 E 的推荐摄入量

中国营养学会推荐，学前儿童维生素 E 的摄入量为：0 ～ 6 个月，3 mgα-TE/d；7 ～ 12 个月，4 mgα-TE/d；1 ～ 3 岁，6 mgα-TE/d；4 ～ 6 岁，7 mgα-TE/d。

(4) 维生素 E 的缺乏和过量

维生素 E 缺乏较为少见。但低体重早产儿及脂肪吸收障碍者可出现维生素 E 缺乏，易发生溶血性贫血。维生素 E 毒性相对较低，但大剂量摄入可能导致肌无力、视觉模糊、恶心、腹泻，以及维生素 K 吸收、利用障碍。

4. 维生素 B_1（硫胺素）

维生素 B_1 分子结构中因含有氨基和硫，因此又叫硫胺素。因其发现与预防和治疗脚气病有关，故又被称为抗脚气病维生素。

（1）生理功能

作为酶的成分参与糖代谢。糖类在体内氧化必须有维生素 B_1 参加，如维生素 B_1 供给不足，则不利于糖类顺利氧化继而产生能量，能量不足会影响神经系统和心脏功能。同时，维生素 B_1 缺乏可能影响某些神经递质的合成与代谢。

（2）食物来源

维生素 B_1 的主要来源为谷类的谷皮和胚芽，粗粮中含量丰富。动物内脏、蛋类和瘦肉含量也较丰富。谷物过于精制加工、食物过分水洗及烹调中的加碱和高温都可使维生素 B_1 有不同程度的损失。

（3）维生素 B_1 的推荐摄入量

中国营养学会推荐，我国学前儿童维生素 B_1 的摄入量是：0 ～ 3 个月，0.1 mg/d；7 ～ 12 个月，0.3 mg/d；1 ～ 3 岁，0.6 mg/d；4 ～ 7 岁，0.9 mg/d。

（4）维生素 B_1 的缺乏与过量

维生素 B_1 摄入不足将影响糖类代谢，症状轻者表现为肌肉乏力、精神淡漠、食欲减退，重者会发生脚气病，表现为下肢多发性神经炎。维生素 B_1 在体内储存量甚少，又极易从尿液中排出，过量一般不会引起中毒。只有短时间服用超过 RNI（推荐摄入量）100 倍以上的剂量时，才可能出现头痛、惊厥和心律失常等症状。

5. 维生素 B_2（核黄素）

维生素 B_2 又称核黄素，溶于水。在中性或酸性溶液中稳定，但极易被日光或碱液破坏。维生素 B_2 在体内储存有限。因此，每日的膳食都应提供维生素 B_2。

（1）生理功能

①参与体内生物氧化与能量代谢。

②参与维生素 B_6、烟酸及某些药物代谢。

（2）膳食来源

维生素 B_2 的良好食物来源主要是动物性食物，包括内脏、鱼肉类、奶类食品和蛋黄等。植物性食物中的绿叶蔬菜，如菠菜、油菜含量较多，深绿色叶菜是其丰富来源。

（3）维生素 B_2 的推荐摄入量

中国营养学会推荐，学前儿童维生素 B_2 的摄入量为：0 ～ 3 个月，0.4 mg/d；7 ～ 12 个月，0.6 mg/d；1 ～ 3 岁，0.6 ～ 0.7 mg/d；4 ～ 6 岁，0.8 ～ 0.9 mg/d。

（4）维生素 B_2 的缺乏与过量

维生素 B_2 缺乏时，主要表现为黏膜部位肿胀发炎，如口角炎、唇炎、角膜炎及脂溢性皮炎等。肉、蛋、奶供应不足，将使儿童出现不同程度的核黄素缺乏症，影响其正常生长发育。维生素 B_2 极易从尿液中排出，不会引起过量中毒。

6. 维生素 C（抗坏血酸）

维生素 C 的化学名称是抗坏血酸，因其能够治疗坏血病而得名。维生素 C 无色，有酸味，溶于水，极易被氧化与破坏，但在酸性条件下稳定。

（1）生理功能

①促进胶原的形成。

②促进体内铁的吸收。

③抗氧化。

（2）食物来源

维生素 C 主要来源于新鲜的蔬菜和水果。深色蔬菜及卷心菜中维生素 C 含量较多，水果中的柑橘类、草莓、猕猴桃、酸枣等维生素 C 含量丰富。每天吃 500 g 以上蔬菜水果，即可达到维生素 C 的生理正常需要量。维生素 C 溶于水，烹调加热和接触空气中的氧都会被破坏。

（3）维生素 C 的推荐摄入量

维生素 C 在机体内不能合成，也不能被大量储存，必须从食物中摄入以满足机体的需要。我国烹调习惯中对食物的加热较多，维生素 C 损失较多，因而我国适当提高了维生素 C 的推荐摄入量，即 0 ～ 3 岁为 40 mg/d，4 ～ 6 岁为 50 mg/d。

（4）维生素 C 的缺乏与过量

维生素 C 缺乏可表现为虚弱，关节肿胀，牙龈、皮下出血以及伤口愈合不良。严重摄入不足时可引起坏血病。每日摄入 200 mg 以上维生素 C，人体吸收能力达到极限，多余维生素 C 从尿液排出。大量增补维生素 C 会刺激肠道，每日 5 g 以上可能导致恶心、腹泻等副作用。过多摄入还将增加患肾结石的风险，可能使铁吸收过量，反而促进体内形成自由基。

（六）水

水是生命之源，是人体最主要的成分。成年人体内含水 60% 左右，主要存在于肌肉组织和体液中。年龄越小，体内含水量占比越高。新生儿体内含水量约为体重的 80%。

1. 生理功能

水参与体内物质代谢，是一切生理过程中生物化学反应不可缺少的介质，帮助营养素和各种代谢产物以及废物在体内循环，起到运输物质的作用。

水能够帮助人体调节体温。气温升高或身体产热过多时，人体可通过汗液蒸发散发热能，避免体温过高。

水可减少身体器官和各部位的摩擦，起到缓冲、润滑作用。唾液和黏液还有助于食物吞咽。

2. 食物来源

人体内水的来源包括饮水、食物中所含水分以及体内代谢产生的水。

3. 水的推荐摄入量

学前儿童新陈代谢旺盛以及摄入蛋白质和矿物质较多，对水的需求量相对较大。婴儿需水量为成年人的 3 ～ 4 倍。中国营养学会推荐，学前儿童对水的摄入量为：0 ～ 6 个月，700 mL/d；7 ～ 12 个月，900 mL/d；1 ～ 3 岁，1 300 mL/d；4 ～ 6 岁，1 600 mL/d。

4. 水的缺乏与过量

水摄入不足或流失过多，可引起身体缺水。当感觉到干渴时，人体实际已失去 2% 左右的水分；失水达到体重 10% 以上可导致代谢紊乱，并出现烦躁、皮肤失去弹性、全身无力等症状；失水超过 20%，生命活动将无法持续。水摄入量超过肾脏排出的能力，将引发体内水过量或水中毒。

（七）膳食纤维

近年来，膳食纤维被营养学界称为“第七营养素”。膳食纤维没有营养价值，这是由于人体消化道中缺乏能消化膳食纤维的酶，膳食纤维不能被人体消化吸收。但是，膳食纤维在保持消化系统健康上发挥着重要作用。补充适量的膳食纤维，可有效预防肥胖、糖尿病、冠心病、直肠癌、结肠癌等。

1. 生理功能

（1）增强肠道功能

膳食纤维可以清洁消化壁，促进肠道蠕动，增强消化功能。

（2）降低血浆胆固醇和餐后血糖

膳食纤维可减缓消化速度和加快胆固醇排泄，可将血液中的血糖和胆固醇控制在最理想的水平。

（3）对抗有害物质

膳食纤维可稀释并加速移除食物中的致癌物质和有毒物质，保护脆弱的消化道，预防结肠癌。

（4）控制体重

膳食纤维通过吸收胃肠内的水分，迅速膨胀，使人体产生饱腹感，并且减少肠道吸收糖类、脂类物质，抑制肥胖。

2. 食物来源

植物性食物是膳食纤维的天然食物来源，主要有谷薯类食物，如糙米、玉米、小米、大麦的米糠；根菜类和海藻类食物，如胡萝卜、四季豆、红豆、豌豆和裙带菜等；蔬菜和水果，如韭菜、卷心菜、香蕉、苹果等。

3. 膳食纤维的推荐摄入量

中国营养学会推荐，学前儿童的膳食纤维摄入量为：1 ～ 3 岁，5 ～ 10 g/d；4 ～ 6 岁，10 ～ 15 g/d。

4. 学前儿童需要量

学前儿童由于肠道功能较差，不宜吃较粗的膳食纤维。每天可补充适量柔软的膳食纤维，如鲜嫩的蔬菜水果和薯类等。对学前儿童而言，膳食纤维补充并不是越多越好。若食用粗纤维食物过多，过度刺激肠黏膜可引起胀气和腹泻，还会影响某些矿物质的吸收利用，也可影响铁和叶酸的吸收利用。

【拓展链接】

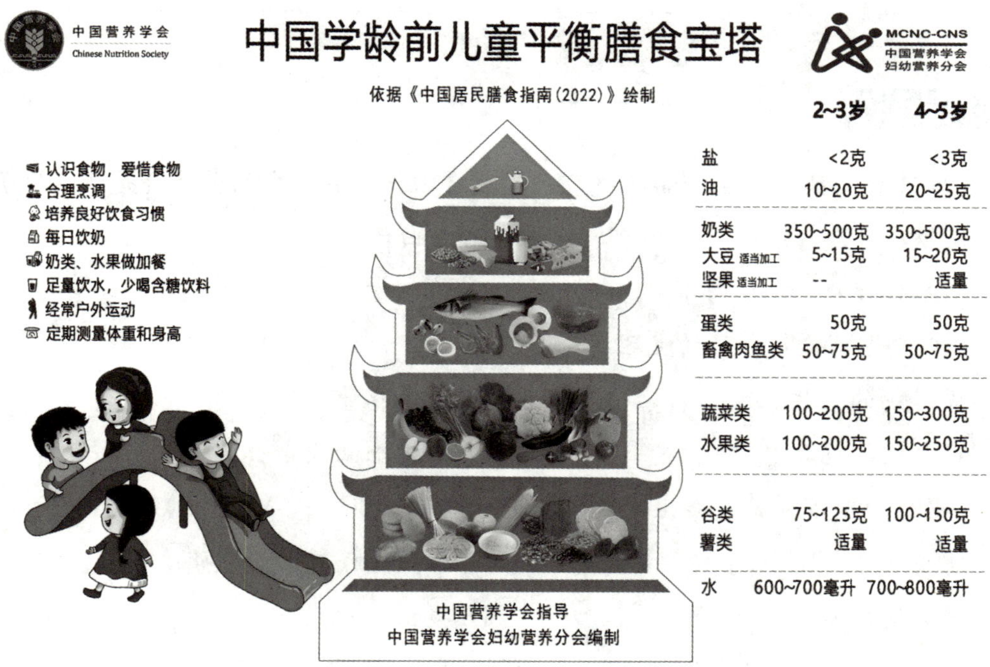

图 4-1-1　学龄前儿童平衡膳食宝塔

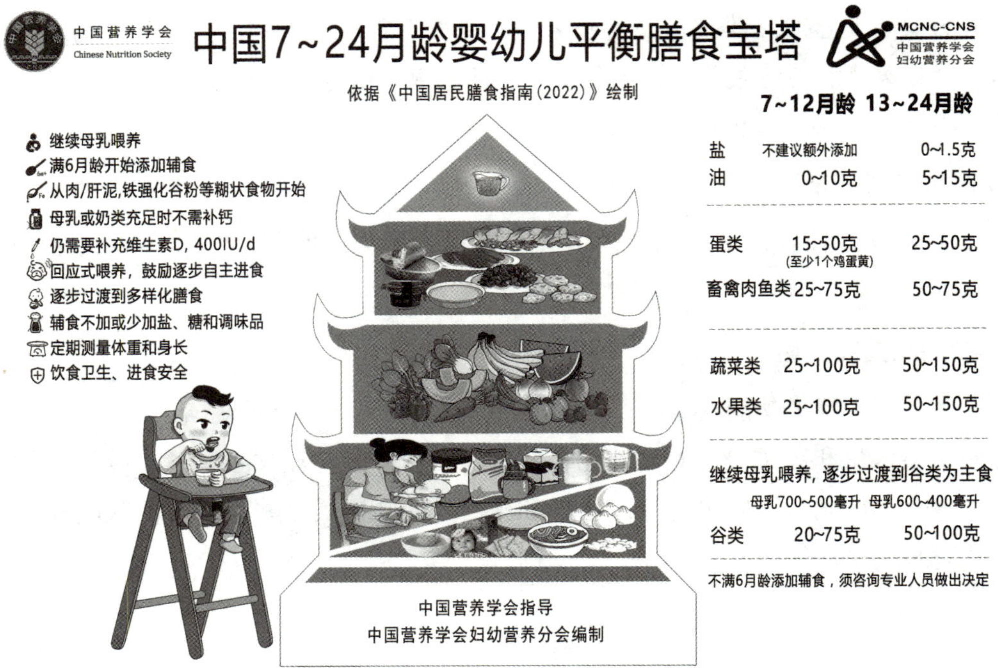

图 4-1-2　7 ～ 24 月龄婴幼儿平衡膳食宝塔

课后练习

1.（单选题）被称为生命的物质基础，没有它就没有生命的营养素是（　　）。

A. 脂肪　　　　B. 蛋白质

C. 碳水化合物　　　　D. 维生素

2.（单选题）维生素 C 的生理功能是（　　）。

A. 促进钙的吸收　　　　B. 提供能量

C. 抗氧化、抗衰老　　　　D. 促进脑细胞生长

3.（单选题）下列不是维生素 A 的生理功能的是（　　）。

A. 明目　　　　B. 维护呼吸道上皮完整

C. 提高免疫力　　　　D. 提供能量

4.（单选题）儿童骨骼发育不良，补钙的同时还需要补充（　　）。

A. 维生素 A　　　　B. 维生素 B

C. 维生素 C　　　　D. 维生素 D

5.（单选题）孕期碘摄入严重不足，可能导致婴儿患（　　）。

A. 侏儒症　　B. 呆小症

C. 肢端肥大症　　D. 甲亢

6.（判断题）儿童对水的需要量大，年龄越小，水的相对需要量越大。（　　）

7.（判断题）幼儿时期，经常进行户外活动，可促进维生素 D 的合成，预防佝偻病。（　　）

8.（判断题）蛋白质是人体内最大的燃料库。（　　）

9.（判断题）脂肪能够防止人体热量散失，利于保持体温，并能对机械撞击起到缓冲作用。（　　）

10.（判断题）通常情况下，绝大多数维生素不能在人体内合成，只能从食物中获取。（　　）

任务二　婴幼儿喂养及学前儿童膳食卫生

◎【任务导入】

1. 目前，我国学前儿童营养缺乏与营养过剩状况依然存在，“豆芽菜”和“小胖墩”现象并存，你觉得“豆芽菜”和“小胖墩”存在的原因分别是什么？改善营养、提高儿童健康水平需从哪些方面入手？

2. 午饭时，其他幼儿都津津有味地吃着，乐乐老师给小红盛了半勺饭，菜也不是很多，小红却只吃了一点儿饭，菜一口未动。她坐在桌边歪着脑袋，皱着眉头，将饭含在嘴里，任凭乐乐老师怎么说，就是不吃菜。如果你是乐乐老师，你该如何引导小红改掉挑食的不良习惯？

一、幼儿园膳食的原则与计划

（一）幼儿园膳食的原则

视频 4-2-1
膳食平衡

1. 膳食平衡（扫码观看视频 4-2-1）

膳食平衡是合理营养的基础。所谓膳食平衡就是指膳食中不仅含有满足人体需要的各种营养素，而且各种营养素的比例适合人体需要。在制定幼儿膳食方案时，要选择营养价值较高的各类食品。具体见表 4-2-1、表 4-2-2。

表 4-2-1　食物分类及营养成分表

分类	谷类	动物性食物	豆类及其制品	蔬菜与水果类	热能性食品
	米、面、杂粮等	肉、禽、鱼、奶、蛋类等	大豆及其他干豆类	鲜豆、根茎、叶菜、茄果	植物油、食用糖
主要营养成分	糖类、蛋白质、纤维素、B 族维生素等	蛋白质、脂肪、无机盐、维生素 A、B 族维生素等	蛋白质、脂肪、纤维素、无机盐、B 族维生素等	纤维素、无机盐、维生素 C、胡萝卜素等	脂肪、糖类

表 4-2-2　学前儿童每日食物摄入量

食物种类	1 ~ 3 岁	3 ~ 6 岁
蔬菜	150 ~ 200 g	200 ~ 300 g
水果	50 ~ 100 g	100 ~ 150 g
豆类及其制品	25 ~ 50 g	50 g
动物性食物	50 ~ 100 g	100 ~ 150 g
奶类或豆浆	250 g	250 g
谷类	150 ~ 200 g	250 ~ 300 g
植物油	10 ~ 15 g	10 ~ 20 g
糖	10 ~ 15 g	10 ~ 15 g

2. 合理搭配

没有任何一种天然食物能够满足人体的所有需要。如果将食物合理搭配，就能够大大提高混合食物的营养价值。食物的搭配应做到粗细搭配、米面搭配、荤素搭配、谷类与豆类搭配、蔬菜五色搭配、干稀搭配等。

3. 易于消化，增进食欲

幼儿的消化功能较低，在选配食品和烹调时要有利于幼儿的消化。同时，烹调时要注意食物的色香味形等感官性状，增进幼儿的食欲。

4. 有良好的饮食习惯

良好的饮食习惯包括吃饭定时、定量，控制零食，不偏食，不剩饭，不洒饭等。

5. 食品卫生，安全无毒

当前食品安全问题比较突出，这一点尤其要注意。

（二）幼儿园膳食计划

制订幼儿园膳食计划包括三方面的工作，即计划每日所需的食品种类和数量、制定食谱、建立合理的膳食制度。

1. 计划每日所需的食品种类和数量

计划每日所需的食品种类和数量时，首先要了解幼儿消化系统的解剖生理特点，幼儿的食量、饮食心理，以及营养计算和评价的方法；然后，要熟悉各类食物的营养成分和特点，注意合理搭配，选择价廉物美、易消化、受幼儿欢迎的食物；最后，应把每日的食物按热量、营养素较均匀地分配到各餐中去，使各餐比例适当、结构合理、搭配科学。

2. 制定食谱

食谱是膳食计划落实的关键环节，它反映了食品配制和烹调的方法，包括食品的种类、数量、食品的名称和烹调方法等。食谱原则上每周更换一次。在制定食谱时，应坚持这样几项原则：一要满足营养需求；二要合理搭配，提高食品利用率；三要促进食欲；四要利于消化。表 4-2-3、表 4-2-4 列举的食谱可作参考。

表 4-2-3　1～3 岁婴儿食谱

时间	星期一	星期二	星期三	星期四	星期五
早餐	牛奶，五香豆腐干 2～3 片，小豆沙包	牛奶，鸡蛋烙饼	牛奶，小麻酱包，酱肝 1～2 片	牛奶，蛋羹，小果酱包	牛奶，小蛋糕
午餐	软米饭，肉末虾皮蒸蛋，黄瓜丝汤	菜饭（肉末，胡萝卜丝，菜叶），面片汤	软米饭，肉末豆腐油菜，紫菜鸡蛋汤	软米饭，蛋皮肉卷，冬瓜汤	菜饭（火腿肠丁、胡萝卜丁、黄瓜丁），玉米面粥
午点	苹果，饼干	柑橘，豆粥	西瓜	鸭梨冰糖粥	香蕉
晚餐	菜肉水饺，汤	肝末西红柿菜叶面	肉菜包子，大米粥	小花卷，红白豆腐，小米粥	肉末西红柿鸡蛋面

表 4-2-4　4～6 岁幼儿食谱

时间	星期一	星期二	星期三	星期四	星期五
早餐	牛奶白粥，炒豆干青菜丝	牛奶，蛋花粥，松糕	银耳百合粥，奶酪夹面包	菜粥，葱油饼腐乳	牛奶糖粥，花卷，炒三泥
午餐	软米饭，炒鱼片配菜花，胡萝卜（小片），玉米面粥	软米饭，荠菜肉末，豆腐羹	软米饭，番茄炒蛋，粉丝菠菜汤	软米饭，清炖狮子头，青菜汤	肉丝菜饭，冬瓜氽小鱼丸汤
午后加餐	牛奶，苹果	酸奶，草莓	牛奶，香蕉	酸奶，西瓜	牛奶，水果沙拉
晚餐	肉丝青菜面	软米饭，肉片炒莴笋，番茄炒蛋，面片汤	枣泥包，肉菜馄饨	软米饭，洋葱炒胡萝卜细丝，白菜叶氽鸡肉丸汤	软米饭，溜鱼片，葱油豆腐
睡前加餐	小饼干，牛奶	牛奶，枣泥酥	牛奶，蛋糕	水果羹，牛奶	酸奶，小布丁

3. 建立合理的膳食制度

建立合理的膳食制度就是科学地规定每日进餐次数和间隔时间、合理分配各餐食品数量和质量，以提高营养素的消化和吸收水平。

一般根据食品在胃中的排空时间规定每日的进餐次数。由于普通食品在胃中的排空时间为 3～4 小时，可以参考幼儿的食量，将幼儿每日的进餐次数定为三餐一点或三餐两点。

三餐一点应按早吃好、午吃饱、晚吃少的原则分配食物。早餐的营养要均衡，要供应各种营养素；午餐应吃得多一些；晚餐要吃得清淡一些。

早、午、晚三餐和午点的热量比例分别应为 20%～25%、30%～35%、25%～30%、10%～15%。早、午、晚三餐热量比值约为 3∶4∶3。

二、各年龄阶段学前儿童膳食的配制

（一）1 岁以内婴儿的喂养

1. 母乳喂养

母乳含有新生儿需要的全部营养，而且营养结构合理，是最好的食物和饮料。只要母亲身体状况许可，就应尽可能实行母乳喂养。

母乳喂养有以下优点：母乳中的营养物质最适合婴儿的生长发育；母乳具有提高婴儿免疫力的作用；母乳喂养经济、方便、卫生；母乳喂养有利于母婴间的感情交流，能促进婴儿的智力发育；哺乳的过程可促进母亲身体的复原和体形健美，提高愉悦感。

母乳喂养应注意保持乳房的卫生、选择舒适的环境、采用正确的姿势等。

正常情况下，母乳所提供的营养成分（维生素 D 可除外）可满足 4 ～ 6 个月婴儿的营养需要。

2. 人工喂养

因母乳缺乏或其他原因不能以母乳喂养，可选用其他乳类、乳制品或豆制代乳粉等食物喂养，即人工喂养。进行人工喂养时须注意：应选择既富含营养又易于消化的婴儿食品，一般以配方奶粉为好；婴儿的奶具应及时清洗消毒；两顿奶之间应喂适量的水。人工喂养的小儿，出生后应遵医嘱服用适量的鱼肝油，并坚持晒太阳。

3. 添加辅食

为保证供给婴儿足够的营养，提高婴儿的咀嚼和吞咽能力，使婴儿逐渐适应乳类以外的各种食物，应逐渐给婴儿添加半流食和固体食物。而且，为婴儿逐步添加辅食，还有利于今后的断奶。

添加辅食应遵循如下原则。

第一，循序渐进，逐步适应。辅食添加应由少到多，由一种到多种，由稀到干，由软到硬，由细到粗，适时添加，循序渐进。如蛋黄的添加可在婴儿 4 个月时开始，每天只喂一次，可喂 1/4 个蛋黄，持续 3 ～ 4 天，若一切正常，可逐渐加量。水果和蔬菜的添加，最初可吃一点儿水果汁、蔬菜汁，以后可喂水果泥、菜泥，长牙后可喂碎菜和软水果。

第二，辅食应在喂奶前添加，防止婴儿吃饱奶后不吃辅食。

第三，炎热的夏季或婴儿生病时，应暂时延缓添加新辅食。

第四，辅食的种类以及添加量应结合婴儿的月龄、健康状况及营养需要而定，可增可减，灵活掌握。若添加过早，会引起婴儿的消化不良；添加过晚，可引起婴儿营养不良和断奶困难。在给婴儿添加辅食的时候，还应注意观察婴儿在精神、食欲、睡眠、大小便等方面有无异常，若出现问题应及时调整。

（二）1 ～ 3 岁婴儿的膳食

1 ～ 3 岁的婴儿，生长发育十分旺盛，对营养的需求量大。牙齿逐渐出齐，咀嚼能力有所提高，胃的容积逐渐增大，胃肠消化能力也在逐渐增强，已基本接受了成人的饮食。但与成人相比，其无论是消化能力，还是对各种食物的适应能力都是较低的，所以需要为婴幼儿专门调配膳食。

为这一时期婴儿准备的食物，应做到碎、细、烂、软、嫩，以适合他们娇嫩的消化系统。此时期婴儿的主食如米饭、面条等应做得软些，馒头、包子、花卷、馄饨、饺子等应做得小些。在菜肴方面，为婴儿准备的鱼、鸡、鸭等带骨、带刺的食物，应先脱骨去刺，然后可剁馅做丸子、带馅食品或做成肉末进行烹制；蔬菜应切成碎末状。2 岁后小儿吃的肉和蔬菜可切成小丁、小块或细丝状。婴儿的食物都不应带有辛辣味。

婴儿膳食的烹制应做到色鲜味美，不宜使用色素。在外形上，主食可做成婴儿喜爱的小动物形象，如金鱼卷、刺猬包、蝴蝶卷等，这可大大提高幼儿的食欲。

（三）3～6岁儿童的膳食

3～6岁的幼儿，乳牙已全部出齐，咀嚼能力和消化能力比3岁前有所增强。他们的膳食种类已与成人基本接近，食物的烹制也无须像以前那样过于细致，属于向成人膳食的过渡阶段。如饭不用做得很软、肉和菜不必切得太碎，可以在成人的协助下吃少刺的鱼，带骨的鸡肉、猪肉等。但膳食仍需注意易于消化吸收，色香味俱全。

三、培养学前儿童良好的饮食习惯

（一）按时定位，餐前准备

进食前，告诉幼儿要吃饭了。对于1～2岁的婴幼儿，要求他们洗好手，戴上围嘴，坐在自己的小椅子上。3岁前后的幼儿可以在吃饭前帮忙做一些就餐的准备，如擦桌子、拿筷子，放好自己用的小匙、小盘、小碗。幼儿看到固定的餐具，想到马上要吃饭了，会使其食欲增加。

（二）细嚼慢咽，专心进餐

进食时细嚼慢咽，专心而不说笑、不看电视，切忌放任幼儿端着饭碗到处走，边玩边吃，以免发生危险。每顿饭应有大致的时间限制，不要拖得太久，以免饭菜太冷，导致幼儿胃部不适、消化不良。

（三）饮食定量，控制零食

除三餐、两次点心之外，要控制零食，使幼儿养成吃好三餐的好习惯。另外，教育幼儿不要贪食，以免消化不良。

（四）饮食多样，不能偏食

偏食是一种不良的饮食习惯，不仅影响幼儿的健康，而且当其形成固定的口味后，长大成人也难再适应多样化的膳食。膳食多样化才能使人体获得全面的营养。应鼓励幼儿进食各种不同的食物，不挑食、不偏食、不厌食。

（五）讲究卫生，文明用餐

讲究卫生，如餐前洗手，餐后漱口，不吃不清洁、不新鲜的食物，不喝生水，不捡掉在桌上或地上的东西吃，使用自己的水杯、餐具等。

从幼儿上桌吃饭开始，就应培养良好的就餐礼仪，如咀嚼、喝汤时不应发出大的声响，夹菜时不能东挑西拣、不糟蹋饭菜等。特别是要懂得谦让，不把好吃的独占。

四、幼儿园的膳食卫生

（一）学前儿童的膳食管理

幼儿的膳食应由专人负责管理。幼儿的伙食费应做到计划开支，精打细算，合理使用。工作人员的伙食应与幼儿的伙食分开，不允许侵占幼儿的伙食。幼儿的膳食管理主要包括以下几方面。

第一，合理安排幼儿的就餐时间和就餐次数。

第二，根据当地不同季节食品的供应情况，制定出适合幼儿年龄特点的食谱，并定期进行更换。

第三，准确掌握当日幼儿出勤的人数，做到每天按人按量供应主副食，不吃隔夜饭菜。

第四，遵守开饭时间，按时开饭，保证幼儿吃饱、吃好每餐饭。

第五，定期计算幼儿的进食量和营养量，对幼儿的饮食状况及营养状况进行分析，发现问题，及时采取相应措施等。

（二）厨房及食品的卫生要求

1. 厨房的设计与设备

其一，照明。窗户开阔，并由人工照明，使厨房明亮，以便彻底清除污物，保持清洁。

其二，应有通风设备，以降低厨房的温度和湿度。窗户应装有纱窗，有排烟、排气装置。

其三，洗涤设备。洗食具池、洗菜池要分别设置。

其四，切菜用具。制备生食和熟食须使用不同的切菜板和刀。

其五，其他用具。垃圾桶、垃圾箱要有严密的顶盖，以免招苍蝇、老鼠；至少每日清理一次。

2. 环境卫生及食具消毒

其一，定期进行大扫除，每天做好清洁工作。

其二，餐具洗净后煮沸消毒，捞出后放在干净的容器或碗柜内备用。

其三，定期将抹布用碱水煮开消毒一次，晾干备用。

3. 厨房工作人员的卫生要求

其一，厨房工作人员应保持个人清洁卫生，做到勤洗头、勤洗澡、勤换衣、勤剪指甲，上班时不化妆、不涂指甲油、不戴首饰。

其二，炊事人员应坚持上岗前洗手、换上工作服、戴好帽子；如厕前脱下工作服，便后或接触过污物与生食后应用肥皂洗手；在进行烹调操作前洗手，以及在尝菜时使用专用的筷子或匙等。

其三，厨房工作人员制作面点以及分饭、分菜，须洗净双手后再接触食物；在做饭菜或分饭菜时不能对着食物咳嗽、打喷嚏或说话等。

4. 食品的卫生要求

其一，购买新鲜、质量好的食品，做好食品的贮存和保鲜工作，不用和不食腐坏变质的食物。

其二，购买的熟食须加热处理后方能食用。

其三，对于烧熟的食物，冬季要做好保温工作，夏季要做好防烫和防变质工作。

其四，幼儿每天食用的食物在送往班级以前，应留样保存 24 小时（置于冰箱内），以备抽查。

课后练习

1.（单选题）下列不利于培养幼儿良好的饮食习惯的一项是（　　）。

A. 按时定位进餐，餐前有准备　　B. 参与餐前准备工作

C. 暴饮暴食，乱吃零食　　D. 注意饮食卫生和进餐礼仪

2.（单选题）下列不属于给婴儿添加辅食应遵循的原则的一项是（　　）。

A. 循序渐进

B. 炎热的夏季或婴儿生病时，应暂时延缓添加辅食

C. 辅食应在喂奶后添加

D. 辅食的种类及添加数量，应据婴儿的实际需要进行添加

视频资源

学前儿童的营养需要

学前儿童膳食与幼儿园膳食卫生

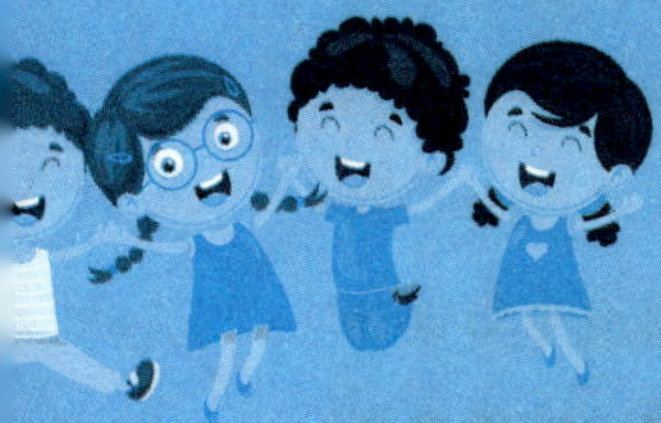

项目五
学前儿童身心健康与保健

◎【学习目标】

1. 了解生长、发育、成熟的异同，掌握学前儿童年龄段的划分及特点。
2. 了解健康的概念，掌握学前儿童健康的概念。
3. 掌握学前儿童健康的标志、各年龄段健康保健要点。
4. 知道学前儿童常见心理问题的照护方法。

◎【育人目标】

1. 积极自觉地关注儿童的身心健康，增强儿童珍爱生命、尊重生命、敬畏生命的意识。
2. 增强学前教育责任意识、岗位意识。

任务一 生长发育认知及测评

◎【任务导入】

1. 幼儿 2.5 岁左右，身高可达到或超过成年人身高的一半，你觉得是真的吗？

2. 儿童 6 岁时，脑重量可达到成人脑重量的 90%，你觉得是真的吗？

3. 孟母三迁、印度狼孩的故事都说明环境对儿童生长发育的重要作用，你还知道其他影响学前儿童生长发育的因素吗？

一、生长发育认知

（一）生长发育的概念

人的生长发育是指从受精卵到成人的成熟过程。

生长是儿童身体器官、系统和形态上的变化，以身高（身长）、体重、头围、胸围等体格测量表示，是量的增加。发育是指细胞、组织、器官的分化与功能成熟，是机体在质的方面的变化。

生长和发育虽不相同，但密切相关，生长是发育的物质基础，生长的量的变化可在一定程度上反映身体器官、系统的成熟状况。

（二）学前儿童生长发育各阶段的特点

儿童的生长发育是一个连续渐进的动态过程，但各年龄段的生长发育各具特点，应该根据每个阶段不同的生理、心理特点实施适宜的卫生保健，促进幼儿的生长发育。在此，我们将学龄前幼儿的生长发育过程划分为以下 5 个阶段，以便于幼教工作者对其进行保健指导。

1. 胎儿期

从受孕至胎儿出生，约 280 天，称为胎儿期。这一时期胎儿完全依赖母体生存，组织器官正在形成，母体的健康、营养、卫生环境等均可影响胎儿的生长发育。这一时期，孕妇生活要有规律，保持心情愉悦，注意饮食合理搭配；避免接触有毒、有害物质；定期进行孕期检查，保证胎儿正常生长发育。

【拓展链接】

震惊世界的“海豹儿病”

20 世纪 60 年代，一种可怕的疾病曾席卷全世界，导致数万名婴儿“中招”夭折。大部分患儿都没有手臂和腿，手脚直接长在身上；少数婴儿连手脚都没有……这些婴儿出生不久后，便被宣告死亡，很难有婴儿能够挺过 1 岁。由于患病婴儿的样子像极了海豹，这种病也被称为“海豹儿病”。

随着对“海豹儿病”事件调查的不断深入，一位博士似乎找到了婴儿发病的根源——这种病竟然是一种特殊药物所致。“反应停”是当时红极一时的孕期妊娠症状（如恶心、呕吐）缓解药物，全世界无数孕妇看到这种“神药”后，便不假思索购入服用。孕妇们只看到了“反应停”的疗效，却并不了解它的致命副作用。正是“反应停”导致了“海豹儿病”的发生……

2. 新生儿期

从出生到第 28 天，这一时期称为新生儿期。这一时期的特点是新生儿从胎内依赖母体生活转到胎外独立生活，面临着环境的巨变，器官的发育和生理功能都需要进一步完善。

这一时期要为新生儿提供舒适、干净、整洁的环境；提倡母乳喂养；为新生儿选择合适的衣物，注意保暖；注意清洁护理，防止感染，做好预防接种和新生儿疾病筛查。

3. 婴儿期

从出生第 29 天到 1 周岁，称为婴儿期（乳儿期）。此时期是幼儿生长发育的第一个高峰期，幼儿在这一年中身长增长约 50%，体重增长约 2 倍，头围增加 12 cm。这样迅速的生长发育对营养要求高，蛋白质和热能需要量大。同时，幼儿来自母体的免疫力逐渐减少，自身的免疫系统尚在形成中，对疾病的抵抗力较弱。这一时期要哺乳与辅食交替，注意合理喂养；要重视传染病的预防，按时进行预防接种和健康检查；加强教养和训练，以促进体格生长，增强机体抵抗力。

4. 幼儿前期

从 1 周岁到不满 3 周岁，称为幼儿前期。这一时期小儿体格生长比婴儿期相对缓慢，中枢神经发育加快，骨骼钙化过程加速。幼儿生活范围的扩大及接触事物的增多，促进了语言、思维和交往能力的发展，智能在这个阶段发育较快。这一阶段，幼儿的免疫力仍然比较低，容易患常见病、多发病和传染病，且由于好奇心强、识别危险的能力较差，加之运动能力不完善，容易发生危险。

这一时期要根据幼儿的年龄特点开展适宜的早期教育，帮助幼儿养成良好的生活习惯；继续做好疾病预防工作，加强预防接种；为幼儿提供足够、合理的营养；多加保护、加强安全教育，预防意外事故发生。

5. 幼儿期

从 3 周岁到 6 周岁，对应幼儿园阶段。这一时期幼儿的特点是身高体重发育减慢，但四肢增长较快；中枢神经系统功能逐渐完善，思维能力发展较快，求知欲强，好奇、好问，模仿性强，运动的协调能力逐渐完善，对疾病的抵抗能力也有所增强，但因生活范围扩大，接触疾病和受伤的机会增多。

这一时期要为幼儿提供足够的活动空间、活动机会，加强体格锻炼，增强体质；同时，要重视安全教育和卫生习惯的培养，定期对幼儿进行体格检查，积极开展各项保健工作。

（三）学前儿童生长发育的规律

生长发育是儿童特有的生长过程。虽然在生活环境、营养、体育锻炼、疾病等因素的影响下，幼儿出现了个体差异，但总体而言，学前儿童的生长发育过程表现出了一定的规律性。

因此，保教人员必须了解儿童生长发育的共同规律和个体差异，创设各种有利条件，提供适宜的卫生保健，增进幼儿的健康。

1. 生长发育的变化性

人体从孩童到成人经历了复杂的变化过程，从不显露的细小的量变到根本的质变。这种变化不仅表现为身高和体重的增加，也表现为器官的逐渐分化、功能的逐渐成熟。学前儿童生长发育的量变与质变通常是同时进行的，如大脑在逐渐增大和增重的过程中，皮质的记忆、思维和分析的功能也在不断地发展。

2. 生长发育的程序性

学前儿童生长发育的程序性表现为既有阶段性又有连续性。儿童生长发育是有阶段的，每个阶段都有其独特的特点；但是各阶段之间又相互联系、相互衔接，不能跨越。前一阶段的生长发育为后一阶段奠定了必要的基础，任何一阶段的发育受到阻碍，都会对后一阶段的发育产生不良影响。儿童身体各部分生长发育有一定的程序，一般遵循由上到下、由近到远、由粗到细、由低级到高级、由简单到复杂的规律（表 5-1-1）。

表 5-1-1　幼儿动作发展基本规律

规律名称	定义	举例
从整体到局部	儿童最初的动作是全身性的、笼统的、弥漫性的，以后动作逐渐分化、局部化、准确化和专门化	满月前儿童受到痛刺激后，哭喊着全身乱动；3 岁孩子拿着笔认真画画时，不光有手的动作，身体的动作、面部的动作也来“帮忙”
首尾规律	儿童动作的发展，先从上部动作开始，然后到下部动作	儿童先学会抬头，然后能俯撑、翻身、坐和爬，最后学会站和行走。这种趋势也表现在一些动作本身的发展上，如婴儿学爬行，先是依靠着手臂匍匐爬行，然后才逐渐运用大腿、膝盖和脚来爬行
近远规律	儿童动作的发展先从头部和躯干的动作开始，后发展双臂和腿部的动作，再是手的精细动作	婴儿看见物体时，先是移动肩肘，用整只手臂去接触物体，然后才会用腕和手指去接触并抓取物体
大小规律	儿童动作的发展，先从粗大动作开始，而后才学会比较精细的动作	手臂和腿的动作先发展，以后才逐渐发展起手和脚的动作

3. 生长发育的不均衡性

(1) 生长发育的速度不均衡

人的生长发育是快慢交替的，因此发育速度曲线并不是随年龄呈直线上升状，而是波浪式上升的。在整个生长发育时期，全身和大多数器官、系统有两次生长突增高峰，第一次是在幼儿时期，第二次是在青春发育的初期。以身高、体重为例：出生第一年，身高增长约 50%，体重增长约 2 倍。2 岁后，增长速度急剧下降，直到青春发育期前，一直保持平稳的、较慢的发育速度。青春期初期，男孩女孩身高体重又出现一个生长发育高峰。以后增长速度又减慢，直至发育成熟（表 5-1-2）。

表 5-1-2　人的身高、体重增长情况

年龄	身高增长情况	体重增长情况
出生	平均身长约为 49 ~ 50 cm	平均体重约为 3.2 ~ 3.3 kg
0 ~ 1 岁	3 ~ 4 月龄时身长为 62 ~ 63 cm，12 月龄时为 75 ~ 76 cm	3 ~ 4 月龄时为 2 倍出生体重；12 月龄时为 3 倍出生体重
2 ~ 3 岁	8 ~ 10 cm/ 年	2 ~ 3 kg/ 年（2 岁时为出生体重的 4 倍）
3 岁 ~ 青春期前	5 ~ 7 cm/ 年	2 kg/ 年
青春期	男孩共增长 28 cm，女孩共增长 25 cm	4 ~ 5 kg/ 年

（2）身体各部分的生长速度不均衡

在生长发育过程中，身体各部分的发育比例不同。如胎儿头部占身长的 1/2，新生儿头部占身长的 1/4，发育到成人时头颅占 1/8；从出生到成年人的生长发育过程中，头只增长了 1 倍，躯干增长了 2 倍，上肢增长了 3 倍，下肢增长了 4 倍（图 5-1-1）。

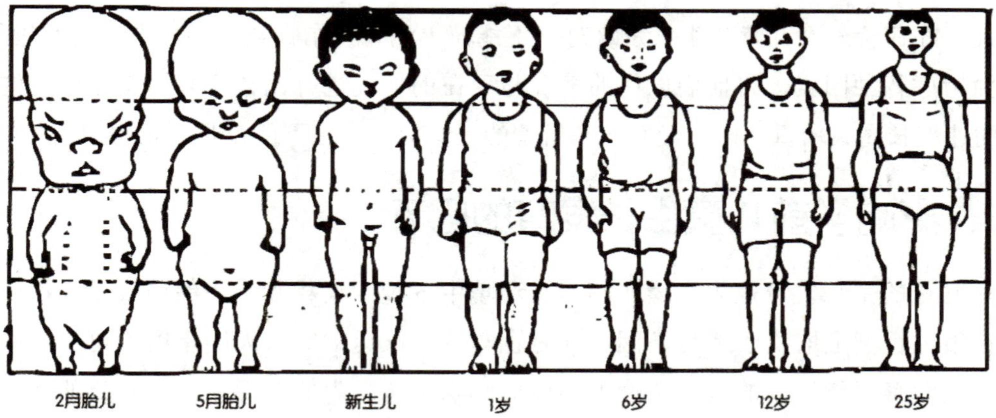

图 5-1-1　胎儿时期至成人身体各部分比例示意图

（3）各系统的生长发育不均衡

人体各系统的发育并不是同时进行的，同一系统在不同的生长发育阶段的发育速度也是不均衡的。神经系统率先发育，新生儿脑重约 350 g，相当于成人的 25%；1 岁时脑重约 960 g；6 岁时，已达 1 200 g，相当于成人的 90%。淋巴系统发育较早，10 岁左右达到高峰，几乎是成人时期淋巴系统的 2 倍。以后随着其他各系统的逐渐成熟和抵抗疾病的能力增强，淋巴系统逐渐退缩，直至成人水平。生殖系统发育较晚，在青春期前，生殖系统发育缓慢，青春期开始后迅速发育并逐步达到成人水平（图 5-1-2）。

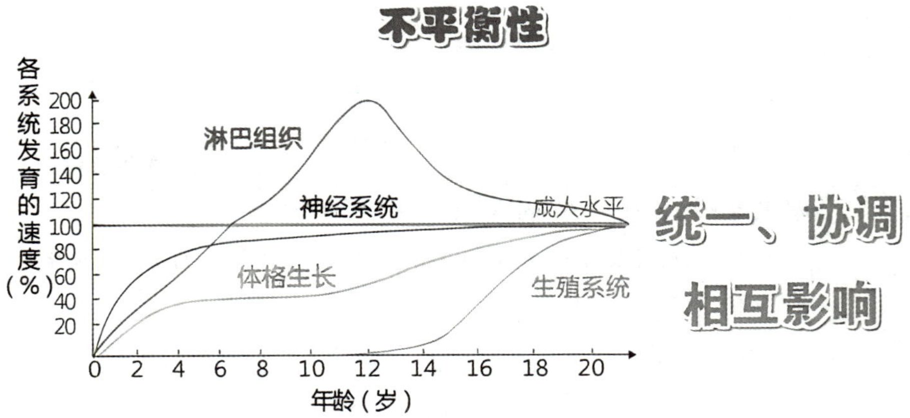

图 5-1-2　不同系统的发育与年龄的关系

4. 生长发育的个体差异性

俗话说，世上没有两片完全相同的树叶。儿童的生长发育存在着明显的差异，无论是身体的形态还是机体的功能，都存在着明显的个体差异，表现出高矮胖瘦、智愚强弱之别。儿童的生长发育受到先天因素和后天因素的影响，没有哪两个幼儿的发育水平和发育过程是完全一样的。

因此，在评价一个儿童的生长发育时，不能简单地将其指标数据同标准平均数进行比较，而应全面考虑各种因素，将他们以往的情况与现在的情况进行比较，只要其在原有的基础上按正常的速度长高、增重，即使没有达到所谓的平均标准，也不能说是不正常。

二、影响学前儿童生长发育的因素

学前儿童的生长发育是先天遗传和后天环境中各种因素相互作用的结果。学前儿童的生长发育在很大程度上取决于遗传基因，同时也与营养、运动等后天因素密不可分。先天遗传决定了生长发育可能达到的范畴；后天环境会影响生长潜力的发挥，决定发育的速度和最终达到的程度。

（一）生理因素

1. 遗传

学前儿童的生长发育受遗传的影响较大。父母的种族、身高、体型、内分泌、神经系统的活动特点及部分疾病都会不同程度地遗传给下一代。遗传因素决定了个体生长发育的可能性，但实际发育情况受环境因素的影响。

【拓展链接】

神奇的双胞胎故事

双胞胎兄弟吉姆·路易斯和吉姆·斯普林格出生5周后就分开了，再也未见。直到39岁时，两人突然得知对方的存在，便约定了见面。见面前，他们都忐忑不安，担心对方是个瘾君子或流浪汉。

见面后，他们惊奇地发现：两人身高都是1.83 m，体重都是90 kg，肤色和长相都一样；站立与叉手的姿势、说话的音调完全相同；两人的名字“吉姆”都是由各自的养父母所起的；两人妻子的名字、第一个儿子的名字、第一条狗的名字全部相同；两人都有咬手指的习惯……

有关吉姆孪生兄弟的消息马上引起了明尼苏达大学心理学家托马斯·鲍查德的注意，他觉得对这样的双胞胎进行研究，可能会在了解遗传和环境对人类发展的影响方面获得新的发现。

2. 性别差异

性别是影响学前儿童生长发育的因素之一。一般而言，男女有别，女童的身高、体重都小于男童，但青春期时，女孩的生长发育超过男孩。因此在进行生长发育评价时，女童、男童分别用各自的评价指标。

（二）环境因素

1. 营养

合理充足的营养是保证学前儿童生长发育的物质基础。合理的营养，为学前儿童提供了优质蛋白质、足够的热量、丰富的矿物质和多种维生素，这些会促进学前儿童的生长发育。反之，如若长期营养不良，不仅会阻碍学前儿童的生长发育，甚至会导致某种营养缺乏症。营养对学前儿童生长发育的影响有时是暂时的，有时又是终生不可逆的。

2. 疾病

各种急性、慢性疾病对学前儿童的生长发育都会产生影响，其影响程度取决于疾病的种类、病程的长短、病变的部位以及疾病的严重程度。疾病可以干扰学前儿童体内正常的物质代谢，增加对各种物质的消耗，直接影响学前儿童的生长发育，有些疾病还能严重影响某个器官的功能，使生长发育停滞不前甚至倒退。如高烧、脑膜炎、大脑炎等，如果延误治疗，都可能使大脑的功能受到影响，甚至危及生命。因此，积极地防治幼儿常见病、寄生虫病、传染病，对保证幼儿正常生长发育尤为重要。

3. 药物

人们常说，是药三分毒，对于学前儿童用药来说更是如此。如果用药不当或过量，会对学前儿童的生长发育产生不良的影响，如链霉素会造成患儿听力减退和耳聋；药物中毒则会危及生命。因此，对学前儿用药应谨慎小心。

4. 体育锻炼和体力劳动

体育锻炼和体力劳动是促进学前儿童身体发育、增强学前儿童体质的重要方面。参加体育锻炼和体力劳动能加快机体的新陈代谢，增加食欲，提高呼吸、运动和心血管的功能，促进骨骼和肌肉的发育，增加关节的牢固性和灵活性，减少疾病的发生。总之，对于学前儿童来说，经常参加体育锻炼和体力劳动，不仅增强了体质，还增强了毅力和自信心，对于培养良好个性也起到了重要作用。

5. 生活制度

有规律、有节奏的生活制度，可保证学前儿童有足够的户外活动、适当的学习时间、充足的营养供给、充足的睡眠。这样合理的生活制度，能使学前儿童身体各部分的活动与休息得到适宜的交替，能有效地消除疲劳，有利于促进学前儿童的生长发育。因此托幼机构应制定科学、合理的生活制度并严格执行，这样不仅保证了学前儿童的健康成长，同时可以让学前儿童形成良好的生活方式，使学前儿童受益终生。

6. 社会因素

社会因素对儿童生长发育的影响是综合性的。经济水平直接影响着儿童的营养、居住条件、医疗卫生保健等；教养观念和养育知识的普及程度也会对生长发育造成影响；一些调查表明，在同等水准的经济条件下，家庭人口的多少尤其是子女的多少，对儿童生长也有一定的影响。

7. 其他

胎儿期的生存环境即孕妇的健康状况对胎儿的生长发育也很重要。如果孕妇在孕期受到精神创伤、营养不良、患感染性疾病、受到X线照射、服药、中毒等，都会影响胎儿发育，甚至导致胎儿畸形或使胎儿患某种先天性疾病。出生后学前儿童的生活环境对他们的生长发育也非常重要。大气质量、水的洁净程度、土壤是否受重金属污染以及声光的污染等都会对幼儿的生长发育产生不同程度的影响。

三、学前儿童生长发育测评

运用一定评价指标和评价方法对幼儿的生长发育进行评价，有利于掌握幼儿生长发育的状况，并提出有效的改进措施，促使幼儿健康成长。幼儿的生长发育指标一般包括形态指标、生理功能指标以及心理指标等，其中以形态指标最为常见。

（一）学前儿童生长发育的测量指标

1. 形态指标

生长发育的形态指标是指身体及其各部分在形态上可测出的各种量度，如身高、体重、头围等，最重要和最常用的形态指标是身高和体重。

（1）身高（身长）

身高是人体站立时颅顶到脚跟（与地面相及处）的垂直高度，是最基本的形态指标，也是反映骨骼生长发育的重要指标，常被用以表示全身生长的水平和速度。新生儿平均身长 50 cm。幼儿在刚出生后的前两年，身高增长很快，第一年增长约 25 cm，第二年增长约 10 cm。2 岁以后，儿童的平均身高可按下面的公式估算：

2 ～ 10 岁的身高（cm）= 实足年龄（岁）×7+70（cm）

（2）体重

体重是指人体（包括组织、器官、体液等）的总重量。它是反映学前儿童生长发育最重要也是最灵敏的指标。体重与身高之间的相互比例，是衡量幼儿营养状况的重要标志。

幼儿体重增长的速度，随年龄的增长而减慢。1 岁时体重约为出生时的 3 倍，前半年比后半年增长得更多。幼儿各年龄段体重大约可按下列公式计算：

1 ～ 6 个月的体重（g）= 出生体重（g）+ 月龄 ×800（g）

7 ～ 12 个月的体重（g）= 出生体重（g）+6×800（g）+（月龄 −6）×250（g）

2 ～ 7 岁的体重（kg）= 实足年龄（岁）×2+8（kg）

（3）头围

头围的大小反映了脑和颅骨的发育程度。因胎儿期脑的发育在全身处于领先地位，故出生时头相对较大。新生儿头围平均值为 34 cm，1 岁时头围增加约 12 cm，第二年增加 1 ～ 2 cm，第三年增加 1 ～ 2 cm。因此，头围的测量在出生后头两年意义重大，有助于了解大脑的发育情况，对诊断智力低下也有一定的参考意义。

（4）胸围

胸围是指经过胸中点的胸部水平围度。胸围在一定程度上说明身体形态和呼吸功能的发育（如胸廓和肺），并能反映体育锻炼的效果。婴儿出生时胸围比头围小 1 ～ 2 cm，一般在 1 岁时赶上头围，头围、胸围交叉时间与幼儿的营养状况有关。

（5）坐高

坐高是从头顶至坐骨结节的长度。它与身高相比较能反映躯干和下肢的比例关系，其增长反映脊柱和头部的增长。

2. 生理功能指标

生理功能指标是指身体各系统、各器官在生理功能上可测出的各种量度。如反映循环系统功能的心率、脉搏和血压，反映呼吸系统功能的肺活量、呼吸频率，反映肌肉力量的握力、拉力、背肌力等。血液中红细胞数和血红蛋白等生化指标也是常用的生理功能指标。这些指标有助于全面评价儿童生长发育状况。

脉搏反映心血管系统的功能状况。当幼儿哭闹、情绪激动、活动或发热时脉搏增快，睡眠和安静活动时脉搏减慢，因此，测量脉搏应该在幼儿安静的时候进行。测量时可让幼儿坐或躺着，测量人员用食指、中指、无名指的指端按压在桡动脉表面，施以一定的压力，按压力度以清楚地摸到脉搏为宜。连测三个 10 秒的脉搏数，其中两次相同并与另一次相差不超过 1 次时，可认为是安静状态的脉搏，然后测量 1 分钟，按姓名做记录。

3. 心理指标

幼儿心理发展研究，一般是通过对感知觉、语言、记忆、思维、情感、意志、行为、性格及社会适应力等的观察进行的。心理指标测试采用的是经过专门设计的、国内外公认的测试量表或问卷调查表，必须由专业人士负责操作，以保证结果的可靠性和有效性。

（二）学前儿童生长发育的测量方法

1. 身高（身长）的测量

（1）正确选择测量工具

为 3 岁以下的幼儿选用卧式身长测量板，为 3 岁以上的幼儿选用立式身高测量板。

（2）测量前做好准备

测量前，室温调至 20 ～ 25 ℃，保教人员引导幼儿脱去帽子、外衣、外裤、鞋子、袜子，仅穿单衣裤。保教人员指导大年龄的幼儿自己脱，帮助小年龄的幼儿脱。

（3）正确使用测量工具

3 岁以下幼儿使用卧式身长测量板。让幼儿躺在量床底板中线上，使头顶接触头板，头、颈不伸缩，用左手压平幼儿两膝，使幼儿两腿伸直、并拢，用右手推动足板，使幼儿两足底紧贴足板，测量板两侧的刻度保持一致，读数、记录（图 5-1-3）。

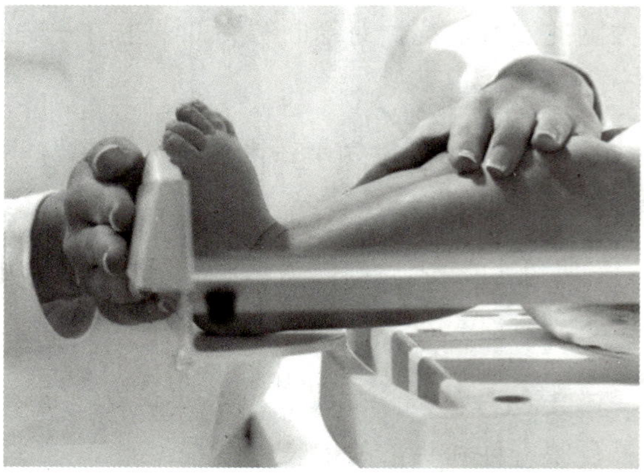
图 5-1-3　婴儿卧式身长测量

3 岁以上幼儿使用立式身高测量板。让幼儿以立正姿势站立在身高计的底板上，脚跟并拢，身体紧贴身高计立柱（足跟、骶骨部和肩胛间三点与立柱相接触），身体保持正直，两眼平视前方，两手自然下垂，将滑测板轻压受测者头顶。读数的时候，眼睛要与滑测板呈水平位。

（4）读数正确

测量结果读数以厘米为单位，读数保留小数点后一位。

（5）有疑问及时处理

有疑问可以复测一次，按姓名记录。

（6）其他注意事项

测量完毕后，要及时提醒、帮助幼儿穿好衣裤，做好保暖工作，防止幼儿着凉。

2. 体重的测量

（1）正确选择用具

选择杠杆式体重秤为幼儿测量体重。测量前，首先检查一下，确保秤上没有其他物品，然后再校秤（校秤至零为正确：上面秤砣箭头对准零，下面秤砣箭头对准零，杠杆放中间）。

（2）测量时间正确

测量时间应该在饭前便后。

（3）测量前做好准备工作

测量时幼儿取卧位，1 岁以上儿童取坐位或立位；测前，室温调至 20 ～ 25 ℃（冬天要开空调、取暖器），脱去帽子、围巾、外衣裤、鞋袜，仅穿单衣裤，去除尿布；让幼儿坐上去，两手自然下垂，不摇晃，不接触其他物体。

（4）读数正确

测量结果读数以千克为单位，读数保留小数点后两位。

（5）有疑问及时处理

有疑问可以复测一次，按姓名记录。

（6）其他注意事项

测量完毕后，要及时提醒、帮助幼儿穿好衣裤，做好保暖工作，防止幼儿着凉。

3. 头围的测量

（1）正确选用测量工具

选用单位刻度为 1 mm 的软皮尺。软皮尺的测量面有两面，一面市寸，一面厘米。为幼儿测量头围的时候，选用厘米这一面。

（2）测量前做好准备

让幼儿脱去帽子；梳辫子的女孩，先将辫子解开放松。

（3）正确测量

3 岁以下儿童取仰卧位，3 岁以上儿童取坐位或立位。将软尺零点固定于被测儿童头部的右侧齐眉弓上缘处，软尺应紧贴皮肤，右手拉软尺绕经被测儿童的枕骨粗隆最高处回至零点（图 5-1-4）。

（4）读数正确

测量结果以厘米为单位，记录至小数点后一位，按姓名记录。

（5）有疑问及时处理

如果有疑问，可以复测一次。

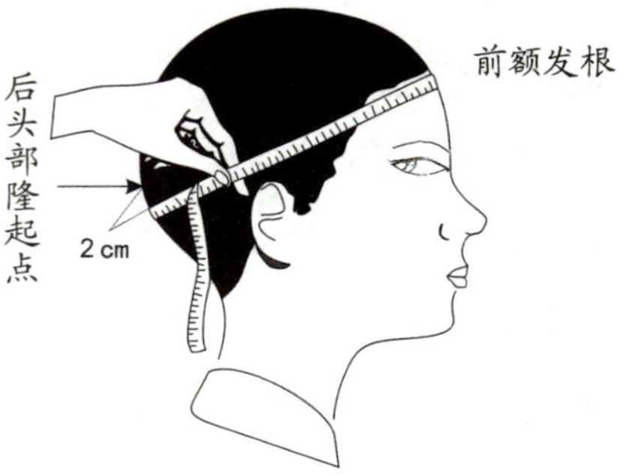

图 5-1-4　头围的测量

4. 胸围的测量

（1）正确选用测量工具

选择单位刻度为 1 mm 的软皮尺，与测量头围的工具一样。

（2）测量前做好准备

测量前，室温调至 20 ～ 25 ℃，脱去幼儿的上衣，或撩起幼儿上衣露出胸部。测量时要让幼儿的呼吸处于平静的状态。

（3）正确测量

3 岁以下幼儿选择仰卧位，3 岁以上幼儿选择立位，不能选择坐位。

取仰卧位测量时，让幼儿平躺，两手自然平放在身体两侧；取立位测量时，让幼儿自然站立，两手自然下垂。用左手将软皮尺零点固定于幼儿胸前乳头下缘，右手拉软皮尺，绕过幼儿两肩胛骨下角缘而回至零点，软皮尺应该紧贴皮肤。

（4）读数正确

测量结果以厘米为单位，记录至小数点后一位，按姓名记录。

（5）有疑问及时处理

如果有疑问，可以复测一次。

5. 坐高的测量

测量时把 3 岁以下的幼儿放于量床上，头顶紧挨量床，双手提起幼儿双腿，使幼儿双腿与量床垂直，把移动板推到臀部，测得头顶至臀的长度，即为坐高。3 岁以上幼儿取坐位，一般用坐高计测量坐高。幼儿在坐高计的坐盘上坐好，上身挺直，大腿与地面平行，与身躯成直角，头部与肩部的位置与测量身高时要求相同，测得的数值即为坐高。

（三）学前儿童身体健康的评价方法

1. 生长发育的评价标准

生长发育的评价标准是个体或集体幼儿生长发育状况的统一尺度。一般是在某一段时间内，在一定的地区范围，选择有代表性的幼儿，就某几项发育指标进行测量，对测量数据进行统计学处理，所得的资料即为该地区个体和集体幼儿的发育评价标准。

生长发育的评价标准可以因选择样本的不同而分为现状标准和理想标准。现状标准表明了一个国家或地区幼儿的一般发育水平，而不是幼儿的最好发育水平。理想标准所选样本是生活在最适宜的环境中的幼儿，其生长潜力得到了较好的发挥，故生长发育状况较为理想。用生活在最适宜环境中的幼儿作为样本，所制定出来的生长发育标准高于一般幼儿的发育水平。

需要指出的是，幼儿的生长发育标准只适用于一定地区或一定人群，故生长发育的标准是相对的，而不是绝对的。另有研究表明，每隔 10 年我国幼儿身高的平均增长数为男孩儿 2.56 cm、女孩儿 2.29 cm。所以生长发育标准又是暂时的，每 5 ～ 10 年需重新修订一次。

2. 生长发育的评价方法

(1) 百分位数法

百分位数法是以发育指标的第 50 百分位数为基准值，以其他百分位数为离散距所制成的评价生长发育的标准。如用百分位数法评价幼儿的身高、体重，可将某年龄组的男孩儿或女孩儿，随机抽取 100 名，将身高体重的数值由小到大排列起来，小的百分位数值低，大的百分位数值高，求出某个百分位（用 P 作代号）的数值，常以 3、10、25、50、75、90、97 等百分位数值划分发育等级。如 P3 代表第 3 百分位数值，P97 则代表第 97 百分位数值。医学上根据百分位数法把人体生长发育情况分为 5 个等级（图 5-1-5）。

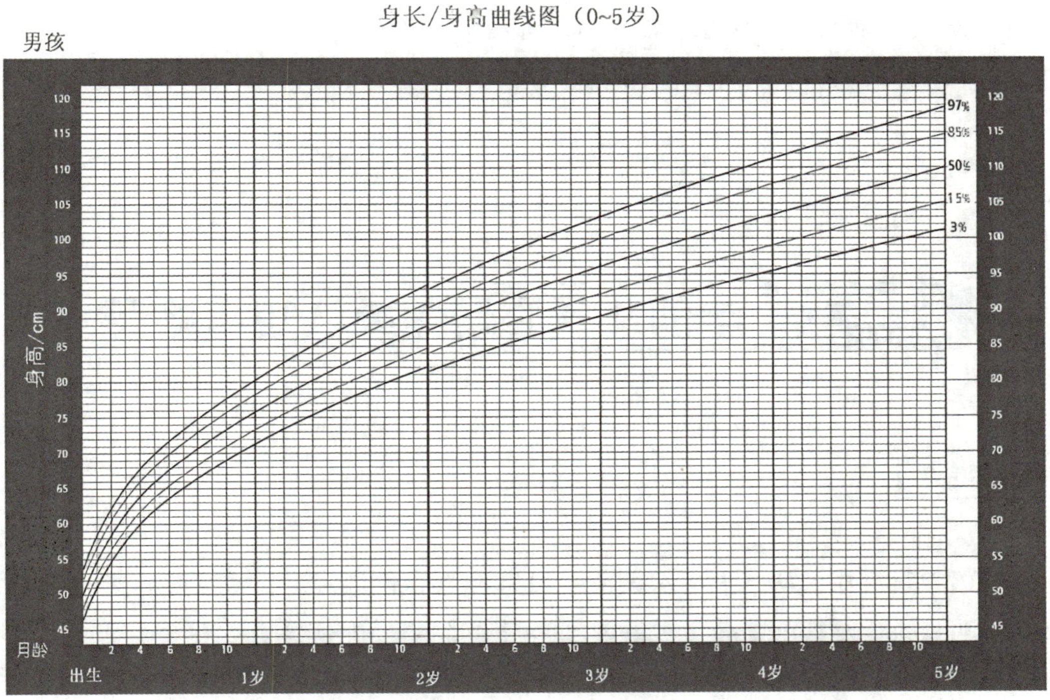

图 5-1-5　0 ～ 5 岁男孩身高百分位数图

（2）曲线图评价法

曲线图法评价法的原理和百分位数评价法完全一致，是将 5 个等级用曲线来标识。其优点是方法简便，结果明确；能说明幼儿发育水平所处的等级；能追踪观察幼儿某项指标的发育动态，进行纵向比较；还能对多个幼儿的发育水平进行横向比较。但曲线图评价法不能同时利用几项指标来评价幼儿的发育均匀程度。

课后练习

1.（单选题）以下哪项对儿童生长发育的描述是正确的？（　　）

A. 生长发育是间歇性进行的

B. 生长发育的速度是波浪式变化的

C. 身体各系统发育是均衡的

D. 儿童生长发育主要是指身体和器官在量上的变化

2.（单选题）以下各年龄段中生长发育最迅速的阶段是（　　）。

A. 婴儿期　　B. 幼儿前期　　C. 幼儿期　　D. 青春期

3.（单选题）神经系统率先发育，淋巴系统发育较早，生殖系统发育较晚，主要体现了生长发育的（　　）特点。

A. 变化性　　B. 程序性　　C. 不均衡性　　D. 个体差异性

4.（单选题）幼儿生长发育最常用的评价指标是（　　）。

A. 生理功能指标　　B. 生化指标　　C. 形态指标　　D. 心理指标

任务二　学前儿童心理健康认知与测评

◎【任务导入】

1.2022 年 1 月 1 日《中华人民共和国家庭教育促进法》正式实施，其中明确指出“关注未成年人的心理健康，教导其珍爱生命”。你觉得家庭教育如何影响儿童的心理健康？

2. 3 岁的小男孩航航在幼儿园看到女生穿着漂亮的裙子，戴着好看的发卡，非常喜欢和羡慕。于是他要求妈妈给他买。妈妈告诉他，男孩不能穿裙子和戴发卡。航航很疑惑，问妈妈："为什么呢？"你认为，航航的行为反映了什么问题？

3. 孩子在班级里看动画片《大耳朵图图》，里面有个猫咪叫小怪，小怪会说话。小班的果果对老师说："老师，我有个猫咪也叫小怪。"果果是在说谎吗？应如何看待学前儿童的"说谎"行为？

一、认识学前儿童心理健康

（一）学前儿童心理健康概况

1. 学前儿童心理健康的概念

1946 年，第三届国际心理卫生大会将心理健康定义为：在身体、智能及情感上与他人的心理健康不相矛盾的范围内，将个人的心境发展成最佳的状态。世界卫生组织 1989 年提出，健康包括生理健康、心理健康、社会适应良好和道德健康。心理健康是衡量一个人整体健康水平的重要标志之一。

不同的学者对心理健康的定义各有不同，目前还没有一个公认的心理健康概念，但第三届国际心理卫生大会所做的定义被较多人承认和引用。一般来说，学前儿童心理健康指学前儿童没有心理疾病或严重的心理问题，人格、智力、情感等各项心理指标符合发展规律，能维持、调整自身的心理状态，使心理活动和各项心理特征保持良好的状态。

【拓展链接】

全世界公认的健康的标志

生气勃勃，富有进取心；性格开朗，充满活力；身高与体重正常；体温、脉搏和呼吸保持正常；食欲旺盛；眼睛明亮，眼膜粉红；不易得病，对流行病有足够的耐受力；大小便正常；舌头呈淡红色，无厚的舌苔；牙龈和口腔黏膜健康；皮肤光滑、柔韧而富有弹性，肤色健康；头发光滑而带光泽；指甲坚固而带微红色。

2. 学前儿童心理健康的标准

（1）智力发展正常

智力发展正常表现为动作和认知发展正常。幼儿动作发育水平与脑的结构和功能发育水平是一致的，幼儿身体动作和手部精细动作的发展处于正常范围，是心理健康的基本条件。认知能力正常与否是幼儿进一步生活、学习和发展的前提和条件，也是心理健康的基本标准之一。

（2）情绪积极向上

愉快、积极的情绪状态反映了中枢神经系统的协调性，也说明个体身心的良好平衡状态。健康的情绪能够使幼儿体验到身心的愉悦，表现为高兴、开朗、爱做事情；相反，负面情绪会使幼儿闷闷不乐、哭闹不止或暴躁易怒，消极情绪会使幼儿体验到痛苦和无奈，令幼儿厌烦游戏和学习，对其心理健康发展不利。

（3）人际关系融洽

幼儿与他人良好的人际关系是维持心理健康的重要条件。幼儿通过与他人建立融洽的社会关系促进其心理健康发展。心理健康的幼儿人际关系融洽，乐于与人交往，受到同伴的喜欢；心理不健康的幼儿则表现为冷漠、胆怯、自卑、远离同伴，不被同伴喜欢和接纳。

（4）行为协调统一

行为协调统一既指心理活动自身及心理与外在行为的协调统一，也指外在行为之间的协调统一，具体表现为认知过程统一、言行一致、情绪感受与表达协调一致等。心理健康的幼儿表现为思维的条理性、情绪情感适度表达、自控能力等方面的一致。

（5）个性日益完善

心理健康的学前儿童一般乐观、主动、自信，对新事物有好奇心，能够控制自己的行为，并能用符合社会规范的态度和行为对待自己和他人；心理不健康的学前儿童常表现为冷漠、孤僻、胆怯、自卑、自控力差，对周围的人和事采取敌对态度，难以和周围环境协调一致。

学前期是一个人个性形成的重要时期，教师和父母应关注学前儿童个性发展，培养学前儿童良好的兴趣，帮助他们形成正确的世界观、积极向上的性格和自尊自信的品质。

（6）没有严重的心理问题

学前儿童心理不健康的表现形式多样，如多动、吮吸手指、遗尿、感觉统合失调等。心理健康的学前儿童应没有严重的心理问题。

3. 影响学前儿童心理健康的因素

影响学前儿童心理健康的因素主要有生理因素和环境因素。

（1）生理因素

生理因素主要包括遗传、孕期和分娩状况，以及疾病和意外伤害。

①遗传。遗传是决定人心理健康的重要因素。大量研究表明，许多遗传疾病直接导致学前儿童智力低下，如唐氏综合征、苯丙酮尿症等。此外，有心理健康问题的学前儿童，家族中多有精神卫生病史。但遗传只提供学前儿童心理发展的自然条件和可能性，并不能决定学前儿童心理发展状况。学前儿童心理发展也与后天环境和教育有关，如果后天成长环境和教育良好，遗传因素所决定的不良发展倾向也能够在一定程度上防止和纠正。

②孕期和分娩状况。A. 孕期状况。孕妇的身体状况和精神状态都会对胎儿产生影响。此外，怀孕期间如果受到过量辐射，吸烟、饮酒或生活环境受到污染等，都会影响学前儿童心理的正常健康发展。B. 分娩状况。分娩方式有自然分娩和剖宫产分娩两种。研究显示，剖宫产的婴儿由于缺少正常生产过程产道带来的触觉刺激，比自然分娩出生的孩子更容易出现感觉统合失调、多动症等心理问题。

③疾病和意外伤害。尽管生理疾病对人心理活动的影响不大，但如果疾病持续发展也会引发心理障碍，进而影响心理健康。此外，学前儿童遭受严重的意外伤害后，若不能及时有效地进行心理干预，也可能会引发心理问题。

（2）环境因素

环境因素主要包括自然环境和社会环境两方面。

①自然环境。自然环境是出现在人们生活中的各种自然因素的总和。自然环境不仅为学前儿童正常成长提供各种物质条件，如阳光、空气、水等，也对学前儿童心理健康和正常发展有重要影响。如学前儿童在受铅污染的环境中成长，血铅含量达到一定浓度可能会导致注意力涣散、智力下降，甚至性格改变、痴呆或死亡。

【拓展链接】

环境污染影响儿童的身高发育

英国学者对 5 326 名儿童研究发现，在控制社会因素的条件下，儿童身高在几个特定的年龄阶段与空气污染程度有关，其中重污染地区的儿童身高低于轻污染区的儿童。研究表明，铅影响钙在体内的吸收和代谢，引起细胞直接的钙内流，而且与钙竞争结合钙结合蛋白，从而使钙的吸收减少。

②社会环境。社会环境主要包括以下 3 个方面。

A. 家庭环境。家庭是孩子出生与生活的栖息地，更易触及儿童的心灵。家庭教育影响着儿童的情感、态度、性格、价值观、道德等方面的发展，是奠定儿童身心健康发展的基础。一般来说，不和谐的家庭氛围会让学前儿童的情绪常处于紧张、焦虑、不安的状态，严重影响心理健康。如果家庭成员间亲密度差、矛盾多、沟通不畅，学前儿童发生行为问题的概率会大于正常家庭的儿童。

B. 托幼机构。托幼机构在确保各项物质设施安全卫生的基础上，还要营造和谐、轻松、愉快的人际交往氛围。如果幼儿园教职工关系紧张，教师管理方式简单粗暴，可能使学前儿童紧张、恐惧或不愿意上幼儿园。

C. 社会文化习俗、生活习惯、经济发展程度以及社会福利程度等因素都会对学前儿童心理产生影响。

【拓展链接】

表 5-2-1　不同社会文化习俗、经济发展背景下的儿童观

早期	中世纪	预成说	人们普遍认为儿童就是小大人，是成人的缩小版，与成人是完全一样的，没有本质区别，儿童与成人唯一的区别就是年龄和身材的差异
	启蒙运动时期	约翰·洛克：白板说	儿童并非生来就是罪恶的，他们天生什么都没有，其个性是在成长过程中由各种各样的经验塑造而成的
		卢梭：天赋论	儿童不是一块白板，也不是由成人灌输东西的空空如也的容器，相反，儿童具有天赋，生来就有是非观念和追求秩序与健康成长的需要
20 世纪		杜威：儿童中心论	儿童是教育的起点，是中心，而且是目的。儿童的发展、儿童的生长，就是理想所在。儿童心理学的内容基本就是以本能活动为核心的习惯、情绪、冲动、智慧等天生心理机能的不断开展、生长的过程。教育就是促进本能的生长过程
		蒙台梭利：蒙台梭利理论	儿童心理发展是天赋能力在适宜环境中的自然表现；儿童心理发展存在“敏感期”；儿童心理发展具有“阶段性”；儿童心理发展是在“工作”中实现的
		皮亚杰：认知发展理论	儿童在与环境相互作用的过程中不断建构自己的认知；在与环境相互作用的过程中，通过同化、顺应及平衡化作用，使得图式不断得到改造，认知结构不断发展；儿童认知发展是具有阶段性的
当代		儿童是社会的人，拥有基本的权利；儿童是正在发展的人，既要充分发挥其潜能，又要承认其个体差异；儿童是积极主动的人，在与环境相互作用的过程中不断主动构建其知识体系	

（二）学前儿童心理健康保健要点

1.0～1岁婴儿心理保健要点

（1）满足婴儿多种需要

①生理需要是婴儿最基本的需要，主要包括食物、水、睡眠、衣着、排泄、清洁、安全等。只有满足了生理需要，婴儿才会宁静和放松，感觉愉快。如果这些生理需要没有满足，不仅会影响婴儿的生长发育和健康，还会影响其心理健康发展。

②心理需要主要包括安全需要、爱的需要、活动需要、交往需要等。成人应满足婴儿的心理需要。这是婴儿在今后形成良好个性和人际关系的基础。如果此时婴儿缺少父母的关爱，没有和父母建立安全亲密的关系，成长过程中可能会出现较多的心理问题，如焦虑、自卑、咬手指等。

【拓展链接】

孩子哭了要抱起来吗？

约翰·华生提出“哭声免疫法”，他认为孩子哭了之后，不能马上去抱他们，这样会让他们养成依赖父母的坏习惯。但这个方法，却让他的几个孩子都走上了悲剧人生。他的大儿子因童年时受到了情感创伤，在30多岁时选择了自杀；另外几个孩子也同样在童年时情感受创，其中一个女儿更是常年酗酒，多次自杀。

在婴儿和幼儿时期，经常被父母爱抚和拥抱的孩子，心理会更加健康，长大后情商也会很高，也更容易成为“社交达人”。

（2）避免婴儿受到伤害

婴儿的身体和心理都十分娇嫩，有些外界刺激对成人可能是微弱的，但对婴儿却可能是非常强烈的。

①成人要确保婴儿生活环境和饮食卫生安全。成人尤其要注意与婴儿安全直接相关的物品，如婴儿学步车、婴儿奶粉等，避免物品不合格或使用不当，以及成人照顾不周而给婴儿造成无法弥补的损伤。

②成人要耐心帮助婴儿度过成长的不同阶段，如断奶、母婴分离、陌生人介入等。断奶是婴儿生活中的重大转折，如果处理不当，婴儿可能会情绪低落，害怕与别人交往。在断奶之前，成人可以逐渐给婴儿添加辅食，使婴儿逐渐喜欢吃除母乳之外的其他食物，为婴儿断奶提供生理和心理的准备过程。

2.1～3岁幼儿心理保健要点

（1）满足幼儿独立性的需要

1岁左右，幼儿会迎来人生中的一个重要转折点：独立行走。自此幼儿的活动空间得到扩展，开始能够根据自己的意愿行动，活动自主性也有了很大提高。成人应给孩子提供独立行动和做事的机会，如自己吃饭、穿脱衣服、上厕所、洗手等。幼儿在独立完成这些活动的过程中，能意识到自己的力量和能力，并体会到成功的喜悦。

（2）鼓励幼儿与他人交往

我国独生子女比例较大，很多孩子缺少与同龄人的交往机会，这不利于幼儿社会化情感的形成。当幼儿表现出对同龄人的兴趣时，如看到其他孩子很高兴，会主动走近看着对方，或和对方拉拉手、说说话等，成人要帮助幼儿与同龄人交往，并积极鼓励。这是帮助幼儿学习与他人正常交往的重要方式，也能帮助幼儿逐渐摆脱对陌生人的恐惧和不安，扩大交往范围，淡化幼儿对亲人的过分依恋，为上幼儿园以及进一步社会化做准备。

（3）帮助幼儿做好从家庭到幼儿园的过渡

上幼儿园之前，幼儿一直生活在亲人身边和熟悉的家庭环境之中，大多没有和亲人长时间分离的经历。因此，离开亲人到环境陌生的幼儿园，对他们来说是生活的一次重要转折，大多数幼儿都会出现“分离焦虑”现象，如焦虑不安、大哭大闹、不愿意离开亲人、不愿意上幼儿园等，这是一种正常现象。如果家长强制焦虑明显的孩子上幼儿园，他可能会出现尿床、拒绝吃饭、夜惊等不良反应或心理问题。

3.3～6岁幼儿心理保健要点

（1）帮助幼儿形成积极的自我概念

自我概念是指个体对自己的认识和评价。幼儿由于自身认识能力有限，无法客观认识并对自我进行评价，往往根据他人（尤其是成人）对自己的态度、判断和评价来认识和评价自己。这一时期的幼儿已具备一定的自尊心，渴望得到尊重、赞赏和喜欢。成人要尊重幼儿，不能随意批评、指责或训斥，尤其注意不要当众斥责幼儿。

（2）重视培养幼儿正确的性别角色意识

社会性别角色意识是逐渐形成的。幼儿首先要认同自己的性别角色，才能在社会生活中逐渐学会按照社会认为的适合于自身生理性别角色的品质特征、思想方式和行为态度规范行事。

一般来说，幼儿在3岁前就逐渐意识到自己的性别，并且开始性别角色认同。家长可根据幼儿生理性别对幼儿的行为提出不同要求。此外，家长在给幼儿起名字、买衣服、挑选玩具时要考虑社会对不同性别的区分，在生活中逐步帮助幼儿培养正确的性别角色意识。

（3）为上小学做准备

家长和幼儿教师要帮助幼儿从物质和心理上进行准备，帮助幼儿适应小学生活。

①物质准备。家长可以帮助幼儿准备上小学的各种用品，如文具、保温杯等；幼儿园可以调整教室设施，改变较松散的教室布置，营造整齐严肃的教室环境。

②心理准备。家长和教师要培养幼儿上小学需具备的能力和习惯，如独立性、自主性、任务和规则意识、良好的学习习惯等。此外，家长和教师还可以帮助幼儿调整生活作息，适当减少休息时间，逐渐增加固定学习时间，或者带领幼儿到小学参观，帮助幼儿提前熟悉小学环境。

二、学前儿童心理健康评估

学前儿童心理健康评估的 4 种主要方法包括：谈话法、观察法、测验法、问卷法。

（一）谈话法

谈话法是通过与儿童或和儿童熟悉的人（主要抚养者或教师）进行口头交谈，获取有关儿童心理发育和行为表现的信息，从而初步进行评估的方法。父母或其他直接抚养人、教师等与儿童接触最为密切，会首先注意到儿童的问题行为和心理障碍。与他们交谈，可获得有关儿童的多方面资料。

具体谈话内容有 3 个方面：妊娠、出生以及婴儿期的一些问题；家庭问题，如遗传、家庭成员及其关系；当前存在的问题，如儿童当前的行为表现，以及行为问题和心理障碍的客观症状。

【拓展链接】

与东东妈妈的谈话提纲（节选）

东东（化名）5 岁，近期在幼儿园出现了频繁打人的行为。王老师决定与东东妈妈进行一次谈话，并设计了以下提纲。

1. 母亲妊娠期的情况和东东的早期抚养情况

母亲妊娠期的年龄、胎次、健康状况、病史等，母亲本人及家属对妊娠的态度、情绪状态等，妊娠期是否生病、服用药物等。

东东是足月生还是早产？是顺产还是剖宫产？东东出生时是否有窒息、惊厥、黄疸等？东东的早期抚养人是谁？早期营养状况如何？所处环境是否温暖安全？

2. 东东的家庭情况

简单询问是否有遗传的心理障碍；主要家庭成员的年龄、职业、躯体健康状况、个性等；主要家庭成员与东东的亲密程度。

3. 东东的日常行为表现

东东在家犯错后，父母的对待方式如何？东东近期是否有打人行为？东东近期是否脾气急躁难以控制？是否经常看一些“暴力”影视作品？

（二）观察法

观察法是在自然情境下，有目的、有计划地对学前儿童的心理发育状况（情绪表达、语言表达、人际关系、行为表现等方面）进行观察，从而获取资料，对儿童进行评估的方法。如幼儿期的主导活动是游戏，观察儿童在游戏中的表现，记录儿童说的话，可以了解儿童的思维活动、语言发展情况等。

观察法是研究儿童心理活动最基本的方法，其优点在于能在自然状态下研究幼儿的言行，获得较为真实的第一手材料；不足之处在于容易混入观察者的主观因素。幼儿教师为提高观察质量，正确理解和评价幼儿的发展，可从以下几个方面着手观察。

第一，观察要有计划、有目的、有范围和中心。提前拟定观察提纲，确定观察要获取的资料，梳理观察过程；在注意整体观察的情况下，进行重点观察，区分观察对象和背景。

第二，不干扰和影响幼儿的正常活动。教师可采用“单向透视屏”，或事先在观察地点安装摄像机或录音机等对幼儿进行观察。

第三，客观公正、不带任何主观色彩和偏见地观察。观察中尽可能不掺杂任何主观因素，将看到的现象全部真实记录下来，避免以偏概全。为增加研究的客观性，可采用录音机、照相机、摄像机等记录，便于对观察结果进行反复研究。

第四，多次观察，获取真实有效的资料。

（三）测验法

测验法包括筛查性测验、诊断性测验和适应行为测评等。

筛查性测验：运用适当的心理检测工具，获取学前儿童心理发展问题有关信息的方法。筛查只提供对儿童的粗略的评价，发现儿童是否存在心理障碍和行为问题，不能做结论性诊断，对儿童日后的发育也没有预言作用。常用的有丹佛发育筛查测验、绘人测验等。

诊断性测验：格赛尔发展量表、新生儿行为评定表、贝利婴儿发展量表。

适应行为测量：各类量表。

（四）问卷法

问卷法是通过书面调查在短时间内收集大量信息的一种调查方法。问卷调查法的结果易受被调查者的主观知识经验、认知偏向性的影响。

三、学前儿童常见心理问题识别与护理

（一）情绪障碍

1. 儿童期恐惧

（1）原因

幼儿的恐惧多数产生于成人的恐吓和幼儿自身的直接感受。随着年龄的增长，恐惧感可自行消退。如果恐惧感长期不消退，就有可能导致幼儿的退缩或回避行为。

（2）表现

儿童期恐惧的表现是幼儿对特定的动物、人、物品或情境产生过分或不合理的恐惧和回避反应。

（3）矫正

家长和教师在任何情况下都不可采用恐吓、威胁的方法教育幼儿，应积极鼓励幼儿投入所恐惧的情境中，学会如何积极应对而不是消极回避。必要时采用系统脱敏法，使幼儿分阶段逐步接近所恐惧的事物，从而减轻对特定事物的恐惧。也可采用示范法予以矫正。

【拓展链接】

临床上儿童恐惧症的特征性表现有两种。

一是对身体损伤的恐惧，比如对食物、死亡、地狱、鬼怪等的抽象事物的恐惧，对陌生人的恐惧，对自然事件当中的黑夜、电闪雷鸣、暴雨洪水等具体事物的恐惧。

二是社交恐惧，包括动物恐惧，如害怕小狗、小猫、小鸡等；学校恐惧，如害怕上学，且恐惧感非常强烈，患儿往往伴有一些焦虑和具体的症状，如出汗、胸闷、心悸、尿频等。

2. 儿童期焦虑

（1）原因

幼儿焦虑症主要与心理社会因素及遗传因素有关。患儿往往性格内向和情绪不稳定，在

家庭或幼儿园等环境中遇到应激情况时易产生焦虑情绪。如父母为焦虑症患者，患儿的焦虑可能逐渐成为慢性焦虑。

（2）表现

焦虑症主要表现为焦虑情绪、不安行为和自主神经系统功能紊乱。学龄前幼儿可表现为惶恐不安、不愿离开父母、哭泣、辗转不安，可伴有食欲缺乏、呕吐、睡眠障碍及尿床等情形。

（3）矫治

焦虑症的矫治以心理治疗为主，药物治疗为辅。首先了解并消除引起焦虑症的原因，改善家庭与学校环境，创造有利于患儿的适应过程与环境，减轻患儿压力，增强自信。

3. 暴怒发作

（1）原因

溺爱是引起幼儿暴怒的主要原因，如父母或祖辈对幼儿的生活过分关注，一切都包办代替，并全力加以满足，久而久之这样的行为会在幼儿意识中形成习惯思维。这样一来，一方面，孩子得到满足的心理会急剧膨胀，家长的让步只会使事情越来越恶化；另一方面，由于幼儿在生活中缺乏独立的锻炼，没有克服困难的能力，所以容易形成自私自利的性格特点，最后演变成以自我为中心的行为模式。

（2）表现

暴怒发作主要表现为儿童在自己的要求或欲望得不到满足、受挫折时，出现哭闹、尖叫、在地上打滚、用头撞墙、撕东西、扯自己的头发等过火的行为。

（3）矫治

从小培养儿童合理宣泄不良情绪的能力。对孩子不溺爱，如初次出现暴怒发作，家长不妥协，坚持讲道理，不迁就不合理的要求。

（二）睡眠障碍

1. 夜惊

（1）原因

幼儿夜惊，多由心理因素引起。如离开亲人到陌生环境，受到成人的严厉责备，睡前看了惊险电影或听了情节紧张的故事，或卧室空气污浊、手压迫前胸、晚餐过饱等。鼻咽部疾病致睡眠时呼吸不畅，肠寄生虫病和癫痫发作也可导致夜惊。

（2）表现

夜惊主要表现为在睡眠中惊醒，突然哭喊出声，两眼直视，并从床上坐起，表情恐惧，且伴有心跳加快、呼吸急促、全身出汗等症状。这时如果叫幼儿，通常难以唤醒，对于他人的安抚，幼儿一般不予理会。夜惊的发作可持续数分钟，过后可再度入睡，醒后对此事基本上没有记忆。

（3）矫治

对于夜惊的幼儿，一般不需药物治疗，主要从解除产生夜惊的心理诱因和改变不良环境因素入手，及早治疗躯体疾病，还应注意培养幼儿良好的睡眠习惯。随着年龄的增长，大多数幼儿的夜惊会自行消失。

2. 梦游

（1）原因

梦游常与幼儿大脑皮质抑制过程不完善有关。身体疲劳、精神紧张或过度兴奋是其主要诱因，梦游与机体疾病亦有关系。

（2）表现

梦游主要表现为在睡眠状态中起床行走，做一些穿衣、开门、来回走动、搬动杂物等简单或复杂动作，可持续几分钟至半小时左右，然后上床入睡或睡于他处。幼儿梦游发作时面部表情呆滞、神态迷惘、难以唤醒，醒后对夜间行为多不能回忆。

（3）矫治

对于患有梦游症的幼儿，首先是查明原因，排除机体因素和药物诱发因素。属功能性的，多数会随着年龄的增长而自愈，不需特殊处理；对非功能性患者的矫治，应消除引起幼儿紧张、恐惧的各种因素，避免过度疲劳，不要在幼儿面前谈论梦游情况，发作时应予以保护，要认真清除房间内的危险物品，防止幼儿从窗户等处跌落。

3. 梦魇

（1）原因

梦魇的发生大多是因为有过心理矛盾、情绪焦虑，或因看了恐怖电视节目、听了恐怖的故事，并且睡眠时姿势不舒适，如鼻子被毯子盖住、胸口受到压迫等。另外，因感冒而呼吸不畅、由肠寄生虫病引起睡眠不适、过饥或过饱，均可诱发梦魇。

（2）表现

梦魇主要表现为从噩梦中惊醒之后，能生动地回忆起梦境的内容片段。这些梦境总是非常可怕，使做梦的孩子处于极度焦虑之中，在将醒未醒之际，常感到身躯和四肢难以动弹，需几经挣扎，才可完全清醒。醒后仍有短暂的情绪失常、紧张、害怕、出冷汗、面色苍白等表现。

（3）矫治

对于患有梦魇的幼儿，只要不是经常发作，不必做特殊治疗。平时也要注意保持孩子生活有规律，培养孩子开朗的性格。

（三）“品行”障碍

1. 攻击性行为

（1）原因

当幼儿受到挫折、威胁，或感到羞耻、不满时，常出现攻击性行为。例如，家长不能满足幼儿的正当合理需求，幼儿好奇心受挫，或家长平时溺爱幼儿，对其有求必应，造成幼儿任性、霸道的性格；幼儿的生活环境中经常有攻击性行为出现，或电视中常有暴力行为镜头，引起了幼儿的模仿、学习。

（2）表现

攻击性行为主要表现为发作性暴怒、冲撞、打人、咬人、踢人等。有的幼儿还可表现出“人来疯”，以引起他人的注意。攻击性行为多见于男幼儿。

（3）矫正

对于幼儿的攻击性行为，成人应尽早查明原因，给予矫正。家长应采用正确的教育方法，对这种行为既不可迁就姑息，也不可体罚。幼儿发作时，可暂不予理睬，待其行为自行消退后给予说服教育。幼儿园也应帮助幼儿学习如何与他人相处，如何调节自己的情绪，如何对待挫折等。

2. 说谎

（1）原因和表现

三四岁的幼儿由于认知水平低，在思维、记忆、想象、判断等方面，往往会出现与事实不相符合的情况，这属于无意说谎。如常把想象的东西当作现实存在的东西，把渴望得到的东西说成已经得到了，把希望发生的事情当作已经发生的事情来描述。有的幼儿则是为了得到表扬、奖励或逃避责备、惩罚，故意编造谎言，这属于有意说谎。

（2）矫正

幼儿的无意说谎，受他们的心理发展水平的限制。因此，成人不该指责他们，只需让幼儿明白该怎么说就行了。对于幼儿的有意说谎，成人要及时揭穿其谎言，不能使其得逞。可给幼儿讲《狼来了》的故事，让其明白说谎的后果。同时成人应言传身教，为幼儿树立榜样。

3. “偷盗”

（1）表现

幼儿的某种“偷盗”行为不一定是病态反应。例如幼儿饿了，不经别人同意，就拿别人的东西来吃；幼儿园的孩子常常把自己喜欢的东西带回家，因为他认为好玩的东西应与他人一起玩；等等。

（2）矫正

幼儿在没有道德概念之前，并不懂得不经别人的同意拿别人的东西是不道德的行为。因此父母与老师应正确看待幼儿的“偷盗”行为，分清哪些是偷，哪些不是偷。如果幼儿“偷盗”行为经常发生，则应该考虑这是行为问题，及时加以注意与矫正。在教育和纠正幼儿“偷盗”行为之前，必须深入了解“偷盗”行为的原因，比如作为自我吹嘘的手段、取得别人的注意、出于好奇心等。父母与教师要针对这些原因进行耐心细致的教育。

（四）语言障碍

1. 语言发育迟缓

（1）原因

语言发育迟缓由生理、心理、社会多种因素引起。其主要病因有精神发育迟滞、脑性瘫痪、听力障碍、幼儿孤独症、心理及社会不良环境影响、缺少言语刺激以及存在特殊性的语言障碍等。

（2）表现

幼儿口头语言的发育明显落后于同龄幼儿的正常发育水平。如 2 岁时仍未说任何词语；3 岁后大部分语音仍含糊不清，难以理解；发音能力较正常发育时间晚 1 年以上；3 岁不会说简单句子，大多使用韵母发音，很少使用声母发音；5 岁时句子结构仍明显错误；5 岁后仍不能流利地说话，有不正确的节律、速度和语调。

（3）矫治

对语言发育迟缓的幼儿要强调早期训练，家长要参与训练过程，家庭和幼儿园同步训练效果更好。可先让幼儿聆听各种声音，并告之名称；再要求幼儿模仿教师口型，发音从简单到复杂；然后让幼儿听语音指物，再指物说名称；接着学习简单的口语对话；最后念儿歌。这样做遵循了正常语言的发展历程，可为矫正幼儿行为提供系统化的语言训练。

2. 口吃

（1）原因

口吃的发生并非因发音器官或神经系统有缺陷，而是与心理状态有关。幼儿由于肌肉控制能力的发展落后于情绪和智力活动表达的需要，常表现为说话踌躇和重复。少数幼儿可能因家长对其语言的表达做过多矫正或采用威吓、强制等方法来训练语言，造成精神过度紧张而引起口吃。幼儿在突然受到惊吓，模仿别人口吃，个性急躁，患有某种疾病如百日咳、流感、麻疹，或脑部受到创伤，大脑皮质的功能减弱等情况下，均有可能形成口吃。幼儿由于口吃受到讥笑、指责，从而产生紧张、自卑、羞怯、焦虑或退缩反应，有可能使症状加重。

(2) 表现

口吃主要表现为说话多停顿，重复发音而造成语言不流畅，伴跺脚、摇头、挤眼、歪嘴等动作才能费力地将字迸出。口吃多发生于 3 岁左右幼儿，男幼儿多于女幼儿。口吃为常见的语言节奏障碍。

(3) 矫治

对少数口吃幼儿的矫正，应从解除幼儿心理紧张入手，避免对幼儿嘲笑、指责或过分矫正。成人与幼儿讲话要心平气和、不慌不忙，使幼儿受到感化，养成从容不迫的讲话习惯；也可以对口吃幼儿进行口型示范和发音矫正的训练，可以多练习朗诵和唱歌，运用鼓励和表扬的方法培养其信心和勇气。

(五) 排泄障碍——遗尿症

1. 原因

(1) 心理因素

心理因素主要是指精神方面受到创伤，如突然受惊、大病一场、对生活环境的改变不能适应等。

(2) 训练不当

排尿过程的自主控制，既需要大脑发育成熟到一定的程度，也需要学习和训练。一般两三岁的幼儿就可以开始自行控制排尿，但若训练方法不当，幼儿没有形成良好的排尿习惯，亦可发生遗尿。

(3) 遗传因素

研究发现，遗尿与遗传的关系密切，约有 70% 的遗尿患儿的一级亲属中有遗尿历史。

(4) 器质性遗尿症

疾病引起的遗尿症称“器质性遗尿症”，如蛲虫病、膀胱炎等，均可使儿童不能主动控制排尿。

2. 表现

幼儿 5 岁以后，白天或者夜晚仍不能主动控制排尿，经常夜间尿床、白天尿裤，就称为“遗尿症”。

3. 预防和矫治

某些新入幼儿园的幼儿，出现“尿频、尿急”的现象，但检查尿液未发现异常，泌尿道也无感染。这种情况常与幼儿对集体生活不适应有关。幼儿怕尿裤子，总感觉有尿而往厕所跑，却常因紧张不安而尿湿裤子，如果因此受到批评，紧张情绪加剧，这种现象就越发控制不住。但这不是“遗尿症”。对刚入园的幼儿，教师要帮助他们熟悉环境，多给予关心、照顾，让他们放心地去参加各种活动。当他们紧张不安的心理解除了，尿频、尿急的现象也就会随之消失。

（六）注意力缺陷障碍——儿童多动症

注意力缺陷障碍是一类以注意力障碍为最突出表现，以多动为主要特征的儿童行为问题。

1. 诱因及表现

注意力缺陷障碍可能与脑损伤、遗传、神经递质代谢异常、不良教育方式以及成人与学前儿童关系紧张等有关。注意力缺陷障碍的临床表现多种多样，主要包括：①活动过度；②注意力不集中；③情绪不稳，冲动任性；④感知觉及认知障碍；⑤学习困难；⑥轻微的神经系统缺陷。

2. 矫治及预防

注意力缺陷障碍的治疗应从生物、心理和社会 3 个方面着手进行。

生物方面主要是改善身体状况和服用药物。

社会方面主要是协调学校和家庭的关系。家长在治疗中有关键性的作用，应为孩子创造一个和谐、温暖的家庭气氛，耐心、细致地对孩子进行辅导。

心理方面主要是对患儿进行行为矫正治疗、教育和训练。教师应给患儿以更多的爱心，避免当众批评，尽量将患儿吸引到有益于身心健康的活动中来。

（七）不良习惯

1. 咬指甲癖

（1）原因

咬指甲癖大都出现于儿童精神紧张时，如不愿去幼儿园，家长管束太严，缺少小伙伴和游戏。情绪不安、低落时，幼儿以咬指甲自慰。幼儿养成顽固习惯后，有时终生难改。

（2）表现

咬指甲癖主要表现为经常地、控制不住地用牙将长出的手指甲或脚指甲咬去，这在 3 ～ 6 岁的幼儿中常见。

（3）预防和矫治

对于有咬指甲行为的幼儿，应从消除心理紧张因素入手。良好的生活习惯、户外活动和游戏，可使幼儿情绪饱满、愉快。另外，要养成按时修剪指甲的卫生习惯，用苦药或辣味物质涂擦指甲一般不能收到良好的效果。

2. 吮吸手指

（1）原因

成人喂养不当，不能满足幼儿吸吮的欲望，以及缺乏环境刺激和爱抚，导致幼儿通过吸吮手指来抑制饥饿或进行自我娱乐。

（2）表现

婴儿吮吸手指极为常见，随年龄增长，这种行为会逐渐消退。但若随年龄增长，仍保留这种动作，并成为习惯，则应及时纠正。这种不良习惯易引起肠道寄生虫、肠炎等疾病，且会引起手指肿胀、发炎。若持续到六七岁换牙时期，则会导致下颌发育不良、开唇露齿、牙齿排列不整齐等，既妨碍面容的和谐，也不能充分发挥牙齿的咀嚼功能。

（3）预防和矫治

对于有吮吸手指行为的幼儿，要消除生活环境中可能引起其焦虑、恐惧等不良情绪的因素，用玩具、图片等幼儿喜爱之物，或感兴趣的活动去吸引幼儿的注意力，冲淡其吮吸手指的欲望，逐渐改掉其固有的不良习惯。不宜采用在手指上涂苦味药或裹上手指等强制方法。

（八）感觉统合失调

1. 原因

胎位不正、剖宫产、天生中枢神经系统不健全；对孩子保护过度或活动空间太小，孩子缺少各种运动的机会；过早给孩子使用学步车，过多限制孩子的活动等；父母对孩子缺少足够的抚触、爱抚和情感交流，孩子缺少同伴等都容易造成感觉统合失调。

2. 表现

活动量大，不能持久静坐，注意力不集中；体态笨拙、动作协调性差，平衡能力差，易摔跤；讨厌被触摸，对一些触觉信息刺激有厌恶感；做事或写作业磨蹭；黏人，好哭闹；常常对事物视而不见、听而不闻；喜欢旋转；容易与别人发生冲突，攻击性强；吸吮手指、咬指甲、咬人；适应新环境困难；语言发展迟缓；做事缺乏计划等。

3. 预防和矫治

优生优育；给孩子多提供一些活动机会，尽可能让孩子自己的事情自己做。如果经过专业感统机构或医疗机构测评，孩子确实存在感统失调的问题，家长不要过于紧张着急，在寻求专业帮助的同时，家长也要不断加强学习。家长“好好学习”，孩子才能“天天向上”。

课后练习

1.（单选题）心理健康的幼儿一般具有的特点是（　　）。

A. 活泼，黏人　　B. 乐观，自信

C. 高智商，高控制力　　D. 孤僻，害羞

2.（单选题）影响幼儿心理健康的生理因素不包括（　　）。

A. 遗传　　B. 孕期和分娩状况

C. 疾病和意外伤害　　D. 家庭环境

3.（单选题）影响幼儿心理健康的环境因素包括（　　）。

A. 自然环境　　B. 家庭环境

C. 托幼机构　　D. 以上都是

4.（单选题）在幼儿园中，个别幼儿饿了后，不经别人同意，就拿别人的东西来吃。这属于幼儿常见的心理与行为问题中的（　　）。

A. 情绪障碍　　B. 行为障碍

C. “品行”障碍　　D. 发展障碍

5.（单选题）攻击性行为属于（　　）。

A. 情绪障碍　　B. “品行”障碍

C. 一般行为偏异　　D. 心理疾患

视频资源

生长发育认知及测评

学前儿童心理健康认知与测评

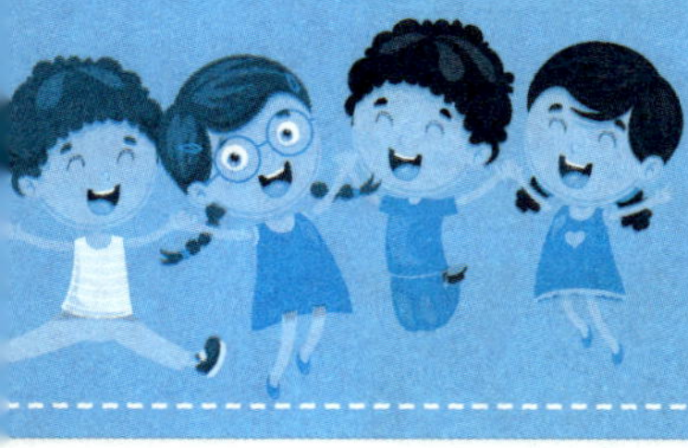

项目六 幼儿园环境卫生

◎【学习目标】

1. 掌握幼儿园环境创设的基础理论，包括环境创设的原则、方法和技巧。

2. 能根据幼儿园的具体情况，创设出符合幼儿发展需要的室内外环境，并能够运用所学知识对环境创设中存在的问题进行分析和改进。

◎【育人目标】

1. 树立正确的职业观，认识到幼儿园环境创设的重要性。

2. 培养良好的团队合作精神、沟通能力和社会责任感。

任务一 认识幼儿园环境卫生

◎【任务导入】

1. 某新办私立幼儿园为了节省开支收购了一批二手玩具，在简单清洁后分发到各班。请问二手玩具是否可以使用？此园的做法有何不妥？

2. 如果你是家长，在为自己的孩子择园时你会考虑到哪些环境因素？

一、幼儿园房舍、场地的卫生要求

（一）幼儿园环境卫生的基本原则

幼儿园的物质环境建设，必须以保证幼儿健康、促进幼儿发展为目的，从安全、保健、教育等基本点出发，创设出既符合幼儿发展水平，又促进幼儿身心健康发展的最佳环境，使幼儿能在园所中安全、健康、愉快地生活、游戏和学习。

1. 教育原则

幼儿园环境应服务于幼儿园的教育目标，有利于教育活动的组织和管理。例如，幼儿园教室的功能分区、室外活动场地的配置等，都应与幼儿园的教育方式、幼儿的学习方式相适应。幼儿园环境还应该与幼儿阶段特殊的年龄特点相适应，体现幼儿的年龄特征，使幼儿园不仅能对幼儿顺利地实施教育，还能成为幼儿生活、学习的乐园。

2. 心理卫生原则

幼儿园环境不仅要有利于幼儿身体的发展，还应有利于幼儿心理健康的发展。幼儿园良好的活动气氛、幼儿和教师之间良好的关系等都潜移默化地影响着幼儿的心理。幼儿园应按照幼儿心理卫生的需要，创建一个整洁、优美、气氛和谐的心理环境，使幼儿能愉快、健康地成长。

3. 安全保健原则

幼儿生性好奇、好动，什么都想摸一摸、看一看，但又缺乏生活经验，自我保护能力差，身心发育还不成熟。因此，幼儿园环境应有利于幼儿身心发展和健康，应注意保障幼儿安全，控制污染源、保持环境卫生、配备符合卫生要求的设备、修缮幼儿园建筑、防止发生意外创伤、防止发生火灾等。总之，幼儿园环境不但要满足幼儿安全和有效学习的需求，还要有利于他们身心健康成长。

（二）幼儿园园址的选择与幼儿园布局

1. 幼儿园园址的选择

（1）地理条件

①地势高，干燥，易于排水，可防止地面泥泞和滋生蚊、蝇。

②如地下水位低，应避免房屋潮湿。

③空气流通，阳光充足。

④远离交通干线、垃圾场、化粪池等不利于幼儿身心健康的场所。

（2）面积

幼儿园不仅要给幼儿提供室内学习、活动的场所，还要提供室外活动的场地。因此，幼儿园应有足够的用地面积，保证能对房舍（教学、活动、办公室、服务用房等）、绿化带和室外活动场地等进行合理布局，满足幼儿学习、生活的需要。幼儿园的用地面积，取决于入园儿童的多少和幼儿园的类型。一般来说，寄宿制幼儿园的面积应大于全日制幼儿园。根据教育部的规定，能容纳 100 名儿童的全日制幼儿园，平均每个儿童应占地 15 ～ 20 m^2，寄宿制幼儿园平均每个儿童至少应占地 20 ～ 25 m^2。

（3）防污染

①防止空气污染。幼儿园应设在上风地带，以避开粉尘和不清洁的空气。

②防止噪声污染。幼儿园应远离发出强烈噪声的闹市、工厂、机场等地区。

2. 幼儿园的布局

（1）道路用地

幼儿园的道路用地包括园内干道、庭院道路等。道路平坦、无障碍物；园内的围墙、护栏等应安全、美观。

（2）户外活动场地

幼儿园每班应有单独的、靠近活动室的户外活动场地。各班的户外活动场地最好能隔开，在传染病流行期间便于隔离。园内最好有公用的活动场地，供集体活动时使用，在场地不足时，各班应有计划地使用户外活动场地。幼儿园还可在户外活动场地边缘设绿荫走廊或凉亭，供幼儿休息。

（3）户外游戏场地

在户外活动场地周围的草坪上，可设置一些大型游戏器械供幼儿户外游戏使用，如滑梯、秋千、木马、跷跷板、攀登架等。

（4）养殖场

如果条件允许，可选择较偏僻的地方开辟植物种植园和动物饲养场地。

（5）绿化场地

幼儿园应有一定的绿化带，并严禁种植有毒、有刺的植物。绿化植物可改善微小气候，有吸尘作用，且能够减少噪声、美化环境。幼儿园建筑的周围、道路两旁、户外活动场地周围都应种植一定数量的树木和花卉，户外活动场地还可种植一定面积的草坪。

（6）房舍

幼儿园房舍有儿童用房和辅助用房两类。儿童用房是幼儿园的主体建筑，应分布在幼儿园靠里边，避开灰尘和噪声。幼儿园的附属建筑物是幼儿园的辅助用房，如医务保健室、厨房、隔离室、储藏室等，应与主体建筑分开。

（三）幼儿园房舍的配置及卫生要求

1. 房舍的配置

幼儿园的房舍通常分为生活用房、服务用房和供应用房三大类。

幼儿园的生活用房主要包括活动室、寝室、卫生间、衣帽贮藏室、音体活动室等；服务用房主要包括医务保健室、隔离室、晨检室、教职工办公室、资料室、会议室、值班室、传达室以及教职工厕所、浴室等；供应用房主要包括幼儿厨房、消毒室、烧水间、库房等。

2. 儿童用房的卫生要求

（1）活动室

活动室（图 6-1-1）是幼儿园儿童活动的中心，应符合以下卫生要求。

①足够的空间。幼儿在活动室进行学习、游戏、进餐等活动，因此活动室必须宽敞，有足够的面积和空气容量。平均每名儿童所占面积不小于 2.5 m^2，室内净高不低于 3.3 m。

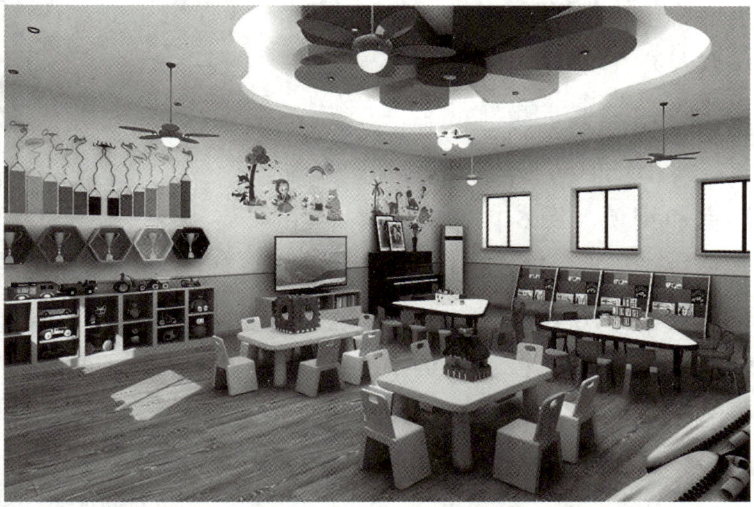

图 6-1-1 幼儿园活动室

②通风和采暖。A. 通风。室内空气浑浊，容易导致儿童注意力不集中、疲劳，容易诱发呼吸道疾病。通风可排除污浊空气，送进室外新鲜空气，调节室内气候。通风可采用自然通风和人工通风。自然通风是主要的通风方式，即通过门、窗、建筑材料的缝隙，使室内外空气交换。设计建造房屋时，应考虑足够的窗面积，还可安装通风小窗。为保证室内空气新鲜，幼儿园还可采用人工通风的辅助设备，按不同的季节和天气情况执行通风制度。例如，幼儿去户外活动，离开活动室后，教师可把大窗打开通风；幼儿上课前和课后，教师都可打开通风小窗换气。B. 采暖。在冬季，幼儿园的活动室要维持一定的温度就要有取暖的设备，局部取暖设备如火炉等，专门的取暖设备如暖气和空调。在使用取暖设备时应特别注意安全。

③采光和照明。活动室的光线必须充足。光线不足不仅会影响儿童的视力，还会影响儿童的情绪。活动室可采用自然采光和人工照明两种形式保证光线充足。

活动室应尽量采用坐北朝南的房间。窗高（由地面至窗上缘）不低于 2.8 m，窗台离地面 50 ～ 60 cm。采光系数（窗户面积和地面面积之比）不小于 1∶6。活动室的窗户应选择透明度好的玻璃。窗户旁不种植高大的树木。室内墙壁和天花板应选择浅色。

当自然光线不足时，可采用人工照明来辅助解决。采用人工照明，室内各桌面的照度应充分、均匀，避免产生阴影和眩光。

（2）寝室

寝室（图 6-1-2）是幼儿睡觉的场所，寝室是否符合卫生要求，直接影响幼儿的睡眠质量。

寝室的基本卫生要求与活动室一致，还应特别注意，幼儿寝室内，床头之间、两排床之间应保持一定的距离，避免幼儿相互干扰，同时也便于保教人员照顾每个幼儿。

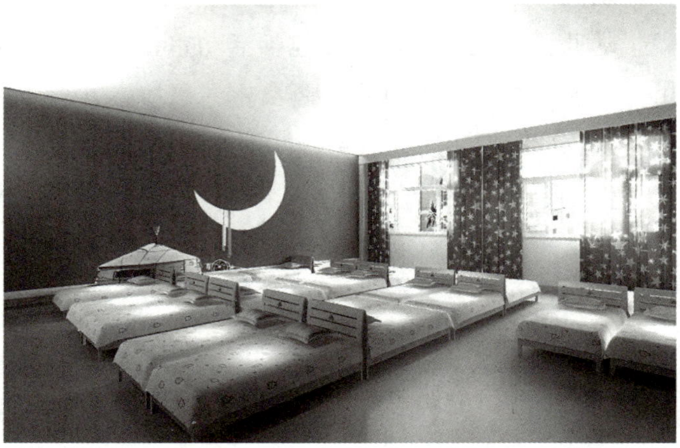

图 6-1-2　幼儿园寝室

（3）盥洗室和厕所

每个班的幼儿基本用房都应有盥洗室和厕所（图 6-1-3），基本卫生要求与活动室一致，还应注意，盥洗室可设在厕所与活动室或卧室之间，盥洗室设盥洗台和水龙头 5 ～ 6 个，盥洗台可设在房间中央，以减少拥挤。3 ～ 5 岁儿童用的盥洗台，高度以 50 cm 为宜，6 ～ 7 岁儿童以 60 cm 为宜。没有自来水的地区，可安装提供流动水的设备。厕所内可设大便池 2 ～ 3 个（或长条形蹲式冲便池）、小便槽 1 个。

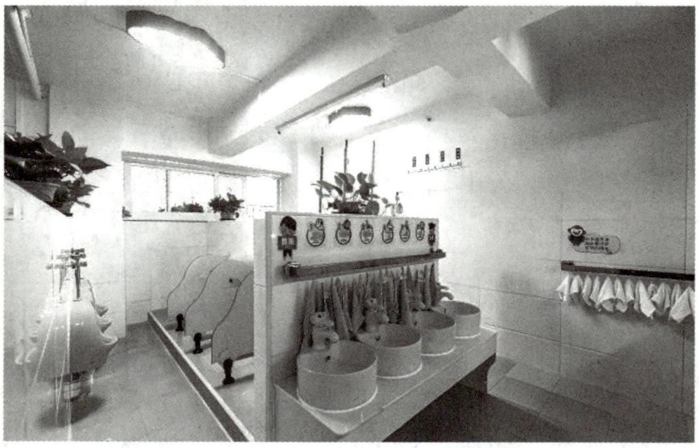

图 6-1-3　幼儿园盥洗室

二、幼儿园常用设备与用具的卫生要求

幼儿园的各种设备与用具，是幼儿生活以及开展各种活动所必需的物质条件，为了保证幼儿的身心健康与发展，这些设备与用具必须符合幼儿的年龄特点，满足基本的卫生要求。

（一）桌椅

幼儿在幼儿园室内活动的大部分时间是与桌椅相伴的。适合幼儿身高的桌椅，有利于减少坐姿的体位疲劳，形成良好的读写姿势，预防脊柱弯曲和近视眼，有利于身体的正常活动。

1. 桌椅的高度差

桌椅的高度差即桌面与椅面的高度之差。合适的桌椅高度差，可让幼儿在端坐桌旁时，肘部弯曲，前臂放在桌上，两肩齐平。如果桌椅高度差太大，眼与桌面距离太近，容易造成近视眼，两肩上提容易造成脊柱侧弯；如果桌椅高度差太小，幼儿看书、写字、绘画时身体就会前倾，常用单臂支撑身体，容易造成脊柱侧弯。

2. 桌椅的间距

桌椅的间距即椅背到桌边的距离。合适的桌椅间距有利于幼儿自由地活动。如果桌椅的间距过窄，幼儿的胸部会受挤压，上身活动不方便；如果桌椅的间距过宽，幼儿看书、写字、绘画时，身体前倾，不能很好地利用椅背，容易疲劳。

3. 桌子的种类和大小

活动室的桌子可分为双人桌、四人桌等。最好选用双人桌，一方面有利于采光，另一方面可以避免多个幼儿共用一张桌子，相互干扰。

4. 椅子的规格

（1）椅高

椅高即椅面前缘的最高点距离地面的高度。合适的椅高应与幼儿小腿高相适应，或低于小腿高约 1 cm，这样，大腿大部分可放在椅面上，脚可放在地板上，下肢着力于脚掌，大小腿呈直角，腘窝不受压迫，两腿可自由移动。如果椅子过低，幼儿就座时，大腿的前部会抬起，减少了支撑身体的面积，同时，腹部器官容易受压，小腿不能自由活动，幼儿容易疲劳；如果椅子过高，幼儿双脚会悬吊，失去了对身体的支撑，同时压迫大腿下的血管和神经，幼儿为能使双脚着地，而使臀部前移，这种不稳定的姿势容易导致疲劳。

（2）椅深

椅深即椅面前后的深度。合适的椅深应为幼儿大腿长的 2/3 ～ 3/4，使小腿后面有一定空隙。椅面过宽，会压迫腘窝下的神经和血管；椅面过窄，则减少了支撑面。

（3）椅宽

椅宽即椅面左右的宽度，适宜的椅宽是幼儿骨盆的宽度再加 5 ～ 6 cm。

（4）椅背

椅背高应达到幼儿肩胛下角，椅背可向后倾斜大约 7°。

5. 桌椅的配备

幼儿的桌椅应配套使用，由于一个班的幼儿高矮不齐，而且他们正处于生长发育阶段，因此，桌椅的尺寸不是固定不变的。每个班可配备几种不同尺寸的桌椅，按照幼儿的身高选择合适的桌椅。幼儿园桌椅尺寸可参考表 6-1-1。

表 6-1-1　幼儿园儿童桌椅尺寸（单位：cm）

使用者身高	桌高	椅高	椅面有效深度	靠背上缘距椅面高	桌椅的高度差
110 以上	51.5	28.5	26	29	23
100 ~ 109	47.5	26.0	24	27	21.5
95 ~ 99	45.5	23.5	22	25	20.5
85 ~ 94	41.5	21.5	20	23	20
75 ~ 84	37.3	18.5	18	21	19

（二）床及寝具

每名幼儿应使用自己专用的小床。幼儿床的大小、长短以及结构等，应适合幼儿的身材。具体地说，幼儿床的长度应为幼儿的身长再加上 15 ～ 25 cm，床的宽度应为幼儿肩宽的 2 ～ 2.5 倍。为了保证幼儿睡眠时的安全以及便于幼儿自己上下床，幼儿的床不宜过高，一般高 30 ～ 40 cm。床的周围应设有栏杆，在床的一侧可留有上下床的空隙。幼儿使用的床不宜过软，最好是木板床或棕绷床、藤绷床，这些床有利于幼儿脊柱的正常发育。若寝室较小，或将幼儿的睡眠安排在活动室中，可以使用幼儿双层床或幼儿折叠床，其尺寸大小以及结构等方面的设计，也应适合幼儿的身材并要考虑到幼儿的健康。

为了避免幼儿睡觉时相互干扰、适当地控制疾病的传播，以及便于保教人员在床间进行巡视和照料，幼儿床的床头之间以及床与床边缘之间均应保持一定的距离。幼儿使用的床应保持清洁与干燥，必要时可以放到日光下进行暴晒消毒。

幼儿枕头的高低以及软硬程度直接关系到幼儿的健康，应选用较扁平些的、较柔软些的枕头，过高或过低的枕头都会影响到幼儿脊柱、颈椎的正常发育，也易引起幼儿落枕。例如，过高的枕头有可能导致幼儿脊柱异常弯曲或成年后患颈椎病；过低的枕头或不枕枕头，会使幼儿头部过分后仰，造成颈前部肌肉压迫气管，从而影响幼儿正常的呼吸以及头部的血液循环等。

幼儿枕头的软硬度也应适中，不宜过硬，也不宜过软，否则会影响幼儿头部的血液循环。

幼儿应使用自己专用的寝具，如枕巾、被子和褥子等。寝具应选用纯棉制品，并经常进行必要的清洗和晾晒，不用时则应放置在干燥的橱柜中加以保存，以保证其清洁与卫生。我国南方的夏季比较炎热，可以在幼儿的床上铺席子，幼儿使用的席子以草席为宜，新购买的席子应用开水浇烫、晾干，幼儿使用时，每天应用温水擦洗，以消灭或减少席中的有害生物。

（三）玩具、书籍、文具

1. 玩具

玩具是幼儿进行游戏的物质条件之一。玩具除了应符合幼儿的年龄特点、有助于发展幼儿智力和体力之外，还要符合卫生要求。

制作玩具的材料有木材、金属、橡胶、纸张、棉布等。选购玩具时，首先应考虑材料便于清洗和消毒。一般来说，塑料、金属、橡胶或木制的玩具便于消毒，棉布及毛皮制玩具容易污染、不易消毒。其次应注意表面光滑，油漆应无毒、无味、不褪色，玩具不易破碎。最后，还应注意不要选购小喇叭、口琴、口哨等直接用嘴吹的玩具，以避免传染疾病。另外，玩具也应避免过小，以免幼儿吞食。

2. 书籍

幼儿的图书应适合幼儿的年龄特点，通常以图画为主，配合一定的文字说明；书型和重量要适宜；书中的文字、图画、符号要大而清晰，排版要便于幼儿阅读；书中的图画要形象、简单、清晰、颜色鲜明、大小合适；文字与纸张之间，色调应有鲜明的对比，纸张一般选白色，纸质结实，纸面平滑，不闪光。要培养幼儿使用书籍的卫生习惯，如保持眼与书的正确距离，不在光线不足和阳光强烈的地方阅读，不用唾液沾湿手指去翻阅书籍，读完书要合上，已脏、破的书最好不用。

3. 文具

幼儿使用的文具包括练习本、铅笔、蜡笔、颜料、文具盒、水彩笔等。首先，文具应符合视觉要求，如练习本的纸张结实，铅笔的笔芯软硬适中，写出的字迹清晰；其次，文具应不含有毒物质，铅笔、蜡笔、绘画颜料等都不应含有毒色素和其他有毒物质，笔杆上的颜料不易脱落、不溶于水、不溶于唾液；再次，文具应防止致病、致伤，如书包过重，单肩挎包可使幼儿单侧肌肉紧张，形成不正确的姿势，导致脊柱异常；最后，应培养幼儿使用文具的好习惯，如不用嘴咬铅笔上端、单肩挎包注意换肩等。

（四）餐具、盥洗用具

1. 幼儿餐具的卫生

幼儿常用的饮食用具有碗、匙、筷子、饮水杯等，应坚固、光滑、无毒、易于清洗与消毒，不起化学反应，防烫嘴和手，其大小、重量以及结构等应适合于幼儿手部发育的特点，便于幼儿用手操作。

幼儿使用的餐具，可选用耐高温的塑料餐具、铁制餐具、瓷器或钢化玻璃餐具等。如使用搪瓷制品，须注意瓷釉的制作特点以及瓷釉脱落的问题，以免伤害幼儿。幼儿使用的筷子宜选用圆柱体的竹制筷子或木制筷子，长度约 20 cm，筷子的外表不要涂漆。如果幼儿使用的饮食用具出现了破损，应及时更换，以免伤害幼儿的肌肤或出现危险。

幼儿每次进餐以后，用过的餐具应及时洗净并进行消毒，消毒的方法通常有煮沸消毒、蒸汽消毒、红外线消毒等。

2. 幼儿盥洗用具的卫生

幼儿常用的盥洗用具有肥皂、毛巾、牙刷、牙膏、刷牙杯、洗屁股盆、洗脚盆等。除肥皂以外，其他的盥洗用具都应当做到专人专用。

由于幼儿的皮肤比较娇嫩，保护机能较差，容易受到损伤，所以幼儿应使用刺激性较小的肥皂，例如香皂中含碱很少，多属中性，较适合于清洁幼儿的皮肤。

幼儿使用的毛巾应选用质地较柔软的棉织品，以免擦伤幼儿娇嫩的肌肤。此外，毛巾不宜太厚，以利于幼儿自己动手盥洗。寄宿制幼儿园中，幼儿的洗脸毛巾与洗脚毛巾应分开使用，女孩还应有专用的清洗外阴的毛巾。幼儿每次盥洗后，保教人员应将毛巾搓洗干净后再晾挂，以保持毛巾的清洁与干燥。托幼园所中一般使用毛巾架来晾挂毛巾，毛巾架应使每条毛巾之间保持一定的距离，以保证通风干燥和避免相互接触，并且应经常搬到室外，放在日光下进行暴晒消毒。

寄宿制幼儿园，由于幼儿需在园里住宿，幼儿园要为幼儿准备刷牙的用具和洗屁股、洗脚用的盆。

幼儿应使用儿童型牙刷。刷牙后，需要将牙刷清洗干净，然后再把牙刷毛端朝上、牙刷柄端朝下放置于刷牙杯中，以保持牙刷干燥。干燥的牙刷不利于细菌的生长与繁殖。幼儿最好使用含氟的牙膏。含氟的牙膏对于防止幼儿龋齿具有一定的作用，但保教人员一定要提醒幼儿将牙膏沫吐干净，不要吞食。刷牙杯应定期进行清洗和消毒，牙刷应定期进行更换。

幼儿使用的洗屁股盆和洗脚盆应分开，且在幼儿每次洗完以后应进行必要的清洗以及定期消毒。

课后练习

1.（单选题）幼儿园环境卫生的基本原则包括（　　）。

A. 教育原则　　B. 心理卫生原则

C. 安全保健原则　　D. 以上都是

2.（多选题）幼儿园的房舍通常分为哪三大类？（　　）

A. 生活用房　　B. 办公用房

C. 服务用房　　D. 供应用房

任务二 幼儿园生活卫生保健

◎【任务导入】

如果你是幼儿园老师，每日的清洁与消毒工作你将如何开展？一日生活又将如何安排？各环节需要注意什么？

一、幼儿一日活动中的保健工作

（一）一日活动安排

某幼儿园小班及中班一日活动日程安排，分别见表 6-2-1 和表 6-2-2。

表 6-2-1　某幼儿园小班一日活动日程安排

时间	安排
7：45—8：10	晨间接待
8：10—8：40	区域活动
8：40—9：10	早操
9：10—9：30	主题活动
9：30—9：40	盥洗加点
9：40—10：40	户外活动
10：40—11：00	离园教育
11：00—12：00	餐前文化、美味佳肴
12：00—12：20	户外散步
12：20—13：30	午休
13：30—14：00	起床
14：00—14：30	区域活动
14：30—15：30	户外活动
15：30—15：40	加点
15：40—16：30	游戏或区域活动
16：30—16：40	幼儿离园

表 6-2-2　某幼儿园中班一日活动日程安排

时间	安排
7：40—8：10	入园晨检
8：20—8：40	活动准备
8：50—9：15	主题活动
9：15—9：40	做健身操
9：40—9：50	盥洗加餐
9：50—10：40	区域或游戏活动
10：50—11：00	户外活动
11：20—11：30	餐前文化
11：30—12：10	美味佳肴
12：15—13：40	甜蜜午睡
13：40—14：00	起床盥洗午点
14：10—14：40	游戏活动
14：40—15：40	户外游戏活动
15：40—16：40	离园教育
16：40—16：50	互致告别

从上面的日程可看出，幼儿园一日活动中的主要活动分为四大板块，即生活活动、运动、学习活动、游戏活动。生活活动主要指生活自理、交往礼仪、自我保护、环境卫生、生活规则等方面的活动，旨在让幼儿在真实的生活情境中自主、自觉地发展各种生活自理能力，形成健康的生活习惯和交往行为，在共同的生活中能够愉快、安全、健康地成长。

幼儿园为不同班级制定一日活动制度，应遵循以下四点原则。

1. 结合地方教育行政部门规定和本园情况综合考虑

要根据地方教育行政部门制定的幼儿园生活制度及本园制定的生活制度，结合本班级幼儿的年龄特点和实际情况，制定班级的生活日程安排。要考虑季节特点、区域特点、家长需求等因素，科学、合理地安排班级幼儿的一日生活活动。

2. 注意幼儿的年龄特点

充分考虑幼儿的年龄特点安排生活活动。幼儿年龄越小，活动量应该越小，活动和学习的时间应越短，休息和睡眠的时间应越长，进餐的次数应越多。

3. 发挥不同活动的功能

要充分发挥游戏、运动、学习、外出等活动的功能，将生活能力的培养和生活习惯的养成相结合。

4. 充分重视生活活动

生活活动相对于其他活动来说，比较烦琐而细致，要充分认识其重要性，并长时间坚持，引导幼儿反复练习、巩固、内化，进而养成幼儿良好的生活能力和生活习惯。

（二）幼儿一日活动中的主要环节

幼儿一日活动中的主要环节有：入园、晨间锻炼、进餐、盥洗、如厕、睡眠、户外活动、离园等。保教人员须认真地组织好幼儿一日活动，并在一日活动的各个环节中做好幼儿的卫生保健工作，并教会幼儿各种生活技能。

1. 入园

在幼儿入园之前，保教人员应先做好活动室的通风和清洁工作。天暖时尽量在室外接待幼儿并组织活动。家长应亲自把幼儿交给本班教师，若幼儿携带有易发生事故的物品，教师可暂替其保管，离园时交家长带回，并告诉其园规。幼儿来园后，大班的幼儿应将自己的外衣、帽子、围巾等叠放在固定的地方，中、小班幼儿由教师提供帮助。

幼儿园应设有专职保健医生，幼儿入园后应接受晨检，保健医生要向家长了解幼儿在家的健康状况。家长带来的药品应标明幼儿的姓名、所在班级、用法，保健医生要按时给幼儿服药，确保“看服到口”。保健医生要掌握全园儿童的健康状况，发现儿童患病要及早诊治，必要时应采取隔离措施并及时通知家长。

2. 晨间锻炼

晨间锻炼有助于幼儿尽快进入大脑皮层兴奋状态，精力充沛地开始一天的生活。晨间锻炼要注意形式多样化，激发每一位幼儿积极参加锻炼的兴趣。晨间锻炼的运动量要适度，不宜过小和过大，过小使幼儿感到乏味、没意思，过大则会使幼儿很快产生疲劳，影响一天的正常生活。

3. 进餐

培养幼儿良好的进餐习惯，做好进餐的组织管理工作，主要从以下几个方面着手。

进餐前可组织幼儿做安静的游戏，也可对当日的菜肴做简要介绍，激发幼儿的食欲。进餐前最好让幼儿先喝两口汤，但不宜多喝。鼓励幼儿不偏食、不挑食。

培养幼儿饭前洗手、饭后漱口和擦嘴，以及保持桌面、地面和衣服清洁卫生的好习惯。

饭前、饭后不做剧烈运动。

饭菜应是温热的，教会幼儿正确地使用餐具。

就餐室须符合卫生要求，餐具要消毒。

让幼儿在进餐时保持愉快的情绪，细嚼慢咽，不吃汤泡饭，不暴饮暴食。掌握好每名幼儿的进食量，严禁催促幼儿快吃或在幼儿吃饭时打扫卫生。

幼儿进餐时，保教人员应密切观察幼儿的进餐情况，发现问题及时做恰当的处理。

4. 盥洗

教会幼儿洗手、刷牙和洗脸的正确方法，要求幼儿认真洗，洗干净，使幼儿养成常洗头、洗脚、洗澡和洗屁股的习惯。

5. 如厕

培养幼儿良好的大、小便习惯；不得限制幼儿便溺的次数、时间等；对中、大班的幼儿应教其自己学会处理大、小便。

6. 睡眠

幼儿园应安排午睡。卧室应通风，夏季可开窗睡，关好窗帘。使用空调时，应注意房间换气。睡前禁止喝刺激性饮料、看惊险的故事片。教师和幼儿都应轻轻地进入卧室，给幼儿创造良好的睡眠环境。幼儿年龄越小，睡眠时间越长。一昼夜总的睡眠时间，托班要有13～14小时，小班和中班要有12～13小时，大班要有11～12小时。但要因人而异，体弱的幼儿睡眠时间应适当地长些。

根据季节和气温的变化，及时更换被褥，被褥要常洗、晒。注意培养幼儿养成按时入睡的好习惯，教会幼儿正确的睡眠姿势和穿、脱衣服的方法，大班幼儿还要学会整理床铺，中、小班幼儿由老师帮助。

7. 户外活动

午饭后散步，有助于幼儿对食物的消化和吸收，提高睡眠的质量，因此，在天气适宜的情况下，应坚持户外散步。散步时，要提醒幼儿不要做剧烈的活动。

8. 离园

晚饭前，教师应把幼儿的衣、帽等准备好，放在幼儿能拿到的地方。幼儿吃饭时，要求家长回避，以免影响幼儿进餐。幼儿离园前将桌、椅、玩具收放好，穿戴整齐后再离园。

教师应把幼儿直接交给家长。如幼儿当日或当周有身体不适或其他特殊情况，应立即向家长汇报。等幼儿全部接走后，教师应把活动室收拾整齐。锁门前，教师须到厕所、卧室等巡视一遍，确认没有幼儿留下时，教师与其他工作人员应将室内打扫干净，关闭电源、门窗，再锁门。个别晚接的幼儿，本班教师应亲自交给值班人员，不要让幼儿自己去找值班老师，以确保幼儿的安全。

二、幼儿园的清洁与消毒

幼儿园是幼儿集体活动的场所，幼儿之间有着频繁、密切的接触。就个体来讲，幼儿正处在迅速生长发育的时期，各器官、系统发育尚未完善，机体的免疫力、抵抗力较弱，加之幼儿尚未形成良好的卫生习惯，传染病一旦传入，易感染各种疾病，因此托幼园所的幼儿是典型的易感者。由此可见，做好幼儿园的卫生保健工作，是促进幼儿身心健康发展的有力保证，是实现幼儿园教养目标和管理目标的重要组成部分。幼儿园必须贯彻“预防为主”的方针，加强卫生保健工作，在现行卫生法规和防疫卫生工作规范的指导下，认真做好日常消毒工作，使幼儿在集体生活中健康成长。

（一）常用消毒方法

1. 通风换气

通风换气是最简便也是很有效的方法，尤其在托幼园所等人员密集处应用广泛。通风换气的时间可以依据室内温度及空气流通的条件来确定：一般夏季室温较高、空气对流差，应经常开放门窗以通风换气；而冬春季节由于气温较低，室内温度较低，通常要每天通风 2 ～ 3 次，每次 10 ～ 15 分钟，以使空气中悬浮的微生物及尘埃数量大大减少。

2. 物理消毒法

物理消毒法是简便易行较为有效的方法，可分为煮沸法、日晒法、紫外线辐射消毒法、高压蒸汽灭菌法等。

（1）煮沸法

煮沸法，顾名思义就是将被消毒的物品全部浸入水中，水烧开之后再煮 5 ～ 30 分钟。消毒时间的长短按消毒物品的材质及目的的不同而灵活掌握，一般在 15 ～ 20 分钟即可。一般致病菌在煮沸 1 ～ 2 分钟后即可被杀死。甲型或乙型肝炎病毒，需煮沸 15 ～ 30 分钟方能被杀死。此法适用于耐高温、耐潮湿的物品的消毒，如幼儿用的毛巾、水杯、饭碗等都可选用煮沸法消毒。

注意事项：待消毒的物品一般要先清洗后再煮沸消毒，但传染病人的用品可先消毒再清洗；在煮沸消毒过程中，消毒物品须完全淹没在水中，不可露出水面；待水烧开后开始计时，且要连续煮沸，中间不宜加入新的物品；碗类物品不要叠放，放置物品不要过多。

（2）日晒法

日晒法的原理是利用阳光中的紫外线消毒灭菌。一般附着在衣服、被褥等物品表面的病原体，在阳光下暴晒 3 ～ 6 小时就可灭活。流感、百日咳、流脑、麻疹等病原体，在阳光直射下很快就会灭活。

注意事项：要在阳光充足的条件下暴晒；图书、被褥等要翻晒，以增强消毒效果。

（3）紫外线辐射消毒法

紫外线辐射消毒法适用于儿童玩教具、图书画报及室内空气的消毒。此法根据消毒物品及杀灭的病原体的不同来决定紫外线照射时间及剂量。用紫外线灯对活动室内照射 30 分钟以上，可以起到对物体表面和空气的消毒作用。运用紫外线灯对被病原体污染的房间进行消毒，需照射 2 小时。

注意事项：由于紫外线被尘土吸收后，杀菌能力就会减弱，所以在应用该法消毒时，须注意室内空气清洁卫生，且紫外线灯管要经常擦拭，以保持表面透明，从而可增强穿透力；紫外线的杀菌作用与距离成正比，距离越近，杀菌力越强；最好在无人的场所内使用，若屋内有人时，要特别注意保护好眼睛和皮肤免受灼伤；紫蓝色光线并不代表紫外线强度，要定期测定。

（4）高压蒸汽灭菌法

高压蒸汽灭菌法是一种经济、可靠、快速、安全的灭菌方法，消毒灭菌效果也较为理想。使用时可将常用物品用牛皮纸或白棉布包好后置于高压灭菌器中，在保证消毒物品不受损害的前提下，维持锅内压力并保持一段时间，就可较彻底地杀灭病原体。若没有高压灭菌器，也可利用家中使用的蒸锅进行消毒，开锅后经 100 ℃左右的流动蒸汽加热 15 ～ 60 分钟即可，但其消毒效果远不如高压灭菌器。通常，幼儿园保健室的镊子、剪刀等物品可运用此法进行消毒。

3. 化学药物消毒法

化学药物消毒法是生活中常用的消毒方法。化学药物消毒法是应用化学消毒剂作用于微生物，使微生物蛋白质变性而杀灭病原体，为化学作用。病原体在实际条件下不是以纯培养物存在，而是与病人的分泌物（黏液、脓液、粪便、尿液）及其他微生物共同存在，并且附着在外界物体上。

（1）常用的化学消毒剂

漂白粉、过氧乙酸、戊二醛、乙醇、来苏水、新洁尔灭、甲醛、环氧乙烷。

（2）常用的化学消毒方法

①浸泡法。如预防接种或打针时，对注射局部用酒精棉球、碘酒擦拭；对一些器械、用具、衣物等的浸泡。一般应洗涤干净后再浸泡，药液要浸过物体，浸泡时间应长些，水温应高些。

②喷洒法。喷洒地面、墙壁、室内固定设备等，可用细眼喷壶；对室内空间消毒，则用喷雾器。喷洒要全面，药液要喷到物体的各个部位。

③熏蒸法。适用于可密闭的房间。这种方法简便、省事，对房屋结构无损，消毒全面。常用的药物有福尔马林（40% 的甲醛水溶液）、过氧乙酸水溶液。为加速蒸发，常利用高锰酸钾的氧化作用。

④气雾法。气雾是将消毒液倒进气雾发生器后喷射出的雾状微粒，是消灭气携病原微生物的理想办法。气雾粒子是悬浮在空气中的气体与液体的微粒，能悬浮在空气中较长时间，可到处飘移穿透到周围空隙。这种方法常用于空气消毒。

（3）使用化学消毒法时应注意的问题

①使用溶液状态消毒剂，应使化学消毒剂与分泌物中的微生物直接接触，特别是对于含有大量蛋白质的分泌物的消毒时应特别注意。

②应使用足够浓度的消毒剂。

③应作用足够时间。

④应注意消毒剂能起作用的温度。

⑤消毒剂对分泌物所附着的物品应没有损坏作用。

（4）消毒方法的选择

消毒方法很多，各有其特点及适用范围。因此，在消毒之前，要根据消毒的目的、条件和环境情况等因素综合考虑，选择一种或几种切实可行的消毒方法。以对居室空气消毒为例，有通风换气、喷雾消毒、紫外线照射消毒、化学熏蒸等多种消毒方法可供选择，但每种方法的效果不尽相同。

①根据消毒的目的，即预期消毒效果来选择消毒方法。一般来讲，物理消毒法作用速度快、效果较好，煮沸法、高压蒸汽灭菌法经常被采用。化学消毒法是生活中最常用的消毒方法，但消毒物品的材质、消毒液的性质等多种因素会影响其使用的范围和效果。

②要注意保护被消毒物品。要在被消毒物品不受损害的前提下杀灭或清除其上附着的微生物。如皮毛玩具不耐高温，就不能用煮沸或高压蒸汽灭菌来消毒，而餐具、饮水机等不能使用有毒或有异味的消毒剂来消毒。

③对环境进行消毒时，应根据具体条件来选择适宜的消毒方法。例如，同样是对居室进行消毒，房屋密封好的可用熏蒸法消毒，而密封性差的最好用液体消毒剂处理。对物体表面消毒时，耐腐蚀的用喷洒消毒剂的方法效果较好，不耐腐蚀的物品必须用无腐蚀性或低腐蚀性的化学消毒剂，采用擦拭的方法来消毒。

④选择消毒方法时要考虑安全性。例如，对空气进行紫外线消毒时，最好房间内不留人。但如果室内有人时，必须遮盖好眼睛和皮肤，以防止灼伤，可采用反面照射法（即向上方照射），以减少对人的伤害。

（二）幼儿园常规消毒内容及要求

科学做好幼儿园环境、物品的消毒工作，是幼儿园卫生保健工作的首要一环。按照幼儿活动的场所、活动接触到的物品，可以将常规的消毒工作分为空气消毒、盥洗室消毒、幼儿生活活动用品消毒和幼儿学习活动用品消毒四部分内容。

1. 空气的消毒

空气消毒的方法通常用于活动室、寝室空气的消毒，常用的有紫外线照射消毒及通风消毒两种。

（1）紫外线照射消毒

①常规要求。每天关闭门窗，打开紫外线灯照射 30 分钟，开窗通风 20 分钟；如果寝室和活动室共用，每天下午幼儿全部离园后，进行统一消毒；如果寝室和活动室是分开的，每天早上入园后，7：30—8：00 先对寝室进行消毒，中午 12：30—13：00 再对活动室进行消毒。

②注意事项。A. 选购与安装。在购买紫外线消毒灯时，应要求供应商提供相关的生产厂家卫生许可证和产品合格证明；将紫外线灯吊装在天花板距离地面（2.0±0.2）m 的高度，进行垂直正向照射；室内空气消毒需要安装紫外线灯的功率分布达到平均 1.5 W/m^3，即每 20 m^3 安装 30 W 紫外线灯 1 支；一般使用的石英管消毒灯的寿命为 2 000 小时，如灯管在开启后出现不稳定或灯管二极变黑时应及时更换。B. 使用维护。每周用酒精擦拭灯管表面的灰尘；传染病蔓延时期，消毒时间延长至 60 分钟；消毒灯开关要有明显标识，正在消毒时门口要有提示，防止幼儿及成人误入，造成伤害。

（2）通风消毒

①常规要求。春、夏、秋三季要全天通风。每天早上开园后，打开走廊、活动室、寝室门窗进行通风消毒，风大时可以适当调整开窗的幅度，保证全天通风。冬天分时段适当通风。每天早上来园时、早午饭后、上午幼儿户外活动时（10：00—10：30）、下午幼儿户外活动时（15：30—16：00），对室内进行通风，每次通风 20 ～ 30 分钟，保持室内空气流通，阳光充足。

②注意事项。午睡时避免穿堂风，以防诱发面瘫和中风等疾病；冬季通风还要关注室温的变化，室内温度不能低于 15 ℃；做好室内的美化工作，多种一些如吊兰、文竹、仙人掌、扶郎花、金绿萝、芦荟、耳蕨、常春藤、铁树、菊花等绿色植物，以净化空气。

2. 盥洗室的消毒

看似干净的盥洗室其实存有很多病菌，如流感病毒、埃希氏大肠杆菌、甲肝病毒等，再加上门把手、肥皂盒、抹布、拖布、水龙头开关等经常被遗忘，因此，幼儿园要制定具体的消毒制度，规范盥洗室的消毒工作。

（1）常规要求

每天下午幼儿离园后，用 1：50 的巴氏消毒液对水池、水龙头、肥皂盒、便池、地面进行擦拭消毒；对盥洗室的地垫、拖把等用 1∶50 的巴氏消毒液浸泡 30 分钟进行消毒；对盥洗室垃圾桶、笤帚、簸箕、墙角等用 1∶50 的巴氏消毒液喷雾消毒。

（2）注意事项

盥洗室要每天打扫干净，全天通风，保证无污迹及异味；盥洗室的拖把分为活动室、盥洗室、走廊拖把和备用干拖把四种，并有明显标识，分类摆放；擦拭物体表面的抹布要分类，擦桌布要专用，用后要消毒并有标识。

3. 生活用品的消毒

幼儿使用的生活用品，如小床、被褥、枕头、小碗、小勺、毛巾、水杯等，还有很多公共区域如窗台、楼梯扶手、幼儿衣橱等，除了要确保人手一份的物品专人专用，还要对所有物品每天进行彻底清洗和消毒，减少交叉感染，确保幼儿健康成长。对于这些生活用品主要采用巴氏消毒液擦拭、高温消毒和阳光暴晒等方式进行。

（1）公共区域生活用品的消毒

每天早上入园后，首先开窗通风，然后用 1∶100 的 84 消毒水对窗台、门、门把手、楼梯扶手、幼儿的衣橱、鞋橱等公共区域的生活用品进行擦拭消毒，10 分钟后用清水擦干净，避免消毒液对人体造成伤害。

（2）活动室内桌椅、地面的消毒

下午离园前，用 1∶100 的巴氏消毒液对桌椅、地面进行擦拭消毒。

（3）寝室内床体、地面的消毒

每天中午起床后，幼儿离开寝室，保育员教师打开寝室窗户通风，然后关闭门窗，将床体、地面用 1∶100 的巴氏消毒液擦拭消毒，半小时后开窗通风。

（4）床上用品的消毒

幼儿的被褥、床单、枕头、枕巾，每周上午 7∶30—10∶30 在阳光下暴晒一次，每月彻底清洗一次。

（5）餐具的消毒

幼儿每餐用的小碗、小盘、小勺、筷子等及时送回厨房，流动水洗净后，用蒸汽消毒半小时，保洁存放。

（6）毛巾的消毒

每天早上将前一天清洗干净的小毛巾进行蒸汽消毒 30 分钟，供幼儿入园后使用。每班配备 2～3 套小毛巾轮流使用。

（7）水杯的消毒

幼儿用的水杯，教师要每天清洗干净，沥干水，放在消毒柜中。早上入园后用远红外线消毒半小时，打开消毒柜门晾凉 5 分钟，取出供幼儿使用。

4. 学习用品的消毒

幼儿园是孩子们活动、学习的场所，每天的教育活动、区域活动中孩子们都会接触不同的学习用品和操作材料，这些材料的卫生消毒工作更是至关重要，常用巴氏消毒液擦拭、浸泡、紫外线照射、阳光暴晒等方式进行。

（1）常规要求

幼儿每日玩耍的积木、插塑等玩具，每天要进行清洗消毒。下午幼儿离园后，对幼儿玩过的各类玩具进行清洗，然后用 1 : 100 的 84 消毒水浸泡 30 分钟，最后再用清水冲洗干净，晾干备用；每周一中午将所有区域材料放在桌面上，对材料表面进行紫外线照射消毒；每周两次对图书进行日晒消毒。

（2）注意事项

消毒剂溶液应将物品全部浸没，对管状物品，应使管内也充满消毒剂溶液。作用至规定时间后，取出用清水冲净，晾干；巴氏消毒液因为漂白作用和腐蚀性较强，擦拭区域活动材料表面时，在作用至规定时间后，要及时用清水擦净，以减轻可能引起的腐蚀作用；紫外线照射区域材料时，要将材料表面暴露出来，不要互相遮挡，否则会影响消毒效果；暴晒图书时，要将图书打开进行暴晒。

总之，幼儿园应是清洁卫生的场所，是幼儿健康成长的乐园。因此，每个幼教工作者都必须认真做好卫生消毒工作，让幼儿在优美而卫生的环境中快乐地成长。

（三）常见传染病的消毒——以手足口病为例

手足口病是由肠病毒感染引起的常见传染病，以 5 岁以下儿童发病为主，4 ～ 7 月是高发季节。

幼儿园要认真做好卫生消毒工作，最大限度地阻止传染病的传播和蔓延。幼儿园应如何做好消毒工作？具体措施如下。

对班级幼儿接触到的所有物品用 1 : 50 的巴氏消毒液擦拭消毒。早晚对门把手、楼梯扶手、床围栏、桌椅台面、水龙头等物体表面擦拭消毒，作用 30 分钟后，再用清水擦拭干净。

每天对活动室、寝室进行紫外线灯照射消毒 1 小时。

对班级幼儿的玩具用 1 : 50 的巴氏消毒液进行浸泡消毒。

每天将班级幼儿的被褥全部拿到户外，阳光暴晒 6 小时以上。

在每班门口放置巴氏消毒液浸泡的消毒垫。

每天对盥洗室进行清扫、消毒工作，保育教师要戴手套，清洗工作结束后应立即洗手。

全天开窗通风，保持室内空气流通。

患儿的衣服、被褥需要单独清洗，用 70 ℃以上热水浸泡 30 分钟，患儿所用毛巾每次清洗后用蒸汽消毒 30 分钟。

患儿使用后的便池用 1 : 25 的巴氏消毒液擦拭消毒，作用 30 分钟。

厕所、卫生间使用的拖把采用 1 : 50 的巴氏消毒液浸泡 30 分钟，再用清水清洗干净。

（四）消毒工作的注意事项

1. 购买合格产品

提倡购买经国家卫生部门批准的、带有“卫消”字的合格产品，选购时应看仔细。

2. 按需选择

消毒产品的种类很多，其用途、用法、杀菌能力以及对物品的损坏程度都不尽相同，应根据消毒物品选择消毒产品，如用于手部消毒可选择手消毒剂等。

3. 使用前详细阅读说明书

根据消毒对象及污染微生物的种类，选用合适的浓度和作用时间，一般情况下消毒液浓度高、作用时间长，消毒效果增强，但也易造成物品的损坏。相反，消毒液浓度低、作用时间短，消毒效果下降，对物品的损坏也会减轻。多数消毒液既可以浸泡、擦拭消毒，也可以喷雾处理，可根据需要选用合适的方法。

4. 一般消毒剂具有毒性、腐蚀性、刺激性

消毒剂仅用于物体及外环境的消毒处理，切忌内服。不同的消毒剂的毒性、腐蚀性及刺激性不同，使用时均应注意。消毒剂的有效含量及溶液的配制，均以含有效成分的量表示，如含氯消毒剂以有效氯含量表示，25% 漂白粉指该消毒剂含 25% 有效氯，60% 二氯异氰尿酸钠指原粉中含 60% 的有效氯，20% 过氧乙酸指原液中含 20% 的过氧乙酸等。对这类消毒剂稀释时不能将其当成 100%，而应按其实际含量计算。各种消毒剂在其标签上均标明其有效成分及含量。

5. 有效期内使用

消毒剂标签上标注有效期，大多数消毒剂有效期为 1 年，少数消毒剂不稳定，有效期仅为数月。还有部分消毒剂原液比较稳定，但稀释成使用液后便不稳定，最好现用现配。

6. 做好个人防护，必要时应戴防护眼镜、口罩和手套等

总之，幼儿园在认真做好卫生消毒工作、创设良好环境的同时，应采取丰富多样的宣传形式，教育幼儿饭前便后要洗手，预防病从口入。引导家长要注意儿童的个人卫生，纠正儿童的不良卫生习惯，做到洗净手、喝开水、吃熟食、勤通风、晒衣被，这些都是保证幼儿身心健康的重要方面。

课后练习

1.（单选题）下列不属于常见物理消毒法的是（　　）。

A. 日晒法　　B. 紫外线消毒法

C. 熏蒸法　　D. 浸泡法

2.（多选题）幼儿园一日活动流程包括（　　）。

A. 入园、晨间锻炼　　B. 进餐、盥洗

C. 如厕、睡眠　　D. 户外活动、离园

视频资源

幼儿园卫生保健工作

幼儿园一日生活中的保健工作

第二部分

任务清单

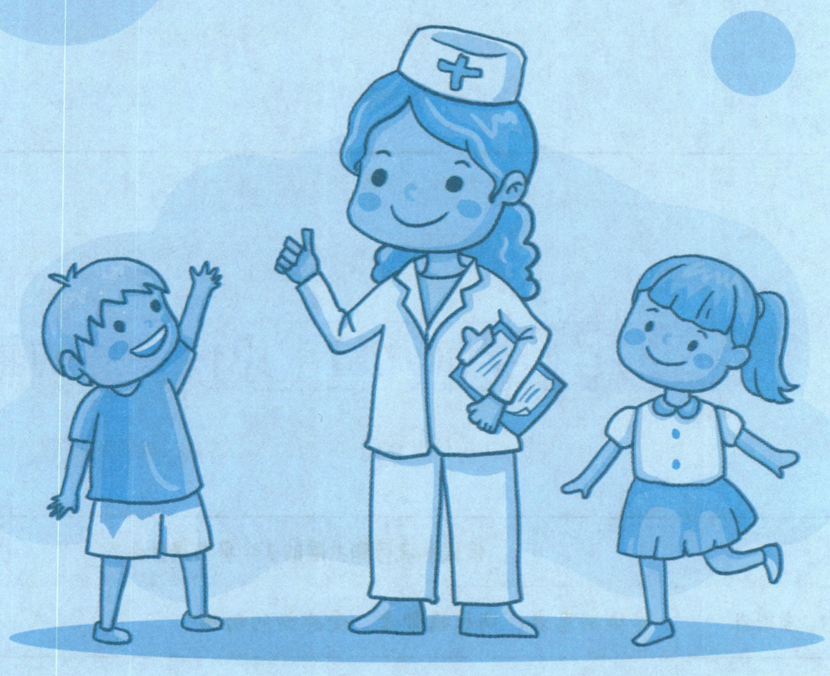

任务单 1 学前儿童一般疾病的基本知识

学前儿童生病的早期表现（写关键词即可）	
食欲	
睡眠	入睡困难、睡不踏实、嗜睡
肤色	
精神、情绪	无精打采、情绪低落、烦躁不安、哭闹等
大便	
小便	
学前儿童生病的一般症状有哪些？	

任务单 2 学前儿童常见传染病的基本知识

传染病流行和发展的 3 个环节是什么？	
1. 传染源	传染病患者、病原携带者、受感染的动物

续表

传染病流行和发展的 3 个环节是什么？	
2. 传播途径	（1）____________________
	（2）____________________
	（3）虫媒传播
	（4）____________________
	（5）医源性传播
	（6）母婴传播
3. 易感人群	____________________
针对上述传染病发生和流行的 3 个环节，幼儿园应采取什么预防措施？	

任务单 3 学前儿童意外伤害的主要原因与急救

常见意外事故急救的基本原则有哪些？		
1. 挽救生命	2. ________________	3. 减轻痛苦
幼儿园急救处理的一般程序包括哪些？		
1. ________________	2. 严重伤害的处理步骤	3. 轻微伤害的处理步骤

任务单 4 学前儿童运动系统特点

部位	特点	笔记备注（如概括相关知识点）
骨骼	1. ________________	有机质多，韧性 __________ 、易 __________
	2. ________________	骨膜对骨的生长和修复有重要作用；“青枝骨折”
	3. ________________	红骨髓造血，5 ~ 7 岁后失去造血功能
	4. ________________	前囟在 _____ 个月时闭合；后囟最晚在 _____ 个月时闭合
	5. ________________	腕力小，精细动作时间不宜 ________________
	6. ________________	弯曲顺序：3 个月 _______ 曲；6 个月 _______ 曲；1 岁左右 _______ 曲。出生就有骶曲
	7. ________________	不正确运动易导致 _____ 移位，_____ 变形
	8. ________________	足弓在 _____ 岁左右逐渐形成。运动量过大或遭受骨折损伤易导致扁平足
	9. ________________	“牵拉肘”
骨骼肌	1. ________________	易疲劳，疲劳消除快
	2. ________________	难以完成 ________ 动作

任务单 5 学前儿童运动系统保健

运动系统的保健要点	举例
1.______________	坐着时脚放平，肩不耸，头不歪，身坐正；大腿和小腿成 90° 角，眼离书本一尺，胸离桌子一拳
2.______________	夏天大部分时间在室外活动，春、秋季每天应不少于 3 ~ 4 小时，冬天每天不少于 2 小时
3.______________	教育孩子不从高处往硬地上跳，不玩用力太猛的游戏
4.______________	幼儿应多摄取富含钙、磷、维生素 D、蛋白质等的食品，如小虾皮、蛋黄、牛奶、鱼肝油、动物肝脏、豆制品等

任务单 6 学前儿童运动意外伤害的护理

意外伤害	急救基本步骤或护理注意事项
扭伤	
脱臼	
骨折的基本固定（以上肢前臂骨折为例）	

任务单 7 学前儿童呼吸系统特点

内容	特点
鼻	婴幼儿鼻腔比较_____，黏膜_____，容易发生___________。另外，幼儿鼻中隔前下部血管比较_____，黏膜比较_____，容易发生_______________
咽	婴幼儿的咽鼓管比较______、粗且倾斜度________，上呼吸道感染时容易发生_______________
喉	婴幼儿喉腔黏膜_____，血管和淋巴组织_____，发炎时易引发_____，加之喉腔较窄，易导致_____________
气管、支气管	管腔______，黏膜______，管壁柔软，纤毛运动能力差。易发生感染、肿胀，引起_______________
肺	血管_____，肺泡数量_____。肺含气量较少，肺功能______，每次呼出和吸入的气量_____。若因感染发炎，易引起____________
呼吸运动	年龄越小呼吸_________

任务单 8 学前儿童呼吸系统保健要点

保健要点	思考
1. 保持室内空气 ____________	冬季如何开窗通风？
2. 科学用鼻：____________	用鼻呼吸的好处？如何教幼儿正确擤鼻涕？
3. 预防呼吸道异物：____________	异物如何进入呼吸道？如何避免？
4. 保护嗓子，科学用嗓	如何保护嗓子？
5. 适当运动，保持正确姿势	如何组织体育锻炼？

任务单 9 海姆立克急救法

适用场景	操作要点
1 岁以上意识清醒的儿童及成人	
1 岁以下意识清醒的婴儿	
总结为：	

任务单 10 学前儿童呼吸系统常见意外伤害的护理

异物类型	操作要点	
鼻腔异物	若异物刚进鼻腔，仅停留在鼻腔口时	
	若异物很难取出或已经进入鼻腔深处	
咽部异物	若可用镊子取出异物	
	若无法取出	
	注意事项	

任务单 11 学前儿童呼吸系统常见一般疾病识别与护理

<table>
<tr><th>分类</th><th>病因</th><th>护理</th><th>预防</th></tr>
<tr><td>上呼吸道感染</td><td>普通感冒由病毒感染引起，急性咽炎、喉炎由细菌或病毒感染引起</td><td rowspan="3">1. 高温时，及时 ________。
2. 保持室内空气 ________，温湿度 ________。
3. 多卧床休息；饮食清淡，进食有营养、易消化的食物。
4. 多饮 ____ 水。
5. 遵医嘱</td><td rowspan="3">1. 多进行 ________________，提高免疫力；关注天气变化，及时 ________________。
2. 预防小儿肺炎。母亲给婴儿喂奶时，应取坐位，减慢奶汁排出速度。
3. 预防传染病引发的肺炎</td></tr>
<tr><td>扁桃体炎</td><td>溶血性链球菌感染</td></tr>
<tr><td>普通肺炎</td><td>细菌或病毒感染</td></tr>
</table>

续表

分类	病因	护理	预防
思考： 1.3 类疾病有何共同症状？ 2. 新生儿肺炎和大龄儿童肺炎症状有何区别？			

任务单 12 学前儿童呼吸系统常见传染病识别与护理

序号	问题	思考
1	8 种传染病的主要传播途径是什么？	
2	8 种传染病的多发季节分别是什么时候？	
3	8 种传染病有哪些基本症状是相同或相似的？	
4	哪些传染病长疹子(或出痘)？疹子的形状、分布如何？	
5	传染病的预防应从哪 3 个方面着手？	

任务单 13 循环系统概况

内容		概况
循环系统组成	主循环：血液循环系统	血液循环系统由 ______、______、______ 三部分组成
		构成心脏的四个腔：______、______、______、______
		血管的构成：______、______、______
		血液的构成：______、______（红细胞 + 白细胞 + ______）
	辅助循环：淋巴系统	淋巴系统由 ______、______、______、______ 构成
血液循环组成	体循环	
	肺循环	
循环系统的功能		

任务单 14 学前儿童循环系统特点

内容		特点与保健要点
循环系统特点	心脏	1. 心脏排血量 ______。心脏未发育成熟，心室壁 ____，收缩能力 ____；每搏输出量 ______
		2. 年龄越小，心率 ______。心脏活动节律不稳定

续表

内容		特点与保健要点
循环系统特点	血管	1. 管径______，管壁______，血管弹性______，血液在血管中流动的阻力______
		2. 血压比成人______
	血液	1. 儿童血液总量增加______，故身体所需造血原料也多
		2. 红细胞含血红蛋白______，供氧充足，利于新陈代谢
		3. 白细胞数量和成人差不多，但吞噬细菌能力______，容易感染扩散
		4. 血小板和成人差不多，但______多，______少，凝血______
	淋巴系统	淋巴系统发育______，淋巴结防御和保护机能______

任务单 15 学前儿童循环系统保健要点

内容	保健要点
膳食营养	
生活安排	
体育锻炼	
衣物穿着	
其他	

任务单 16 学前儿童常见意外伤害出血的护理

幼儿常见意外伤害出血		
鼻出血	鼻出血护理误区	
	鼻出血的正确护理	
外伤出血	外伤出血护理误区	
	出血情况判断	动脉出血：______
		静脉出血：______
		毛细血管出血：______

任务单 17 心肺复苏术

内容	操作要领	注意事项
胸外按压（30 次）		
人工呼吸（2 次）		

任务单 18 学前儿童消化系统特点

<table>
<tr><td rowspan="13">口腔</td><td rowspan="12">牙齿</td><td>乳牙萌出</td><td>____个月开始萌发第一颗牙，____岁左右出齐，共____颗</td></tr>
<tr><td rowspan="4">功能</td><td>1. ____</td></tr>
<tr><td>2. ____</td></tr>
<tr><td>3. ____</td></tr>
<tr><td>4. ____</td></tr>
<tr><td rowspan="4">特点</td><td>1. ____</td></tr>
<tr><td>2. ____</td></tr>
<tr><td>3. ____</td></tr>
<tr><td>4. 易产生____</td></tr>
<tr><td>换牙</td><td>____岁左右最先萌出的恒牙是______，又称______。______萌出后，乳牙先后松动脱落，逐渐换上恒牙，____岁左右全部换完</td></tr>
<tr><td colspan="2"></td></tr>
<tr><td colspan="2"></td></tr>
<tr><td>唾液腺</td><td colspan="2">新生儿唾液腺______________。
婴儿____个月大时，唾液腺发育完善，______增加，但由于口腔较______，又没有______的习惯，所以唾液往往流到外面，这种现象叫______</td></tr>
<tr><td rowspan="2">胃</td><td colspan="3">胃呈______，______比较松弛。吃奶时如果过多地______或喂奶后______，就容易发生______</td></tr>
<tr><td colspan="3">幼儿年龄小，胃的容量较____。胃容量随年龄的增长逐渐增大。因胃壁肌肉、弹力纤维和神经组织发育较差，所以______功能不如成人。胃腺数目少，分泌的消化液酸度低，消化酶少，故幼儿胃的______能力较弱</td></tr>
</table>

续表

肠道	幼儿肠道________能力较好，________能力较差
	肠在腹腔内________差，若________、饮食改变、________等容易发生________。此外，如果用力排便、________、________等，易发生________现象
肝脏	幼儿的肝脏分泌的________较少，对________的消化能力差
	肝糖原储备少，饥饿时易出现________，表现为心慌、________等

任务单 19 学前儿童消化系统保健要点

内容	保健要点	
口腔的保健	保护乳牙	1.
		2.
		3.
		4.
		5.
		6.
	口腔卫生	
胃的保健	1.	
	2.	
	3.	

续表

内容	保健要点	
肠的保健	准备易消化的食物	
	预防便秘	1.
		2.
		3.
肝脏的保健	1.	
	2.	
	3.	

任务单 20 学前儿童消化系统常见一般疾病识别与护理

分类	病因	症状	护理	预防
腹泻		腹泻症状轻的，一日泻数次至十余次，大便呈稀糊状或蛋花汤样，体温正常或低热，不影响食欲。 腹泻严重者多由肠道内感染所致，起病急，一日腹泻次数多至数十次，大便呈水样，尿量减少或无尿，食欲减退，伴有频繁呕吐。大量失水使机体脱水，表现为精神萎靡、眼窝凹陷、口唇及皮肤干燥等，严重时会危及生命		合理喂养幼儿，提倡母乳喂养，合理添加辅食，合理断奶。要悉心照料幼儿，避免腹部着凉。要做好日常饮食卫生工作，生吃的瓜果、蔬菜，一定要保证清洁卫生。当发现腹泻患儿时，应进行隔离治疗，做好消毒工作

续表

分类	病因	症状	护理	预防
单纯疱疹性口炎	多为________		多饮水；食用流食或软食；口腔溃疡处可用溃疡贴或凝胶物理隔离，促其愈合，减轻疼痛	人工喂养时，应注意________；喂母乳时，应注意乳头和手的清洁

任务单21 学前儿童消化系统常见传染病识别与护理

病名	病因	传播途径	症状	护理
病毒性肝炎	肝炎病毒感染	甲型肝炎主要通过________传播。乙型肝炎主要通过哺乳、______、注射等传播	1. 食欲减退、恶心、乏力、腹泻、肝区肿大有压痛、肝功能异常。 2. 起病时可有短期发热或不发热，不喜欢吃油腻食物等。 3. 部分患儿有黄疸（巩膜、皮肤变黄）症状。 4. 无症状感染者较为常见	1.肝炎病人应______，以减轻肝脏负担，病情好转可轻微活动。 2. 合理安排患儿膳食，饮食以少______、多________及适量蛋白质和糖类为宜

续表

病名	病因	传播途径	症状	护理
手足口病	肠道病毒感染	消化道传播、呼吸道传播、日常生活接触传播	1. 发病初期有轻度上呼吸道感染的症状，如发烧、全身不适、咳嗽、咽痛、食欲减退。同时在手掌脚掌、手指脚趾侧缘、指甲周围、足跟侧缘、臀部、躯干、四肢等处出现红色斑丘疹，并很快发展成为水疱。 2. 疱疹累及口腔黏膜，在口腔颊部、舌、上颚、齿龈、口唇内侧等处有疹，可有破溃，引发疼痛，影响进食。 3. 一般 8 ~ 10 天水痘干缩，逐渐康复	1. 室内开窗通风，保持空气新鲜流通。 2. 患儿应卧床休息；多________，吃营养丰富、刺激性小的______食物；饭后漱口，保持口腔清洁；保持______、衣被清洁，防止疱疹破溃引起感染。 3. 患儿用过的物品应彻底消毒
细菌性痢疾	痢疾杆菌感染，由着凉、疲劳、饥饿以及其他急性疾病诱发	通过手、食物、饮水、蚊虫等传播	1. 起病急，表现为高热、打寒战、腹痛、腹泻，一日可泻数十次，为脓血便，排便有明显的里急后重感（有排不净的感觉）。 2. 可伴有恶心、呕吐、食欲缺乏、发热及全身不适等。 3. 病情严重者，大量丢失水分引起脱水、电解质紊乱甚至休克	1. 患儿宜________。 2. 饮食以______为主，忌油腻及刺激性食物；病情好转应________。 3. 治疗须彻底，以免转成慢性菌痢

任务单 22 学前儿童泌尿系统特点、保健要点

泌尿系统的特点	肾脏	
	输尿管	
	膀胱	
	尿道	
泌尿系统的保健要点	饮水、排尿、卫生、尿色	

任务单 23 学前儿童遗尿现象干预

内容	要点
幼儿遗尿原因	
幼儿遗尿时可从哪些方面照护	

任务单 24 神经系统的认知

一、神经系统概况
1. 神经系统由 ____________ 和 ____________ 组成。
2. 中枢神经系统由 __________ 与 __________ 组成。
3. ________ 是中枢神经系统最高级的部分，是人体进行思维活动的器官。
4. ________ 负责保持身体平衡。
5. ________ 有“生命中枢”之称
二、大脑皮质活动的特性
大脑皮质活动的特性有：_________ 原则、_________ 原则、_________ 原则、_________ 原则
下列做法或描述，体现了大脑皮质活动的什么特性？ 1. 探索大自然活动中，老师发现小朋友们对昆虫非常感兴趣，就在课堂中开展了“神奇的昆虫”系列探索课程，深得小朋友喜欢，体现了 ____________ 原则。 2. 幼儿园一日活动，要注重有动、有静，动静交替地安排。如运动、认知、艺术等活动相互协调。可在区角活动的安排中插入生活活动、中途点评等让幼儿大脑神经与运动互相调节。这体现了 ____________ 原则。 3. 培养幼儿按时起床、吃饭、入睡等习惯，以帮助幼儿养成良好的作息习惯，体现了 __________ 原则。 4. 小朋友长期保持学习状态会出现注意力不集中、犯困、打瞌睡等情况，体现了 __________ 原则。 5. 劳逸结合，维持高效率，体现了 ____________ 原则。 6. 熟能生巧，习惯成自然，体现了 ____________ 原则。 7. 兴趣为主，结合生活经验设计幼儿活动，体现了 ____________ 原则

任务单 25 学前儿童神经系统特点与保健要点

一、学前儿童神经系统特点
1. 神经系统发育迅速：________数目增长迅速；________增长迅速；神经________化
2. 大脑皮质容易________，也容易________
3. 脑耗________量大，对氧气和血糖变化十分敏感。学前儿童脑耗氧量大，在基础代谢状态下，儿童脑的耗氧量约为全身耗氧量的________，而成人则为________
4. 中枢神经系统发育________。人在出生时________和________已经基本发育成熟。________在1岁左右开始发育，3～6岁逐渐发育成熟。________随着神经网络连接增加而迅速发育，8岁左右接近成人脑发育水平
二、学前儿童神经系统保健要点
1.
2.
3.
4.

任务单 26 内分泌系统的认知

内分泌腺	内分泌腺释放的化学物质叫 ________。激素对人体的 ________、________ 以及 ______ 等有着重要的调节作用
脑垂体	1. 能分泌多种激素，如 ______ 激素、促甲状腺激素、促肾上腺皮质激素、促性腺激素等，被称为“____________”。 2. 生长激素分泌 __________ 并不均匀。______ 后，生长激素才大量分泌。 3. 幼年时生长激素分泌缺乏或不足，可能患 ___________。 4. 幼年时生长激素分泌过多，可能患 __________
甲状腺	1. ________ 是人体内最大的内分泌腺。甲状腺素的主要功能是调节 _______，兴奋神经系统，促进骨骼的 ______。______ 元素是甲状腺合成甲状腺素必不可少的原料
	2. 孕妇缺碘，幼儿可患“________”
	3. 甲状腺激素分泌过多可患“________”
胰岛	胰腺中的 ______ 可分泌胰岛素。胰岛素负责促进合成代谢、降低血液中 ______ 的含量。缺乏胰岛素会患“________”
松果体	松果体可分泌 ______，俗称“脑白金”。褪黑素分泌较多，促使人进入 ______ 状态。褪黑素还能抑制性腺活动，防止 ________

任务单 27 学前儿童内分泌系统特点与保健要点

一、学前儿童内分泌系统的特点	
1. 生长激素分泌不均	睡眠时分泌的生长激素较多
2. 甲状腺素缺乏对智力发育影响较大	应预防母亲________缺碘和幼儿________碘摄入不足
3. 松果体发育迅速，褪黑素分泌较多	松果体分泌褪黑素较多，有助于儿童在黑暗中迅速入睡且拥有高质量的睡眠
二、学前儿童内分泌系统的保健要点	
1. 积极组织幼儿________________。 2. 供给幼儿____________，注意__________元素的合理摄入。 3. 合理安排______________，保证幼儿睡眠。 4. 帮助幼儿保持________________	

任务单 28 学前儿童感觉器官特点与保健

内容	特点	保健要点
视觉器官——眼	1. ______________________________。 2. ______________________________。（但如果长时间将书放到离眼睛很近的地方，就容易使睫状肌疲劳而引起晶状体变形，形成近视）	1. ______________________________。 2. ______________________________。 3. ______________________________。 4. ______________________________。 5. ______________________________。 6. 供给充足的营养

续表

内容	特点	保健要点
听觉器官 ——耳	1. ________。 2. ________。 3. ________。 4. ________	1. ________。 2. ________。 3. ________。 4. ________。 5. ________。 6. ________
触觉器官 ——皮肤	1. ________。 2. ________。 3. ________	1. ________。 2. ________。 3. ________。 4. ________

任务单 29 学前儿童五官疾病识别与护理

疾病	病因	症状	护理	预防
弱视	1. 斜视性弱视。 2. 形觉剥夺性弱视。 3. 屈光不正性弱视。 4. 屈光参差性弱视。 5. 先天性弱视	眼球外观正常，但单眼或双眼视力低下，常在0.3以下，且不能用镜片矫正，眼底检查正常	1. 督促患儿坚持戴眼镜，镜腿要用链条连起来，防止眼镜打碎。 2. 加强精细动作的训练。 3. 教育患儿对弱视有一个正确的认识，同时请老师做好班级其他小朋友积极配合的工作，督促幼儿坚持治疗	1. 定期视力检查。 2. ________。 3. ________

续表

疾病	病因	症状	护理	预防
急性化脓性中耳炎	细菌感染。幼儿耳咽管（咽鼓管）____，当上呼吸道感染、用力擤鼻涕时，细菌进入中耳，诱发中耳炎	耳痛、听力减退，可有耳堵塞感。婴幼儿不能清楚表达，常表现为抓耳摇头、哭闹不安，可高烧至40 ℃，常伴有呕吐、腹泻等胃肠道症状	一旦发病应立即给予抗生素进行彻底治疗，防止并发其他疾病	1. 预防上呼吸道感染和急性传染病。 2. 教会幼儿用正确的方法擤鼻涕。 3. 避免卧位哺乳造成带菌的乳汁及鼻腔分泌物呛入咽鼓管
湿疹	致病因素有遗传因素、____因素、环境因素	最初，在前额、两颊、头皮等处出现小米粒大小的疹子，有皮屑脱落，伴随瘙痒感。 之后，可渗出液体，干后结成黄色痂皮	1. 局部治疗。急性湿疹以消肿、去渗液、止痒为原则，用硼酸水湿敷，外用氧化锌油、莫匹罗星等；亚急性湿疹的治疗原则为消炎、止痒，可选用炉甘石洗剂、湿疹霜等；慢性湿疹治疗应以止痒为主，可选用艾洛松软膏等。 2. 全身治疗。当湿疹皮损较广泛时，在医生的指导下用葡萄糖酸钙、维生素 C、抗组胺类药物，若伴有感染发热，加用抗生素	1. 预防食物过敏。 2. 预防环境过敏
痱子、痱毒	汗液排泄不通畅留于皮内引起汗腺周围发炎，大多发生在出汗过多时	多发生在____的部位，如头皮、前额、颈部、胸部、腋窝、腹股沟等处。 起初，皮肤出现红斑，形成针尖大小的小疹或水疱，之后变为小米粒大小的脓包，可扩大成豆粒大或杏核大，逐渐变软、破溃，流出黄稠的脓液。脓疱可此消彼起、反复发生。天气转凉后可立即消退，但遇热后症状加重，继发感染时形成小脓肿或痱毒	夏季应注意室内通风、降温；经常给幼儿洗澡，洗净后用痱子粉或痱子药水；避免幼儿在烈日下玩耍，出汗后要及时擦干；用宽大、柔软、舒适、吸水性强的纯棉面料给幼儿做衣物。儿童应避免在烈日下玩耍	

续表

疾病	病因	症状	护理	预防
注意	湿疹和痱子有何区别?			

任务单 30 学前儿童异物入体急救与护理

异物类型		操作要点
外耳道异物	小飞虫	1. ________________
		2. ________________
		3. ________________
		4. 以上方法若无效,________________
	豆类、纽扣	1. 头倾向________的一侧,________________
		2. 不可________,这样容易造成________________
		3. 以上方法若无效,________________
鼻腔异物	豆类、珠子、橡皮等	1. 让幼儿深吸一口气,成人________________,让幼儿使劲擤鼻子,异物一般可以排出
		2. 不建议自行用镊子等物夹取异物,若操作不慎,异物会被捅向深处
		3. 取不出时应及时就医

续表

异物类型		操作要点
咽部异物	鱼刺	1. 让患儿__________，操作者压下其舌头，用__________取出
		2. 服醋法基本无效
		3. 吞咽馒头的方法很危险
		4. 若不能取出应及时就医
眼部异物	沙子、小飞虫等	1. 让患儿不要____________________
		2. 成人清洁双手后，____________________
		3. 若异物附在角膜上，____________________

任务单 31 学前儿童动物咬伤急救与护理

猫狗咬伤	
处理步骤	1. ____________________
	2. 若伤口深，____________________
	3. 至少冲洗______分钟，随后用________冲洗，并用________消毒，暴露伤口马上去医院
蜂蜇伤	
应立即送医的情况	
不严重时应马上采取的措施	

续表

蜂蜇伤	
马蜂、黄蜂蜇伤	毒液为______性，用______________________________
蜜蜂蜇伤	毒液为______性，用______________________________

任务单32 学前儿童烧烫伤急救与护理

烫伤	冲	用__________、__________等充分淋洗烫伤处，以快速降低皮肤表面热度。一般冲洗____________分钟，直至疼痛感明显缓解
	脱	小心脱去创面外的衣物，必要时可用剪刀剪开。衣物紧贴创面时，应__________，切忌强行剥脱而损伤创面
	泡	将创面继续浸泡于冷水中__________分钟，以进一步降低热度和减轻疼痛。但烫伤面积较大时，不应________________，以免延误治疗时机
	盖	用________或________覆盖创面，保护创面不再被污染、不再受损伤。避免用________涂抹，以免影响对烧伤深度的判断。切忌涂抹_______、_______等非医用药品，避免刺激创面、加重伤情或增加感染机会等
	送	照护者应将患儿尽快送至医院，接受进一步检查和治疗。在转送时，应注意__________，勿使创面受压。一度烧烫伤只需保持创面清洁，不需特殊处理，能自行消退
化学烧伤	腐蚀性化学物质烧伤	立即用___________冲洗伤处半个小时左右，随后送医
	生石灰烧伤	在冲洗前要先______________________________，否则发生化学反应，创伤会更严重

任务单 33 学前儿童营养的基本概念及分类

项目	概念
营养素	营养素指食物中所含的能够__________，并促进__________的化学物质。目前已知的必需营养素有 40 多种，概括为__________大类，即__________、__________、__________、__________、__________、__________和__________
营养素分类	营养素可以分为__________和__________。 产能营养素包括__________、__________、__________，不产能营养素主要有__________、__________、膳食纤维三大类。 维生素又可以分为__________和水溶性维生素。前者包括维生素__________、__________、__________、__________；后者包括 B 族维生素和__________等
能量	能量是人体进行__________和__________所需要的__________
学前儿童能量消耗	__________，__________，__________，摄取和消化、吸收食物，排泄废物

任务单 34 营养素概述

营养素	生理功能	缺乏患疾病	过量患疾病	食物来源	学前儿童摄入量/天
蛋白质（范例）	1. 构成和修复身体组织。 2. 调节生理功能。 3. 提供能量	生长发育迟缓、体重过轻、贫血、抵抗力降低，智力障碍	便秘及食欲减退，增加肾脏的负担	1. 植物性蛋白质：花生、核桃、谷类、豆类。 2. 动物性蛋白：肉类、鲜奶类、蛋类	0 ~ 6 个月，9 g；7 ~ 12 个月，17 g；1 ~ 2 岁，25 g；3 岁，30 g；4 ~ 5 岁，30 g；6 岁，35 g
脂肪	1. 构成机体组织。 2. 保护机体，维持体温。 3. 储存能量。 4. 促进脂溶性维生素的吸收。 5. 提供必需脂肪酸。 6. 增进食欲	生长发育迟缓，免疫力下降，易发生感染性疾病。皮肤还会变得干燥，容易发生湿疹，伤口也不易愈合等	增加成年后患动脉硬化的风险	植物性食物：花生油、菜籽油、芝麻油、棕榈油、核桃油、坚果类等。动物性食物：猪油、牛油、羊油、深海鱼油以及各种肉类和内脏类	总脂肪摄入量占一日热能总量的百分比为：0 ~ 6 个月，48%；7 ~ 12 个月，40%；1 ~ 3 岁，35%；4 ~ 6 岁，20% ~ 30%
碳水化合物	1. 提供热能。 2. 构成组织。 3. 维持神经系统的生理功能。 4. 合成肝糖原和肌糖原。 5. 有抗生酮作用。 6. 减少蛋白质的消耗	影响生长发育。还将使大脑供能不足，出现脑功能下降，如记忆力减退，并可能发生低血糖，人体感到头晕、无力，甚至昏迷	导致肥胖，同时增加心脏病、糖尿病发生的风险	淀粉类食物，如米、面等；有根茎类食物，如土豆、红薯等；有含糖的其他食物，如蜂蜜、水果、蔬菜等	0 ~ 6 个月，60 g；7 ~ 12 个月，80 g；1 ~ 3 岁，120 g；4 ~ 6 岁，120 g

续表

营养素		生理功能	缺乏患疾病	过量患疾病	食物来源	学前儿童摄入量/天
维生素	维生素A					
	维生素D					
	维生素E					
	维生素B_1					
	维生素B_2					
	维生素C					
无机盐	钙					
	铁					
	锌					
	碘					
水						
膳食纤维						

任务单 35 幼儿园膳食原则

幼儿园膳食的原则（5 条）	具体表现
膳食平衡	3 ~ 6 岁儿童一日膳食中食物种类应有哪些？需求量多少？
合理搭配（6 个）	谷类与豆类搭配、蔬菜五色搭配、________、________、________、________
食品卫生，安全无毒	

任务单 36 婴幼儿喂养

年龄	注意事项		
1 岁以内	母乳喂养	人工喂养	添加辅食
1 ~ 3 岁	食物应做到碎、细、烂、软、嫩，以适合他们________		
3 ~ 6 岁	膳食种类已与成人________，但膳食仍需注意易于________，色香味俱全		
学前儿童良好的饮食习惯应包括：1. ________；2. ________；3. ________；4. ________；5. ________			

任务单 37 制定、评价幼儿园营养卫生食谱

<table>
<tr><th colspan="2">膳食计划三方面工作</th></tr>
<tr><td colspan="2">1. 计划每日所需的食品种类和数量</td></tr>
<tr><td>2. 制定食谱（四项原则）</td><td>一要满足 ____________；二要 ___________，提高食品利用率；三要促进食欲；四要利于消化</td></tr>
<tr><td>3. 建立合理的膳食制度</td><td>普通食品在胃中的排空时间为 3 ~ 4 小时，可参考幼儿的食量，每日的进餐次数定为 _____；在分配三餐一点时应按早吃好、_____、晚吃少的原则分配食物；早餐的营养要均衡，要供应各种营养素；午餐应吃得 __________ 一些；晚上要吃得 _______ 一些。早、午、晚三餐热量比值约为：_______</td></tr>
</table>

请结合学前儿童的膳食营养卫生知识评价以下幼儿园食谱是否合理，并说明理由。

食谱 1：

时间	星期一	星期二	星期三	星期四	星期五
早餐	肉末蔬菜米粉	姜糖小汤圆	红薯粥 三鲜包	蔬菜肉末粉	肉末西红柿面条
午餐	瘦肉炒小瓜香菇 肉末炒花菜 紫菜蛋花汤 大米饭	肉末红烧豆腐 肉末炒白菜干 棒骨冬瓜白菜汤 大米饭	肉末炒莴笋豆腐 豆腐丸子烩冬瓜 三鲜汤 大米饭	肉末红烧藕片 肉末烩豆米 白菜肉丸子汤 大米饭	肉末红烧土豆 肉末炒胡萝卜 玉米炖五花肉 大米饭
午点	糕点	沙琪玛	糕点	馒头 冰糖梨子水	红薯

食谱 2：

时间	星期一	星期二	星期三	星期四	星期五
早餐	馒头、玉米面粥	花卷、米粥	馒头、玉米面粥	花卷、米粥	馒头、米粥
午餐	米饭、烧白菜	米饭、炒土豆片	饺子	红烧肉、米饭	米饭、炒土豆片
午点	苹果	牛奶、饼干	蒸红薯	香蕉	桃酥
晚餐	汤面	米饭、凉拌猪肝	汤面	肉卷、鸡蛋汤	包子、米粥

任务单 38 生长发育认知（1）

一、生长发育认知	
生长：以身高（身长）、体重、头围、胸围等体格测量表示，是 ________ 的增加	
发育：指细胞、组织、器官的分化与功能成熟，是机体在 ________ 的方面的变化	
生长发育：指从 ________ 到 ________ 的成熟过程	
二、学前儿童生长发育阶段划分	
阶段名称	时间段
胎儿期	从 ______ 至 ________ ，约 280 天
新生儿期	从 ______ 至 ________ 天
婴儿期 / 乳儿期	从出生 ________ 天至 ________ 周岁
幼儿前期	从 ______ 周岁到不满 ________ 周岁
幼儿期	从 ______ 周岁到 ________ 周岁

续表

请你思考：各生长发育阶段可以用什么关键词概括相应的特点？ 1. 胎儿期：________________________________。 2. 新生儿期：________________________________。 3. 婴儿期 / 乳儿期：________________________________。 4. 幼儿前期：________________________________。 5. 幼儿期 ________________________________

任务单 39 生长发育认知（2）

一、生长发育的规律		
规律	举例说明	
变化性	除了身高、体重的变化，你还能想到哪些变化？	
程序性		
规律		举例说明
不均衡性	速度不均衡	婴儿期最快；青春期另一个高峰
	各部分生长速度不均衡	1 头 2 躯干 3 上肢 4 下肢（从出生到成年人的生长发育过程中，头只增长了 1 倍，躯干增长了 2 倍，上肢增长了 3 倍，下肢增长了 4 倍）
不均衡性	各系统生长发育不均衡	________ 系统、________ 系统较早；________ 系统发育晚
个体差异性		

续表

二、生长发育的影响因素	
因素	举例说明（小组讨论或网上查阅资料）
生理因素	例如：遗传疾病、孕期母亲的健康情况等都会影响儿童的生长发育。除此之外，你还能举出哪些例子？请写出来
环境因素	“孟母三迁”“印度狼孩”等故事都告诉我们环境的重要性。除此之外，你还能举例说明吗？请写出来

任务单 40 生长发育测评

一、学前儿童生长发育评价指标及测量			
		说明	备注
形态指标	身高	3 岁以下，身长；3 岁以上，身高	出生时平均 ____ cm；出生后的 ______ 身高增长很快，1 周岁时平均身高为 75 cm
	体重	1 岁以下，卧位；1 岁以上，坐或站位	反映学前儿童生长发育最重要也是 ______ 的指标

续表

一、学前儿童生长发育评价指标及测量			
形态指标	头围	反映了脑与颅骨的发育程度	新生儿 ________ cm；1 周岁 ________ cm；2 岁 47 ~ 48 cm；3 岁 48 ~ 49 cm
	胸围	3 岁以下，卧位；3 岁以上，立位	新生儿 _____ cm，满周岁时，_____ cm，赶上头围。（1.5 岁后，胸围仍小于头围，说明发育不良）
	坐高	3 岁以下，量床；3 岁以上，坐位	_____ 表示躯干长度，间接反映内脏器官发育情况
生理功能指标		肺活量、呼吸频率；血压、心率、脉搏；握力、拉力等	
心理指标		心理指标测试采用的是经过专门设计的、国内外公认的测试量表或问卷调查表，必须由专业人士负责操作，以保证结果的可靠性和有效性	
二、学前儿童身体健康的评价方法			
百分位数法		自学，能识图即可	
曲线图评价法		自学，能识图即可	

任务单 41 心理健康认知

一、学前儿童心理健康概述	
概念	学前儿童心理健康指学前儿童没有 _____ 或严重的 _____，人格、智力、情感等各项心理指标符合发展规律，能维持、调整自身的 _____，使心理活动和各项心理特征保持良好的状态
心理健康的标准	_______ 发展正常、_______ 积极向上、_______ 融洽、_______ 协调统一、_______ 日益完善、没有严重的 _______ 问题

续表

<table>
<tr><th colspan="2">一、学前儿童心理健康概述</th></tr>
<tr><td>影响因素</td><td>1. 生理因素：主要包括______、________，以及疾病和意外伤害。你能否举例说明？请把关键词写下来

2. 环境因素：主要包括_____环境和_____环境两方面。你能否举例说明？请把关键词写下来</td></tr>
<tr><th colspan="2">二、学前儿童心理健康保健要点</th></tr>
<tr><td>年龄段</td><td>关键词 / 句</td></tr>
<tr><td>0 ~ 1 岁</td><td>1. 满足________________________。
2. 避免________________________</td></tr>
<tr><td>1 ~ 3 岁</td><td>1. ________________________。
2. ________________________。
3. ________________________</td></tr>
<tr><td>3 ~ 6 岁</td><td>1. ________________________。
2. ________________________。
3. ________________________</td></tr>
<tr><th colspan="2">三、学前儿童心理健康的评估</th></tr>
<tr><td colspan="2">谈话法、观察法、测验法、问卷法，了解即可</td></tr>
</table>

任务单 42 学前儿童心理问题识别与护理

问题描述	问题诊断	干预或矫治建议或思考
1. 东东5岁，睡梦中突然小腿乱蹬，大声呼叫，伴有哭声，难被唤醒	东东的情绪可能属于睡眠障碍中的 ______	
2. 乐乐4岁，经常和姥姥姥爷一起生活。姥爷溺爱乐乐，凡事都替他做，姥姥看不惯，可也拗不过。乐乐凡有不开心就发脾气：打人、抓人、咬人。这天午餐时因姥爷总给乐乐喂饭，又引发了姥姥的不高兴。乐乐抓住姥姥的手就咬，边咬边喊：“我要把姥爷赶走！”	乐乐的行为可能属于情绪障碍中的 ______	
3. 妈妈：“奇奇，今天在幼儿园吃什么了呀？” 奇奇：“吃汉堡包、炸薯条了……” 老师：“妞妞，你爸爸是做什么的？” 妞妞：“我爸爸开太空飞船，可厉害了。”	奇奇、妞妞的行为可能属于“品行”障碍中的 ______	奇奇和妞妞为什么“说谎”？
4. 楠楠是个厉害的小朋友，是班级里的“小霸王”。每天都有小朋友告他的状，说他打人。这天，小朋友们正在区角活动，老师听见楠楠和丁丁都在号啕大哭……	楠楠的行为可能属于“品行”障碍中的 ______	
5. 路路是刚入园的小朋友，非常淘气。一天，几个孩子都说自己的彩笔不见了。老师询问附近小朋友，都说是路路拿的，最终这些彩笔真的在他书包里找到了	路路的行为可能属于“品行”障碍中的 ______	

任务单 43 幼儿园一日生活的基本环节及卫生要求

幼儿园一日生活包括哪些环节？各环节卫生要求是什么？（写关键词即可）	
环节	卫生要求（关键词）
入园	
晨间锻炼	
进餐	
盥洗	
如厕	
睡眠	
户外活动	
离园	

任务单 44 幼儿园常用消毒方法

消毒方法	注意事项
通风换气	1. 夏季室温较高、空气对流差，应经常开放门窗以通风换气。 2. 冬春季节由于气温较低，室内温度较低，通常要每天通风______次，每次______分钟，以使空气中悬浮的微生物及尘埃数量大大减少

续表

<table>
<tr><th>消毒方法</th><th colspan="2">注意事项</th></tr>
<tr><td rowspan="4">物理消毒法</td><td>煮沸法</td><td>一般致病菌在煮沸______后即可被杀死。甲型或乙型肝炎病毒，需煮沸______分钟方能被杀死。此法适用于耐高温、耐潮湿的物品的消毒，如幼儿用的______等。消毒物品必须完全淹没在水中，不可露出水面</td></tr>
<tr><td>日晒法</td><td>一般附着在衣服、被褥等物品表面的病原体，在阳光下暴晒______小时就可灭活。要在______的条件下暴晒；图书、被褥等要______，以增强消毒效果</td></tr>
<tr><td>紫外线辐射消毒法</td><td>用紫外线灯对活动室内照射______以上；对被病原体污染的房间进行消毒，需照射______。最好在无人的场所使用，若屋内有人，注意保护好眼睛和皮肤免受灼伤</td></tr>
<tr><td>高压蒸汽灭菌法</td><td>常用高压灭菌器。若无，可用家用蒸锅。开锅后经 100 ℃左右的流动蒸汽加热______分钟即可，但其效果远不如高压灭菌器。通常幼儿园保健室的镊子、剪刀等物品可运用此法消毒</td></tr>
<tr><td rowspan="4">化学药物消毒法</td><td colspan="2">常用的化学消毒剂：漂白粉、______、来苏水、甲醛等</td></tr>
<tr><td>浸泡法</td><td>对一些器械、用具、衣物等的浸泡</td></tr>
<tr><td>喷洒法</td><td>喷洒地面、墙壁、室内固定设备等，可用细眼喷壶；对室内空间消毒，则用喷雾器。喷洒要全面，药液要喷到物体的各个部位</td></tr>
<tr><td>熏蒸法</td><td>适用于可以密闭的房间。这种方法简便、省事，对房屋结构无损，消毒全面。常用的药物有福尔马林（40% 的甲醛水溶液）、过氧乙酸水溶液</td></tr>
<tr><td>化学药物消毒法</td><td>气雾法</td><td>气雾是将消毒液倒进气雾发生器后喷射出的雾状微粒，是消灭气携病原微生物的理想办法。常用于空气消毒</td></tr>
<tr><td colspan="3">注意：消毒方法很多，各有其特点及适用范围。消毒之前，要根据消毒的目的、条件和环境情况等因素综合考虑，______________。以对居室空气消毒为例，有通风换气、喷雾消毒、紫外线照射消毒、化学熏蒸等多种消毒方法可供选择，但每种方法的效果不尽相同</td></tr>
</table>

第三部分

技能操作

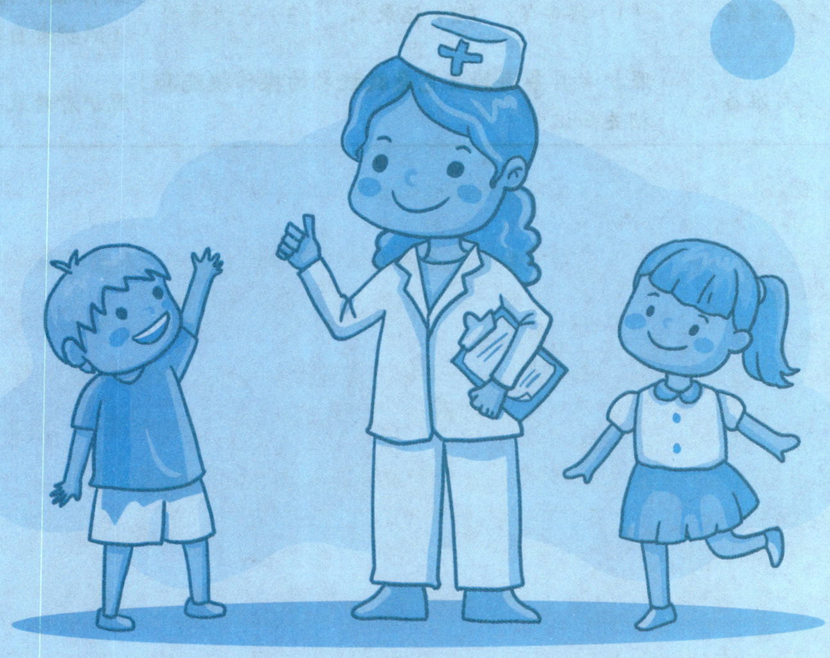

技能操作 1 海姆立克急救技术

1. 实操案例

贝贝，4 岁，男，在某托幼机构餐厅吃午饭。欣欣吃完后，就悄悄地逗身旁正在吃排骨的贝贝。贝贝扑哧一下被欣欣逗笑了，紧接着剧烈咳嗽起来，很快小脸憋得通红，说不出话来。生活老师吓住了，不知所措。

2. 任务

如果你在现场作为照护者，请运用海姆立克急救技术将异物排出。

3. 实施条件

实施条件		要求
实施环境	（1）模拟房间；（2）多媒体教室；（3）无线网络	干净、整洁、安全、温湿度适宜，实时在线学习、在线考核
设施设备	（1）照护床 1 张；（2）椅子 1 把；（3）幼儿（仿真）模型	设施完好、用物备齐
物品准备	（1）签字笔；（2）记录本；（3）手消毒剂	工作服、帽子、口罩、发网、挂表（照护者自备）
人员准备	照护者具备海姆立克急救技术的操作技能和相关知识	照护者着装整齐、洗手、剪指甲

4. 操作流程

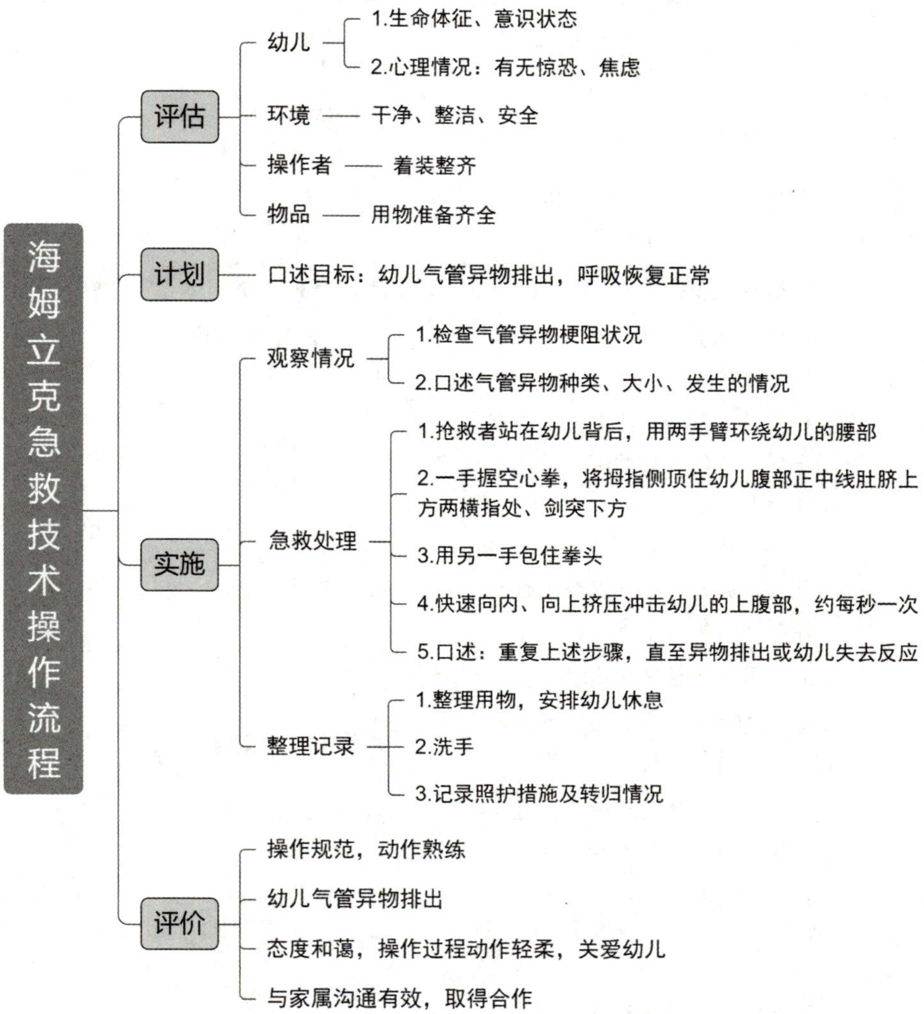

5. 考核标准

该项操作的评分标准包含评估、计划、实施、评价 4 个方面的内容，总分为 100 分。测试时间 10 分钟，其中环境和用物准备 5 分钟，操作 5 分钟。

考核内容		考核点	分值	评分要求	扣分	得分	备注
评估（15 分）	操作者	着装整齐	3	不规范扣 1 ~ 2 分			
	环境	干净、整洁、安全	3	未评估扣 3 分，不完整扣 1 ~ 2 分			
	物品	用物准备齐全	3	少一个扣 1 分			

续表

考核内容		考核点	分值	评分要求	扣分	得分	备注
评估（15 分）	幼儿	生命体征、意识状态	4	未评估扣 4 分，不完整扣 1 ~ 2 分			
		心理情况：有无惊恐、焦虑	2	未评估扣 2 分，不完整扣 1 分			
计划（5 分）	预期目标	口述目标：幼儿气管异物排出，呼吸恢复正常	5	未口述扣 5 分			
实施（60 分）	观察情况	1. 检查气管异物梗阻状况	2	未检查扣 2 分			
		2. 口述气管异物种类、大小、发生的情况	3	未口述或不正确扣 3 分			
	急救处理	1. 抢救者站在幼儿背后，用两手臂环绕幼儿的腰部，幼儿身体前倾	5	方法不对扣 5 分，欠标准扣 2 分			
		2. 一手握空心拳，将拇指侧顶住幼儿腹部正中线肚脐上方两横指处、剑突下方	10	位置不对扣 10 分			
		3. 用另一手包住拳头	5	方法不对扣 5 分			
		4. 快速向内、向上挤压冲击幼儿的上腹部，约每秒一次	20	方法不对扣 20 分			
		5. 口述：重复上述步骤，直至异物排出或幼儿失去反应	5	未口述或不正确扣 5 分			
	整理记录	1. 整理用物，安排幼儿休息	5	无整理扣 5 分			
		2. 洗手	2	不正确洗手扣 2 分			
		3. 记录照护措施及转归情况	3	不记录扣 3 分，记录不完整扣 1 ~ 2 分			
评价（20 分）		1. 操作规范，动作熟练	5	实施急救过程中有一处错误扣 5 分			
		2. 幼儿气管异物排出	5				
		3. 态度和蔼，操作过程动作轻柔，关爱幼儿	5				
		4. 与家属沟通有效，取得合作	5				
总分			100				

［资料来源：彭英主编《幼儿照护职业技能教材》（初级、中级），湖南科学技术出版社］

技能操作 2 心肺复苏术

1. 实操案例

大宝，2 岁，女，在某托育机构参加集体户外活动时突发意外，无呼吸、无意识、无脉搏，保育老师吓坏了。如果你在现场，你会如何实施急救？

2. 任务

如果你在现场作为照护者，请运用心肺复苏术完成急救。

3. 实施条件

实施条件		要求
实施环境	（1）模拟房间；（2）多媒体教室；（3）无线网络	干净、整洁、安全、温湿度适宜，实时在线学习、在线考核
设施设备	（1）照护床 1 张；（2）椅子 1 把；（3）幼儿（仿真）模型	设施完好、用物备齐
物品准备	（1）签字笔；（2）记录本；（3）手消毒剂；（4）一次性无菌纱布；（5）手电筒	工作服、帽子、口罩、发网、挂表（照护者自备）
人员准备	照护者具备心肺复苏技术的操作技能和相关知识	照护者着装整齐、洗手、剪指甲

4. 操作流程

心肺复苏术操作流程

- 评估
  - 幼儿 —— 意识、呼吸、脉搏
  - 环境 —— 环境安全，适宜抢救
  - 照护者 —— 着装整齐(衣帽鞋符合要求)，未化妆，未戴饰物
  - 物品 —— 所有物品准备齐全
- 计划
  - 正确实施心肺复苏术
  - 幼儿脉搏、呼吸恢复正常
- 实施
  - 观察情况 —— 幼儿意识、大动脉搏动、有无呼吸
  - 急救处理
    - 1.体位 —— 将幼儿置于坚实的平面上，双手放于两侧，身体无扭曲
    - 2.胸外按压
      - （1）打开衣服，暴露幼儿胸腹部
      - （2）按压部位：两乳头连线中点胸骨中下1/3交界处
      - （3）按压深度：胸壁前后径1/3或约 5 cm
      - （4）按压频率：100~120次/分
      - （5）手部姿势：单手掌跟按压，手指翘起不接触胸壁
      - （6）身体姿势：手臂在手掌的正上方，肩肘腕在一直线上
    - 3.开放气道
      - （1）清理呼吸道：将头轻轻偏向一侧，小心清除口腔内分泌物、呕吐物或者异物
      - （2）开放气道：(口述无颈椎损伤者)取仰头举颏法，儿童下颌角与耳垂的连线与地面成60°
    - 4.人工呼吸
      - （1）用按于前额一手的拇指与食指捏闭患儿的鼻孔，另一手的拇指将患儿口部掰开，张大嘴完全封闭患儿口腔
      - （2）平静呼吸后给予人工通气2次，每次送气时间1秒钟，同时观察患儿胸部是否抬举
      - （3）吹气完毕离开患儿的口唇，同时松开捏鼻的手指
      - （4）单人胸外按压与人工呼吸之比为 30:2，双人15:2。完成5个循环或者2分钟
  - 评估复苏有效 —— 口述：患儿出现呼吸，大动脉有搏动，自主循环恢复；瞳孔由大变小，面色、耳垂、唇色、肤色、甲床由发绀变红润；头偏向一侧
  - 整理记录
    - 1.整理用物，进行复苏护理
    - 2.用七步洗手法洗手
    - 3.记录抢救时间及过程
- 评价
  - 操作规范，动作熟练
  - 心肺复苏流程正确
  - 思维敏捷、判断准确、动作迅速
  - 保护幼儿安全，与家属沟通有效，取得合作

5. 考核标准

该项操作的评分标准包含评估、计划、实施、评价 4 个方面的内容，总分为 100 分。测试时间 8 分钟，其中环境和用物准备 3 分钟，操作 5 分钟。

考核内容			考核点	分值	评分要求	扣分	得分	备注
评估（15分）	操作者		着装整齐（衣帽鞋符合要求），未化妆，未戴饰物	3	不规范扣 1 ~ 2 分			
	环境		环境安全，适宜抢救	3	未评估扣 3 分，不完整扣 1 ~ 2 分			
	物品		所有物品准备齐全	3	未准备扣 3 分			
	幼儿		1. 无反应	2	未评估扣 2 分			
			2. 无呼吸或仅有喘息，无脉搏	4	未评估扣 4 分，不准确扣 2 ~ 3 分			
计划（5分）	预期目标		口述：正确实施心肺复苏术，幼儿脉搏、呼吸恢复正常	5	未口述扣 5 分			
实施（60分）	观察情况		1. 判断幼儿意识方法正确	2	未检查扣 2 分			
			2. 判断大动脉搏动和有无呼吸方法正确	4	不正确扣 2 ~ 4 分			
	急救处理	体位	将幼儿置于坚实的平面上，双手放于两侧，身体无扭曲（口述）	4	方法不对扣 4 分			
		胸外按压	1. 打开衣服，暴露幼儿胸腹部	2	方法不对扣 2 分			
			2. 按压部位：两乳头连线中点胸骨中下 1/3 交界处	2	方法不对扣 2 分			
			3. 按压深度：胸壁前后径 1/3 或约 5 cm	2	方法不对扣 2 分			
			4. 按压频率：100 ~ 120 次 / 分	2	方法不对扣 2 分			
			5. 手部姿势：单手掌跟按压手指翘起不接触胸壁	2	方法不对扣 2 分			
			6. 身体姿势：手臂在手掌的正上方，肩肘腕在一直线上	2	方法不对扣 2 分			
		开放气道	1. 清理呼吸道：将头轻轻偏向一侧，小心清除口腔内分泌物、呕吐物或者异物	4	方法不对扣 4 分			
			2. 开放气道：（口述无颈椎损伤者）取仰头举颏法，儿童下颌角与耳垂的连线与地面成 60°	4	方法不对扣 4 分			

续表

考核内容			考核点	分值	评分要求	扣分	得分	备注
实施（60分）	急救处理	人工呼吸	1. 用按于前额一手的拇指与食指捏闭患儿的鼻孔，另一手的拇指将患儿口部掰开，张大嘴完全封闭患儿口腔	4	不正确扣 2 ~ 4 分			
			2. 平静呼吸后给予人工通气 2 次，每次送气时间 1 秒钟，同时观察患儿胸部是否抬举	4	不正确扣 2 ~ 4 分			
			3. 吹气完毕离开患儿的口唇，同时松开捏鼻的手指	4	方法不对扣 4 分			
			4. 单人胸外按压与人工呼吸之比为 30 ∶ 2；双人 15 ∶ 2。完成 5 个循环或者 2 分钟	6	不正确扣 6 分，欠妥扣 2 ~ 5 分			
	评估复苏有效		口述：患儿出现呼吸、大动脉有搏动、自主循环恢复；瞳孔由大变小，面色、耳垂、唇色、皮肤、甲床由发绀变红润；头偏向一侧	4	未口述扣 4 分，不全扣 2 ~ 3 分			
	整理记录		1. 整理用物，进行复苏护理	2	未做扣 2 分			
			2. 用七步洗手法洗手	2	不正确洗手扣 2 分			
			3. 记录抢救时间及过程	4	未做扣 4 分，记录不完整扣 1 ~ 2 分			
评价（20 分）			1. 操作规范，动作熟练	5	实施急救过程中有一处错误扣 5 分			
			2. 心肺复苏流程正确	5				
			3. 思维敏捷、判断准确、动作迅速	5				
			4. 保护幼儿安全，与家属沟通有效，取得合作	5				
总分				100				

［资料来源：彭英主编《幼儿照护职业技能教材》（初级、中级），湖南科学技术出版社］

技能操作 3 刷牙指导

1. 实操案例

东东，2 岁，男，牙齿已经长齐了，平时在家里都是父母帮助他清洁牙齿，现在需要去托幼机构生活，父母想让东东学会自己刷牙。但是东东在家自己刷牙时不是弄痛了自己，就是弄湿了自己，家长比较着急，于是求助幼儿机构的照护者。

2. 任务

作为照护者，请完成幼儿刷牙指导。

3. 实施条件

实施条件		要求
实施环境	（1）模拟房间；（2）理实一体化多媒体教室；（3）无线网络	干净、整洁、安全、温湿度适宜，实时在线观看线上资源
设施设备	（1）面盆 1 个；（2）口腔仿真模型	无损坏、松动
物品准备	（1）签字笔1支；（2）记录本 1 本；（3）手消毒剂；（4）儿童牙刷；（5）儿童牙膏；（6）儿童漱口杯；（7）毛巾；（8）温水适量	工作服、帽子、口罩、发网、挂表（照护者自备）
人员准备	照护者具备刷牙指导的操作技能和相关知识	照护者着装整齐、洗手、剪指甲

4. 操作流程

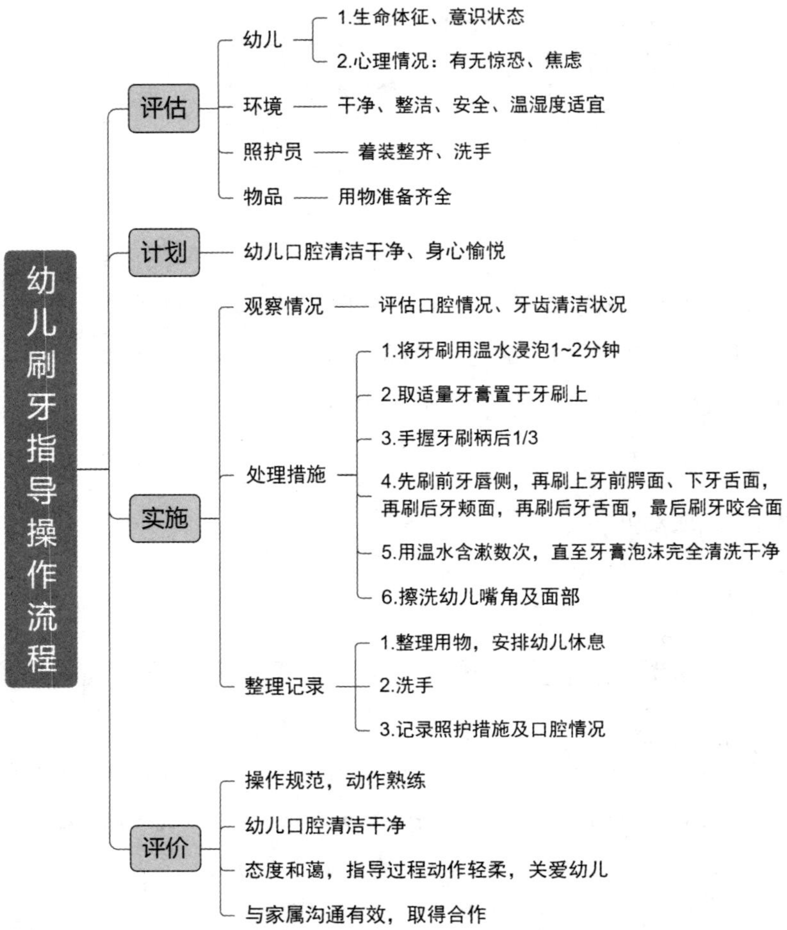

5. 考核标准

该项操作的评分标准包含评估、计划、实施、评价 4 个方面的内容，总分为 100 分。测试时间 8 分钟，其中环境和用物准备 3 分钟，操作 5 分钟。

考核内容		考核点	分值	评分要求	扣分	得分	备注
评估（15分）	照护员	着装整齐、洗手	3	不规范扣1～2分			
	环境	干净、整洁、安全、温湿度适宜	3	未评估扣3分，不完整扣1～2分			
	物品	用物准备齐全	3	少一个扣1分，扣完3分为止			
	幼儿	1. 生命体征、意识状态	4	未评估扣4分，不完整扣1～2分			
		2. 心理情况：有无惊恐、焦虑	2	未评估扣2分，不完整扣1分			
计划（5分）	预期目标	口述目标：幼儿口腔清洁干净、身心愉悦	5	未口述扣5分			
实施（60分）	观察情况	评估口腔情况、牙齿清洁状况	5	不正确扣5分			
	处理措施	1. 将牙刷用温水浸泡1～2分钟	5	未浸泡牙刷扣5分，欠标准扣2分			
		2. 取适量牙膏置于牙刷上	5	未实施扣5分			
		3. 手握牙刷柄后1/3	5	方法不对扣5分			
		4. 先刷前牙唇侧，再刷上牙前腭面、下牙舌面，再刷后牙颊面，再刷后牙舌面，最后刷牙咬合面	20	遗漏1面扣5分，扣完为止；顺序错误扣10分			
		5. 用温水含漱数次，直至牙膏泡沫完全清洗干净	5	未含漱扣5分，欠干净扣3分			
		6. 擦洗幼儿嘴角及面部	5	未实施扣5分			
	整理记录	1. 整理用物，安排幼儿休息	5	未整理扣5分，整理不到位扣2～3分			
		2. 洗手	2	不正确洗手扣2分			
		3. 记录照护措施及口腔情况	3	不记录扣3分，记录不完整扣1～2分			
评价（20分）		1. 操作规范，动作熟练	5	实施过程中有一处错误扣5分			
		2. 幼儿口腔清洁干净	5				
		3. 态度和蔼，操作过程动作轻柔，关爱幼儿	5				
		4. 与家属沟通有效，取得合作	5				
总分			100				

［资料来源：彭英主编《幼儿照护职业技能教材》（初级、中级），湖南科学技术出版社］

技能操作 4 进餐指导

1. 实操案例

营营，2 岁，男。在某早教机构的餐饮区，孩子们坐在小餐桌旁，都在愉快地吃着饭，但是营营却抬头看着挂在墙上的屏幕里播放的视频，慢慢地嚼着嘴里的饭，边吃边玩。眼看上课的时间就要到了，营营加快了吃饭的速度却咽不下去，委屈地哭起来。

2. 任务

作为照护者，请完成幼儿进餐指导。

3. 实施条件

实施条件		要求
实施环境	（1）模拟房间；（2）多媒体教室；（3）无线网络	干净、整洁、安全、温湿度适宜，实时在线学习、在线考核
设施设备	（1）照护床 1 张；（2）椅子 1 把；（3）幼儿（仿真）模型	设施完好、用物备齐
物品准备	（1）签字笔；（2）记录本；（3）手消毒剂	工作服、帽子、口罩、发网、挂表（照护者自备）
人员准备	照护者具备进餐指导的操作技能和相关知识	照护者着装整齐、洗手、剪指甲

4. 操作流程

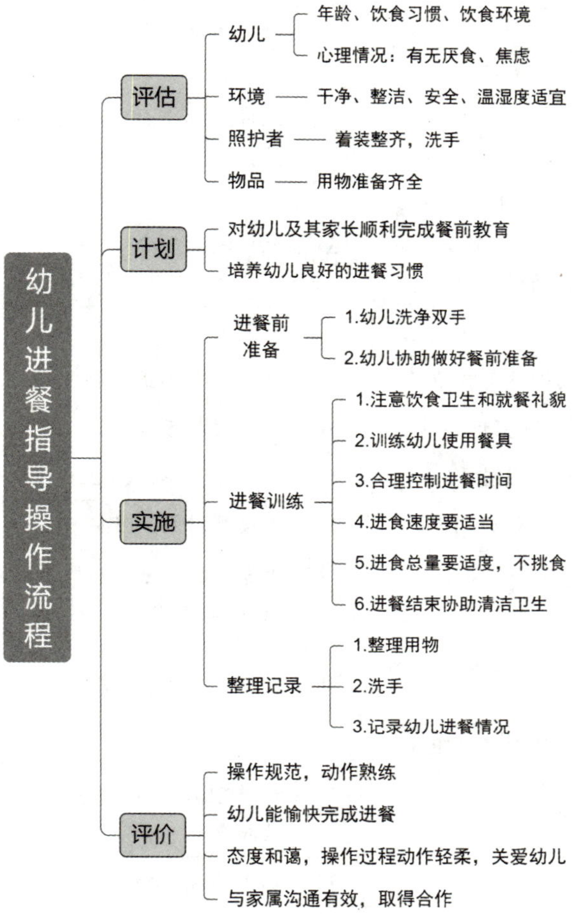

5. 考核标准

该项操作的评分标准包含评估、计划、实施、评价 4 个方面的内容，总分为 100 分。测试时间 8 分钟，其中环境和用物准备 5 分钟，操作 15 分钟。

考核内容		考核点	分值	评分要求	扣分	得分	备注
评估（15 分）	照护者	着装整齐，洗手	3	不规范扣 1 ~ 2 分			
	环境	干净、整洁、安全、温湿度适宜	3	未评估扣 3 分，不完整扣 1 ~ 2 分			
	物品	用物准备齐全	3	少一个扣 1 分，扣完 3 分为止			

续表

考核内容		考核点	分值	评分要求	扣分	得分	备注
评估（15 分）	幼儿	年龄、饮食习惯、饮食环境	4	未评估扣 4 分，不完整扣 1 ~ 2 分			
		心理情况：有无厌食、焦虑	2	未评估扣 2 分，不完整扣 1 分			
计划（5 分）	预期目标	口述目标：对幼儿及其家长顺利完成餐前教育；培养幼儿良好的进餐习惯	5	未口述扣 5 分			
实施（60 分）	进餐前准备	1. 幼儿洗净双手	2	未完成扣 2 分			
		2. 幼儿协助做好餐前准备	3	未口述或不正确扣 3 分			
	进餐训练	1. 注意饮食卫生和就餐礼貌	5	未口述扣 5 分			
		2. 训练幼儿使用餐具	5	训练方法不妥扣 2 ~ 5 分			
		3. 合理控制进餐时间	5	未设置时间扣 5 分			
		4. 进食速度要适当	15	未引导扣 5 分，态度急促、催促扣 10 分			
		5. 进食总量要适度，不挑食	10	未口述者扣 10 分			
		6. 进餐结束协助清洁卫生	5	未完成者扣 5 分			
	整理记录	1. 整理用物	5	无整理扣 5 分，整理不到位扣 2 ~ 3 分			
		2. 洗手	2	不正确洗手扣 2 分			
		3. 记录幼儿进餐情况	3	不记录扣 3 分，记录不完整扣 1 ~ 2 分			
评价（20 分）		1. 操作规范，动作熟练	5	实施过程中有一处错误扣 5 分			
		2. 幼儿能愉快完成进餐	5				
		3. 态度和蔼，操作过程动作轻柔，关爱幼儿	5				
		4. 与家属沟通有效，取得合作	5				
		总分	100				

［资料来源：彭英主编《幼儿照护职业技能教材》（初级、中级），湖南科学技术出版社］

技能操作 5 如厕指导

1. 实操案例

贝贝，2 岁，男，因爸妈工作无暇照顾，所以他白天在托幼机构生活，玩得特别开心。但是老师发现贝贝不喜欢喝水，询问后才知道他不愿意在学校上厕所，因为多喝水就会多上厕所。老师耐心解释后也没有好转，为此很焦虑。

2. 任务

作为照护者，请完成正确如厕指导。

3. 实施条件

实施条件		要求
实施环境	（1）模拟房间；（2）理实一体化多媒体教室；（3）无线网络	干净、整洁、安全、温湿度适宜，实时在线观看线上资源
设施设备	（1）便盆 1 个；（2）幼儿仿真模型	无损坏、松动
物品准备	（1）签字笔 1 支；（2）记录本 1 本；（3）手消毒剂；（4）小内裤 1 条；（5）长裤 1 条	工作服、帽子、口罩、发网、挂表（照护者自备）
人员准备	照护者具备正确指导幼儿如厕的操作技能和相关知识	照护者着装整齐、洗手、剪指甲

4. 操作流程

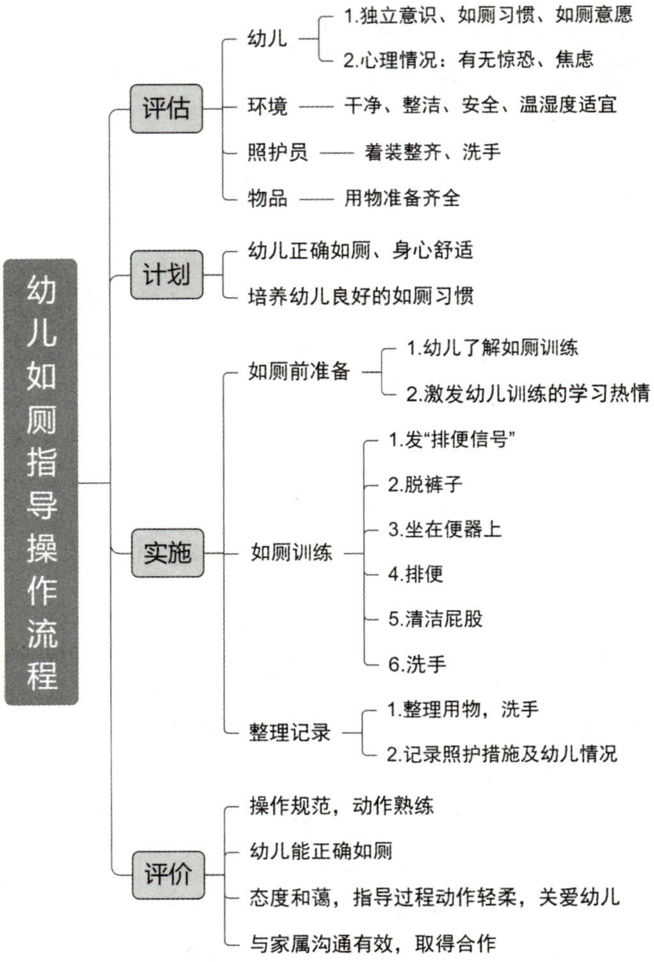

5. 考核标准

该项操作的评分标准包含评估、计划、实施、评价 4 个方面的内容，总分为 100 分。测试时间 8 分钟，其中环境和用物准备 3 分钟，操作 5 分钟。

考核内容		考核点	分值	评分要求	扣分	得分	备注
评估（15分）	照护员	着装整齐，洗手	3	不规范扣 1 ~ 2 分			
	环境	干净、整洁、安全、温湿度适宜	3	未评估扣 3 分，不完整扣 1 ~ 2 分			
	物品	用物准备齐全	3	少一个扣 1 分，扣完 3 分为止			

续表

考核内容		考核点	分值	评分要求	扣分	得分	备注
	幼儿	独立意识、如厕习惯、如厕意愿	4	未评估扣4分，不完整扣1～2分			
		心理情况：有无惊恐、焦虑	2	未评估扣2分，不完整扣1分			
计划（5分）	预期目标	口述目标：幼儿正确如厕、身心舒适；培养幼儿良好的如厕习惯	5	未口述扣5分			
实施（60分）	如厕前准备	1. 幼儿了解如厕训练	2	不正确扣2分			
		2. 激发幼儿训练的热情	3	不正确扣3分			
	如厕训练	1. 发“排便信号”	5	未询问扣5分			
		2. 脱裤子	5	动作粗暴5分，位置不妥扣2分			
		3. 坐在便器上	5	强迫幼儿坐下扣5分			
		4. 排便	15	未用声音引导扣5分，态度急促、催促扣10分			
		5. 清洁屁股	10	未清洁扣10分，清洁不到位扣5分			
		6. 洗手	5	无口述或不正确扣5分			
	整理记录	1. 整理用物	5	无整理扣5分，整理不到位扣2～3分			
		2. 洗手	2	不正确洗手扣2分			
		3. 记录照护措施及幼儿情况	3	不记录扣3分，记录不完整扣1～2分			
评价（20分）		1. 操作规范，动作熟练	5	实施过程中有一处错误扣5分			
		2. 幼儿能正确如厕	5				
		3. 态度和蔼，指导过程动作轻柔，关爱幼儿	5				
		4. 与家属沟通有效，取得合作	5				
总分			100				

［资料来源：彭英主编《幼儿照护职业技能教材》（初级、中级），湖南科学技术出版社］

技能操作 6 幼儿遗尿现象的干预

1. 实操案例

彬彬，3 岁，平时活泼好动，没有令父母担忧的大问题。彬彬的父母最近经常因为经济和工作的原因吵架，并且吵架时没有避开彬彬。近半个月来，彬彬的母亲早上掀开彬彬的被子，总是发现床上被尿湿一大片。彬彬的父母不知道彬彬为什么开始频繁尿床，也不知道怎么办才好。

2. 任务

作为照护者，请正确对幼儿遗尿现象进行干预。

3. 实施条件

名称	实施条件	要求
实施环境	（1）模拟房间；（2）理实一体化多媒体教室；（3）无线网络	干净、整洁、安全、温湿度适宜
设施设备	（1）照护床 1 张；（2）椅子 1 把；（3）幼儿仿真模型	无损坏、松动
物品准备	（1）签字笔 1 支；（2）记录本 1 本；（3）幼儿睡前读物；（4）音乐播放器；（5）小夜灯；（6）手消毒剂；（7）室温计	工作服、帽子、口罩、发网、挂表（照护者自备）
人员准备	照护者具备纠正幼儿遗尿习惯的相关知识	照护者着装整齐、洗手、剪指甲

4. 操作流程

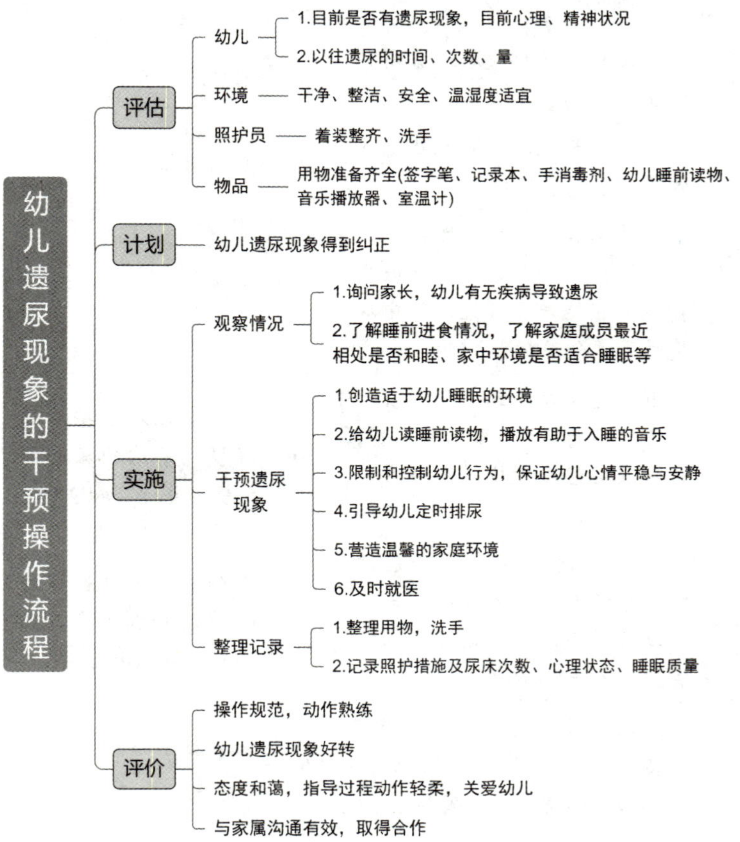

5. 考核标准

该项操作的评分标准包含评估、计划、实施、评价 4 个方面的内容，总分为 100 分。测试时间 8 分钟，其中环境和用物准备 3 分钟，操作 5 分钟。

考核内容		考核点	分值	评分要求	扣分	得分	备注
评估（15 分）	照护员	着装整齐、洗手	3	不规范扣 1 ~ 2 分			
	环境	干净、整洁、安全、温湿度适宜	3	未评估扣 3 分，不完整扣 1 ~ 2 分			
	物品	用物准备齐全（签字笔、记录本、手消毒剂、幼儿睡前读物、音乐播放器、室温计）	3	少一个扣 1 分，扣完 3 分为止			
	幼儿	1. 目前是否有遗尿现象，目前心理、精神状况	3	未评估扣 3 分，不完整扣 1 ~ 2 分			
		2. 以往遗尿的时间、次数、量	3	未评估扣 3 分，不完整扣 1 ~ 2 分			

续表

考核内容		考核点	分值	评分要求	扣分	得分	备注
计划（5分）	预期目标	口述目标：幼儿遗尿现象得到纠正	5	未口述扣5分			
实施（60分）	观察情况	1. 询问家长，幼儿有无疾病导致遗尿	2	未询问扣2分			
		2. 询问家长，睡前有无摄入大量饮料、水分及汤类；家庭成员最近相处是否和睦，家中环境是否适合睡眠等	3	未询问扣3分			
	干预遗尿现象	1. 创造适于幼儿睡眠的环境：准备安静的环境、整洁的床铺，光线及温湿度适宜，尽量减少不良干扰因素	10	未给幼儿准备安静的环境、整洁的床铺扣5分，欠标准扣2分			
		2. 给幼儿读准备好的睡前读物，播放有助于入睡的音乐，与幼儿聊天，消除幼儿担心、害怕、紧张的情绪	10	未给幼儿读准备好的睡前读物扣5分，未与幼儿聊天扣5分			
		3. 限制和控制幼儿行为：睡前忌进食、饮水过多，禁饮料；保证幼儿心情平稳与安静	5	未口述扣5分，口述不全扣1～4分			
		4. 引导幼儿定时排尿：在日间嘱幼儿尽量延长排尿间隔时间，逐渐由每1/2～1小时1次延长至3～4小时1次，以扩大膀胱容量。也可以让幼儿在排尿过程中中断排尿，数1～10下以后再把尿排尽，从而增强膀胱功能	10	未口述扣10分，口述不全扣1～9分			
		5. 营造温馨的家庭环境：父母及照护者不要在幼儿面前争吵，维持和睦的关系	5	未口述扣5分，口述不全扣1～4分			
		6. 及时就医：若通过非医疗手段，幼儿遗尿习惯得不到纠正，应及时就医，查找原因，遵医嘱治疗，照护者积极配合	5	未口述扣5分，口述不全扣1～4分			
	整理记录	1. 整理用物	5	未整理扣5分，整理不到位扣1～4分			
		2. 洗手	2	不正确洗手扣2分			

续表

考核内容		考核点	分值	评分要求	扣分	得分	备注
实施（60分）	整理记录	3. 记录照护措施及尿床次数、心理状态、睡眠质量	3	不记录扣3分，不完整扣1～2分			
评价（20分）		1. 操作规范，动作熟练	5	实施过程中有一处错误扣5分			
		2. 幼儿遗尿现象好转	5				
		3. 态度和蔼，操作过程动作轻柔，关爱幼儿	5				
		4. 与家属沟通有效，取得合作	5				
总分			100				

［资料来源：彭英主编《幼儿照护职业技能教材》（初级、中级），湖南科学技术出版社］

技能操作 7 幼儿烫伤的初步处理

1. 实操案例

林林，2岁，男。午餐时间，在某托幼机构餐厅，宝宝们都坐在餐桌前等待，林林迫不及待地主动伸手抢过阿姨手上的面条，将餐碗打翻在地，滚烫的面汤浇在他的右脚背上，他立马大哭起来。后经检查，皮肤表面呈红斑状，干燥，有烧灼感，无明显的水泡。

2. 任务

如果你在现场作为照护者，请完成林林烫伤后初步处理。

3. 实施条件

实施条件		要求
实施环境	（1）模拟房间；（2）多媒体示教室；（3）无线网络	干净、整洁、安全、温湿度适宜，实时在线学习、在线考核
设施设备	（1）照护床1张；（2）椅子1把；（3）幼儿（仿真）模型；（4）流动水冲淋装置	设施完好、用物备齐

续表

	实施条件	要求
物品准备	（1）签字笔 1 支；（2）记录本 1 本；（3）免洗手消毒剂 1 瓶；（4）碘伏 1 瓶；（5）棉签 1 包；（6）8 cm × 8 cm 无菌纱布等敷料 10 块；（7）胶布 1 卷；（8）剪刀 1 把；（9）治疗盘 1 个；（10）弯盘 1 个；（11）面盆 1 个；（12）医用垃圾桶 1 个；（13）医用垃圾袋 1 卷	工作服、帽子、口罩、发网、挂表（照护者自备）
人员准备	照护者具备对幼儿烫伤做初步处理的操作技能和相关知识	照护者着装整齐、洗手、剪指甲

4. 操作流程

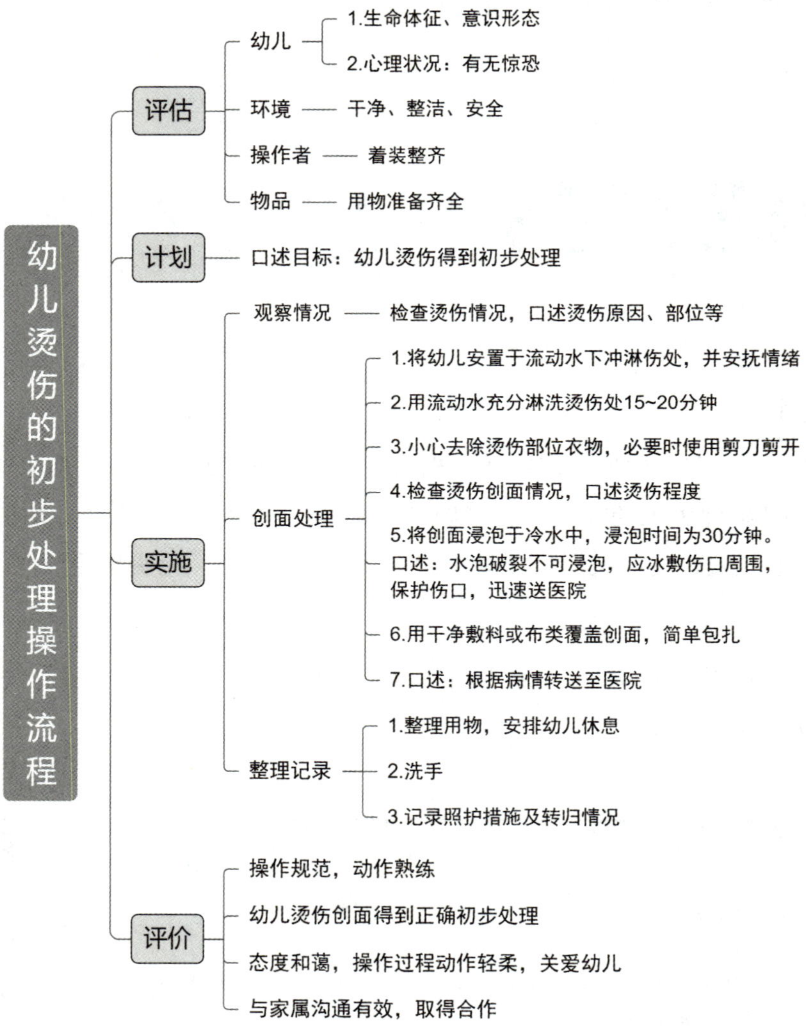

5. 考核标准

该项操作的评分标准包含评估、计划、实施、评价 4 个方面的内容，总分为 100 分。测试时间 13 分钟，其中环境和用物准备 5 分钟，操作 8 分钟。

考核内容		考核点	分值	评分要求	扣分	得分	备注
计划（15分）	操作者	着装整齐	3	不规范扣 1 ~ 2 分			
	环境	干净、整洁、安全	3	未评估扣 3 分，不完整扣 1 ~ 2 分			
	物品	用物准备齐全	3	少一件扣 1 分，扣完 3 分为止			
	幼儿	1. 生命体征、意识状态	4	未评估扣 4 分，不完整扣 1 ~ 3 分			
		2. 心理情况：有无惊恐	2	未评估扣 2 分，不完整扣 1 分			
计划（5分）	预期目标	口述目标：幼儿烫伤得到初步处理	5	未口述扣 5 分			
实施（60分）	观察情况	检查烫伤情况，口述烫伤原因、部位等	7	未检查扣 7 分，无口述扣 3 分			
	创面处理	1. 将幼儿安置于流动水下冲淋伤处，并安抚情绪	5	动作粗暴扣 3 分 未安抚幼儿扣 2 分			
		2. 用流动水充分淋洗烫伤处 15 ~ 20 分钟	8	未淋洗扣 8 分，时间不够扣 4 分			
		3. 小心去除烫伤部位衣物，必要时使用剪刀剪开	8	未去除衣物扣8分，方法欠标准扣 3 ~ 7 分			
		4. 检查烫伤创面情况，口述烫伤程度	7	未检查扣 7 分，未口述扣 3 分			
		5. 将创面浸泡于冷水中，浸泡时间为 30 分钟。口述：水泡破裂不可浸泡，应冰敷伤口周围，保护伤口，迅速送医院	7	未浸泡扣 7 分，未口述扣 3 分			
		6. 用干净敷料或布类覆盖创面，简单包扎	5	未覆盖创面扣 5 分			
		7. 口述：根据病情转送至医院	3	未口述扣 3 分			
	整理记录	1. 整理用物，安排幼儿休息	5	未整理扣 5 分，整理不到位扣 2 ~ 3 分			
		2. 洗手	2	不正确洗手扣 2 分			

续表

考核内容		考核点	分值	评分要求	扣分	得分	备注
实施（60分）	整理记录	3. 记录照护措施及转归情况	3	不记录扣3分，记录不完整扣1～2分			
评价（20分）		1. 操作规范，动作熟练	5	实施过程中有一处错误扣5分			
		2. 幼儿烫伤创面得到正确初步处理	5				
		3. 态度和蔼，操作过程动作轻柔，关爱幼儿	5				
		4. 与家属沟通有效，取得合作	5				
总分			100				

［资料来源：彭英主编《幼儿照护职业技能教材》（初级、中级），湖南科学技术出版社］

课后练习参考答案

项目一　课程概述

任务一　课程定位与学习任务

A

任务二　课程学习内容

E

项目二　学前儿童疾病及意外伤害的一般认知

任务一　学前儿童一般疾病的基本知识

1.ABCD　2.D　3.×

任务二　学前儿童常见传染病的基本知识

1.ABD　2.×　3. √

任务三　学前儿童意外伤害的基本知识

1.ABC　2. √

项目三　学前儿童各系统保健与护理

任务一　运动系统保健与护理

1.B　2.D　3.A　4.AD　5.B　6.B　7.D

任务二　呼吸系统保健与护理

1.A　2.B　3.ABCD　4.C　5.A　6.BCD

任务三　循环系统保健与护理

1～5　×　√　√　√　×　6～10　√　√　×　×　√

任务四　消化系统保健与护理

1.D　2.B　3.C　4.A　5.D　6.A

任务五　泌尿系统保健与护理

1～4　√　√　√　×

任务六　神经系统保健与护理

1.B　2.A　3.A　4.C　5.A

任务七　内分泌系统保健与护理

1.C　2.D　3.D　4～6　×　√　×

任务八　感觉器官保健与护理

1.B　2.B　3.C　4.A　5.A　6.B

项目四　学前儿童营养与卫生

任务一　学前儿童的营养需要

1.B　2.C　3.D　4.D　5.B　6～10　√　√　×　√　√

任务二　婴幼儿喂养及学前儿童膳食卫生

1.C　2.C

项目五　学前儿童身心健康与保健

任务一　生长发育认知及测评

1.B　2.A　3.C　4.C

任务二　学前儿童心理健康认知与测评

1.B　2.D　3.D　4.C　5.B

项目六　幼儿园环境卫生

任务一　认识幼儿园环境卫生

1.D　2.ACD

任务二　幼儿园生活卫生保健

1.D　2.ABCD

参考文献

［1］万钫 . 学前卫生学 [M].3 版 . 北京：北京师范大学出版社，2012.

［2］张伟，高骐，王东辉 . 学前卫生学 [M].3 版 . 大连：大连理工大学出版社，2019.

［3］彭英 . 幼儿照护职业技能教材（基础知识）[M].2 版 . 长沙：湖南科学技术出版社，2020.

［4］彭英 . 幼儿照护职业技能教材（初级）[M].2 版 . 长沙：湖南科学技术出版社，2020.

［5］彭英 . 幼儿照护职业技能教材（中级）[M].2 版 . 长沙：湖南科学技术出版社，2020.

［6］马洁，韩玙，姬静璐 . 学前儿童卫生与保育 [M]. 北京：北京师范大学出版社，2017.

［7］郑希付．心理咨询原理与方法 [M].2 版 . 北京：人民教育出版社，2021.

［8］陈辉．现代营养学 [M]. 北京：化学工业出版社，2005.

全国勘察设计注册工程师基础考试专家推荐用书

注册环保工程师
执业资格考试
公共基础考试
复习教程

（第3版）

油俊伟 主编

◎ 注册考试　备考必读

◎ 助考20年　广受好评

天津大学出版社
TIANJIN UNIVERSITY PRESS

内容提要

本书完全、严格按照注册环保工程师执业资格考试基础考试大纲编写，覆盖了公共基础考试的全部内容，即包括数学、物理学、化学、理论力学、材料力学、流体力学、电工电子技术、信号与信息技术、计算机技术、工程经济、法律法规11门课程。对每门课程，书中均设有考试大纲、复习指导、复习内容、仿真习题和习题答案。

本书适用于参加注册环保工程师执业资格考试基础考试的应试人员，同时也是相关人员日常工作的一部重要参考书。

图书在版编目(CIP)数据

注册环保工程师执业资格考试公共基础考试复习教程/油俊伟主编. —3版. —天津：天津大学出版社，2020.5(2024.8 重印)

ISBN 978-7-5618-6665-8

Ⅰ. ①注… Ⅱ. ①油… Ⅲ. ①环境保护-资格考试-自学参考资料 Ⅳ. ①X

中国版本图书馆CIP数据核字(2020)第067825号

出版发行	天津大学出版社
地　　址	天津市卫津路92号天津大学内(邮编:300072)
电　　话	发行部:022-27403647
网　　址	www.tjupress.com.cn
印　　刷	天津泰宇印务有限公司
经　　销	全国各地新华书店
开　　本	185mm×260mm
印　　张	45.5
字　　数	1136千
版　　次	2010年6月第1版　2020年5月第3版
印　　次	2024年8月第7次
定　　价	136.00元